DROEMER

Über das Buch:
Wie bleiben wir möglichst lang jung und gesund? Die Anti-Aging-Expertin und Bestsellerautorin Yael Adler weiß Rat. In diesem Buch hat die bekannte Ärztin nicht nur alles Wissen über den alternden Körper zusammengetragen, sondern vermittelt auch praktische Vital-Hacks für den Alltag. Das Buch mit Frischhaltegarantie!
»Wir können den Lauf der Biologie nicht stoppen, aber wir können ihn beeinflussen. Hadern sollten wir nur mit dem, was wir selbst in der Hand haben. Und Sie werden sehen: Das ist eine ganze Menge!« *Dr. med. Yael Adler*

Über die Autorin:
Yael Adler ist Fachärztin für Dermatologie, Venerologie, Phlebologie und Ernährungsmedizin (DGEM) und im wissenschaftlichen Beirat der Deutschen Gesellschaft für Anti-Aging Medizin GSAAM. Sie leitet eine eigene Praxis in Berlin. Ihr Talent, komplexe medizinische Sachverhalte anschaulich und unterhaltsam zu vermitteln, stellt sie in Vorträgen und den Medien laufend unter Beweis, u.a. als Medizin-Expertin in dem beliebten ARD-Format *Team Hirschhausen. Einfach besser leben* und als Moderatorin des Podcasts *Ist das noch gesund?*. Ihre Bücher *Haut nah* und *Darüber spricht man nicht* standen auf Platz 1 der SPIEGEL-Bestsellerliste. Zuletzt erschien der SPIEGEL-Bestseller *Wir müssen reden, Frau Doktor!*
Mehr Informationen zu Dr. Yael Adler erhalten Sie hier:
www.dradler-berlin.de, www.yael-adler.de, www.healthspeaker.de.

DR. MED. YAEL ADLER

Genial vital!

Wer seinen
Körper kennt,
bleibt länger
jung

Mit Illustrationen von
Ivonne Schulze

DROEMER

Alle Angaben in diesem Buch wurden sorgfältig geprüft. Dennoch können Verlag und Autorin keine Gewähr für deren Richtigkeit übernehmen.

Ein ausführliches Literaturverzeichnis findet man auf Dr. Yael Adlers Homepage: https://dradler-berlin.de/haut/genial-vital.php

Besuchen Sie uns im Internet:
www.droemer.de

Aus Verantwortung für die Umwelt hat sich die Verlagsgruppe Droemer Knaur zu einer nachhaltigen Buchproduktion verpflichtet. Der bewusste Umgang mit unseren Ressourcen, der Schutz unseres Klimas und der Natur gehören zu unseren obersten Unternehmenszielen. Gemeinsam mit unseren Partnern und Lieferanten setzen wir uns für eine klimaneutrale Buchproduktion ein, die den Erwerb von Klimazertifikaten zur Kompensation des CO_2-Ausstoßes einschließt. Weitere Informationen finden Sie unter: www.klimaneutralerverlag.de

FSC
www.fsc.org
MIX
Papier | Fördert gute Waldnutzung
FSC® C083411

Originalausgabe März 2023
Droemer HC
Ein Imprint der Verlagsgruppe
Droemer Knaur GmbH & Co. KG, München

Redaktion und Lektorat: Heike Gronemeier, München
Covergestaltung: Isabella Materne
Coverabbildung: Marcus Höhn
Alle Illustrationen von dieKLEINERT.de/Ivonne Schulze;
S. 373 nach Jan Dirk Fauteck
Satz: Sandra Hacke, Dachau
Druck und Bindung: CPI books GmbH, Leck
ISBN 978-3-426-27803-1

Für Noah und Liam

INHALT

EINFÜHRUNG

Vor Kurzem war ich auf einem runden Geburtstag eingeladen. Einer der Gäste hielt eine Rede auf das Geburtstags-»Kind«. Darin ging es unter anderem darum, dass Leute, die schon ein paar Jahrzehnte auf dem Buckel haben, gerne anlässlich ihres Geburtstags verkünden, dass sie sich *eigentlich* fühlen würden wie dreißig, manche gar wie zwanzig, andere wähnen sich sogar immer noch inmitten einer offenbar ewig währenden Pubertät. Sich jünger zu machen, als man laut Geburtsurkunde ist, liegt im Trend: Die bunten Blätter verkünden seit Längerem, fünfzig sei das neue dreißig, frisch getrennte Middle-Ager suchen sich deutlich jüngere Partnerinnen bzw. Partner, die Kosmetikindustrie und Schönheitschirurgen verdienen sich eine goldene Nase an jenen, die hoffen, sie könnten dem Alter ein Schnippchen schlagen. Dabei hilft – je nach Ausleuchtung – schon ein Blick in den Badezimmerspiegel, um zu erkennen, dass zwischen Gefühl und Realität durchaus eine Diskrepanz bestehen kann. Nach einer durchtanzten und durchzechten Nacht fühlten sich die Geburtstagsgäste jedenfalls mindestens so alt wie in ihren Ausweisen angegeben.

Wer auch ohne einen solchen Exzess den Zahn der Zeit nagen spürt und das auch offen einräumt, wirkt in diesen Tagen beinahe aus der Zeit gefallen. Kein Wunder, werben doch selbst Krankenkassenbroschüren mit bestens erhaltenen Senioren, gewandet in sportliche Funktionskleidung und mit Nordic-Walking-Stöcken kraftvoll ausschreitend, mit lachenden Silberlocken, die sich vor Freude gar nicht wieder einkriegen, schließlich machen sie gerade eine Radtour. Man sieht aufgekratzte Endsiebziger, die die Kraft von mindestens vier Herzen haben und den jugendlichen Leiter ihres Computerkurses in Erstaunen versetzen … Nur leider wird für ebensolche Fotos gern auf Mittfünfziger zurückgegriffen, deren Schläfen man mit Photoshop grau nachbearbeitet hat – für die Wunschbilder, die unsere Gesellschaft sich vom Altern macht.

Viele meiner Patientinnen und Patienten blicken dieser Lebensphase dagegen weit weniger fröhlich entgegen. Altwerden sei schrecklich, klagen sie in meiner Sprechstunde und vergessen dabei eines: Die Alternative – nämlich nicht alt zu werden – sieht weitaus trüber aus. Das Altern mit all seinen Gebrechen und dem Verlust an Vitalität, Fruchtbarkeit und Gesundheit ist in Wirklichkeit noch immer ein scham- und angstbesetztes Thema in unserer Gesellschaft. Obwohl es gemeinhin bekannt ist, dass wir vom ersten Tag unseres Lebens an zu altern beginnen. Im ersten Lebensdrittel lässt sich das noch mühelos ignorieren. In den späteren Abschnitten unseres Daseins braucht es hingegen schon ein wenig Kraft, sich gegen die Einsicht zu wehren, dass Leben immer auch Vergehen bedeutet. Bis zu einem Alter von etwa 45 Jahren scheint es uns fast selbstverständlich, das Recht auf Leben. Doch danach wird jeder Tag zum Geschenk, jedenfalls tritt das zunehmend in unser Bewusstsein. Weil das Leben unweigerlich mit dem Tod endet, erinnert uns das Fortschreiten des Alterungsprozesses an den Verlust unserer Fähigkeiten, an Krankheit und schließlich das Ende. Psychologen reden gern vom Tod als letzte und ultimative narzisstische Kränkung, und einige Philosophen sehen in dessen Abschaffung eine Utopie und zugleich den stärksten Motor für persönliche Sehnsüchte und gesellschaftlichen Fortschritt. Weil seine Existenz sich aber als recht hartnäckig erweist, wird auch der Weg dorthin, das Altern, zum Tabu.

Wir möchten so gern daran glauben, dass es möglich ist, auf dem Weg durchs Leben alles mitzunehmen, was geht – und dann langsam alt (und am besten noch weise) zu werden, dabei vital zu bleiben, genussfähig, lebensbejahend, wenn möglich in der eigenen Immobilie wohnend und umringt von liebenden und geliebten Menschen. Und all das am besten mit einem fitten Körper ohne nennenswerte Gebrauchsspuren, der einen auch in dieser Phase noch gut durchs Leben trägt! Bis wir dann eines Tages mit der Frage konfrontiert werden, was Treppenlifte wirklich kosten.

Oft genug sehen wir das Älterwerden als feindliche Kraft, die wir mit allen uns zur Verfügung stehenden Mitteln und Mittelchen zu bekämpfen versuchen. Wir verdrängen die Realität, selbst wenn sich die ersten schwereren Defekte in unserem Körper einstellen. Er wird plötzlich so etwas wie ein Gegner, dabei könnten wir auch mit Dankbarkeit und Demut auf ihn blicken. Dafür, dass er und damit wir noch da sind, obwohl wir beileibe nicht immer nett zu ihm waren. Mit unserem Auto fahren wir regelmäßig zum TÜV, es wird gehegt, gepflegt, gewaschen und poliert und in der Garage abgestellt. Unser Körper hingegen ist manchmal ziemlich schutzlos dem Sturm ausgesetzt, den man Leben nennt – und dessen Heftigkeit zu großen Teilen wir selbst zu verantworten haben. Durch unseren Lebensstil, Umwelteinflüsse, Stress und vieles mehr. Wir nehmen es häufig einfach zu selbstverständlich, dass unser Körper funktioniert und, ganz nebenbei, auch noch die Anforderungen unserer Leistungsgesellschaft erfüllt, die zudem einem Jugend- und Schönheitswahn huldigt.

Vor allem für Frauen (aber zunehmend auch für Männer) ist es frustrierend, sich ständig an jüngeren Modellen orientieren zu müssen, selbst wenn es um Werbung für orthopädische Schuhe oder Inkontinenzeinlagen geht, die, natürlich ohne aufzutragen, unter den knappen Minirock passen und der Trägerin ein Strahlen vom linken bis zum rechten Ohr ins Gesicht zaubern. Endlich sorgenfrei zum Tanzen in die Disco, mit der Tochter, die nur eine winzige Spur knackiger aussieht als Mutti. Auch wirklich junge Promis müssen erst noch die berühmte Modelagentur »Photoshop« durchlaufen, bevor uns ihr Bild aus einem der Hochglanzmagazine oder in den sozialen Medien entgegenlacht. Und im Privatleben sorgen spezielle Handyfilter dafür, dass wir uns knitterfrei und strahlend in Szene setzen können, perfekt gestylt für den nächsten Post.

Passend zur Illusion des »Forever young«-Gefühls bieten Zeitschriften hin und wieder Tests zum Selbermachen an. Gefragt wird dann nach Lebensweise, Ernährungsgewohnheiten und sportlichen Aktivitäten. Der Gesamteindruck wird – nach welchen Parametern auch immer – mit dem Geburtsjahr des Probanden gegengerechnet.

Und siehe da: Weil ich jeden Tag fünf Minuten lang Fahrrad fahre und ab und zu einen Müsliriegel esse, bin ich doch tatsächlich vier Jahre jünger als in meiner Geburtsurkunde vermerkt! Das macht gute Laune, oder!?

Ganz so einfach ist es leider nicht, auch wenn tägliches Radeln schon mal ganz gut ist! Aber wie misst man denn nun Alter und Altern? Was sagt unser Geburtsdatum aus und was unser Gefühl, unsere Selbstwahrnehmung? Und gibt es vielleicht messbare Parameter, die man nicht aufplustern und wegliften kann und die sich nicht täuschen lassen?

Der Fachbegriff für den menschlichen Alterungsprozess heißt ziemlich uncharmant *Seneszenz* – Vergreisung. Seneszenz beschreibt das biologische Phänomen, dass Zellen nach einer bestimmten Anzahl von Zellteilungen die weitere Zellvermehrung einfach einstellen. Durch diese eingeschränkte Regenerationsfähigkeit und das Nachlassen von Stammzellen, die nicht mehr ausreichend für Nachschub bei der Regeneration der Organe sorgen, kommt es nach und nach zu einem Funktionsverlust. Wo die exakten biologischen Ursachen für diesen Alterungsprozess liegen, können selbst Wissenschaftler noch nicht genau sagen. Doch immerhin gibt es inzwischen eine Reihe sehr überzeugender Erklärungsansätze, die uns – in ihrer Gesamtheit betrachtet – der Antwort auf diese Frage etwas näher bringen.

Mediziner nennen das Altern ein »multifaktorielles Geschehen«. Ein Fingerzeig, dass Versuche, sich einzelne Faktoren wie zum Beispiel die Hautalterung herauszupicken, in der Hoffnung, sie zu verlangsamen, scheitern müssen. Und auch eine Erklärung dafür, dass es das *eine* Wundermittel, das man einnehmen oder aufcremen kann, auf dass es wie ein Jungbrunnen wirken möge, gar nicht geben kann. So, wie der Körper multifaktoriell altert, so komplex und auf vielen Ebenen greifend müssten demnach auch die Hebel sein, die diesen Prozess möglicherweise verändern und verlangsamen könnten.

Inzwischen ist es aber tatsächlich möglich, das »wahre Alter«

unseres Organismus zu messen, egal, was unser Pass, das Spiegelbild oder der jugendlich-gepolte Mainstream uns gerade weismachen wollen. An unseren Körperzellen können Wissenschaftler nämlich erforschen, wie alt wir biologisch sind, also ob wir jünger oder älter sind als unser chronologisches Alter, das die Jahre umfasst, die seit unserer Geburt vergangen sind.

Das *biologische Alter* spiegelt die Physiologie unseres Körpers wider, die Lebensvorgänge und die Gesundheit in den Zellen, im Gewebe und in unseren Organen. Ein abschließendes Bild gewinnt die Wissenschaft dadurch auch nach heutigem Forschungsstand aber noch lange nicht: Man ist weiter auf der Suche nach sogenannten Biomarkern, messbaren Parametern biologischer Prozesse, die in unserem Inneren ablaufen. Sie könnten nämlich ganz nebenbei auch Auskunft über unsere Lebenserwartung geben. Jenseits der Frage, ob man das wirklich wissen will, könnte so auch der Effekt von Maßnahmen oder »Therapien« zur »Verjüngung« auf ein seriös überprüfbares Fundament gestellt werden. Der Traum der Alternsforscher ist nicht weniger als ein »Reset«-Mechanismus für alte Zellen, ein Zurücksetzen auf frühere Kraft und Vitalität. Doch bis dahin ist es noch ein langer Weg, weil dieser eine Knopf ja mit unzähligen anderen verbunden sein müsste. Denn was würde uns ein lebenslanger voller Haarschopf denn nutzen, wenn der Träger des Schopfes munter weiter wegbröselt?

Es gibt zahlreiche Alterszeichen, die ein Arzt direkt beim ersten Blick auf den Patienten diagnostizieren kann und noch viel mehr auf den zweiten, etwa durch einen Blutcheck. Es ist dadurch möglich, Gesundheit bzw. Krankheit im Alter abzuschätzen: Hinweise geben verschiedene Entzündungsmarker, Herzschwäche- oder Diabetesmarker und Nierenparameter, das Verhältnis von »gutem« zu »schlechtem« Cholesterin, bestimmte Gefäß-Risikomarker oder das »Jungbrunnenhormon« DHEA. Auch Parameter für oxidativen Stress und eine Schwäche der Mitochondrien (Zellfabriken) können heute unkompliziert mittels Bluttests bestimmt werden.

Vor allem Proteine, also Eiweiße, sind ein dickes Buch, in dem nicht nur die Wissenschaft schon recht gut lesen und daraus Schlussfolgerungen ableiten kann. Das *Proteom,* also die Gesamtheit aller Proteinarten in unseren Zellen und im Körpergewebe, befindet sich in einem permanenten Prozess von Neubildung und Abbau, aus dem sich aus dem jeweiligen aktuellen Muster wichtige Schlüsse auf das biologische Alter ziehen lassen. Aber selbst Erkenntnisse zum Proteom machen noch keinen Sommer. Denn es ist eingebunden in eine Vielzahl innerer Vorgänge, die wiederum in Wechselwirkung zueinander stehen. Deshalb geht Altersschwerhörigkeit nicht unbedingt mit dem Ergrauen einher. Falten um die Augen müssen absolut nichts mit der allmählichen Gelenkdegeneration im Alter zu tun haben. Und während körperlich Gebrechliche im Kopf noch topfit sein können, erfreuen sich Patienten, deren geistige Fähigkeiten dramatisch nachlassen, nicht selten einer höchst stabilen physischen Verfassung.

Nach den tieferen Gründen für all das wird auf molekularer Ebene gefahndet, denn natürlich ist inzwischen erwiesen, dass sich unser genetisches Potenzial auf unser biologisches Alter auswirkt, wenngleich nicht in dem Ausmaß, wie man das denken könnte. Der Einfluss der Gene auf Gesundheit und Langlebigkeit liegt je nach Studie nur zwischen 10 und 30 Prozent! Den Löwenanteil machen also Ernährung, Lebensstil, Umwelteinflüsse und überwundene oder aktuell anhaltende Krankheiten aus. Sie sind entscheidende Faktoren, die wir zum Großteil selbst in der Hand haben. Wir können nämlich sogar unsere Gene – also unser vermeintliches Schicksal – bis zu einem gewissen Grad aktiv beeinflussen, zum Guten oder auch zum Schlechten.

Eine Methode, Veränderungen an unseren Genen festzustellen und zu analysieren, ist die Beobachtung der *Methylierung.* Das ist eine strukturelle Veränderung unserer Gene, die anders als bei einer Mutation allerdings auch wieder rückgängig gemacht werden kann. Relevant werden Methylierungen vor allem, wenn der Körper sich schnell an neue Gegebenheiten anpassen muss – etwa an einen neuen Lebensraum oder auch als Maßnahme gegen negative

Effekte wie Tumorwachstum. Wenn im Alterungsprozess verstärkt ungünstige Methylierungen eintreten oder wir von außen dazwischenpfuschen (mit Giften, Tabak, Alkohol, Drogen, Medikamenten, Pestiziden und Stress), dann kann das Folgen für unser biologisches Alter, die körperliche Gesundheit und sogar die Psyche haben. (Mehr dazu in Kapitel 1.) Das Fachgebiet, das unter anderem diesen Prozess untersucht, heißt *Epigenetik.* Man kennt eine Reihe von Methylierungsuhren; die bekannteste ist nach dem deutsch-amerikanischen Alterungsforscher Steve Horvath (* 1967) als »Horvath'sche Lebensuhr« benannt. Sie tickt in jedem von uns anders und ist nach derzeitigem Forschungsstand eine geeignete Grundlage für die Bestimmung der individuellen Lebenserwartung.

Als zwei weitere wichtige Biomarker fungieren DNA und RNA, die als Schlüsselmoleküle des menschlichen Lebens gelten. Sie unterscheiden sich in ihrer chemischen Zusammensetzung (DNA hat als Zuckerbestandteil *Desoxyribose,* RNA *Ribose*) und in ihrer Wirkungsweise. Während bei den meisten Lebewesen die DNA eine Art schützende Dauerfestplatte für die Speicherung genetischer Informationen ist, spielt die RNA eher die Rolle eines Arbeitsmittels. Sie wirkt bei der Übertragung genetischer Informationen *(Messenger RNA)* und bei der Regulierung des Ablese- und Umschreibungsprozesses *(microRNA).* Die Gesamtheit aller gerade aktiven Gene, die in RNA umgeschrieben werden, um Proteine für die Zellen herzustellen, bildet das *Transkriptom.* Seine wissenschaftliche Betrachtung erweitert quasi das Sortiment der Lebensuhren zur Bestimmung des individuellen biologischen Alters. Entwickelt haben es deutsche Forscher mithilfe eines Fadenwurms namens *C. elegans,* dessen Leben rund 18 Tage dauert. An diesem sogenannten »niederen Lebewesen« (neben Würmern wird auch an Mäusen, Ratten oder Fliegen geforscht) konnten sie die Wirkung von Alterungs-, aber auch von Anti-Aging-Effekten deutlich ablesen. Die Forscher bestimmten dabei nicht, wie aktiv die Gene waren, also wie viel Botenstoff sie bildeten, sondern ob sie an- oder ausgeschaltet waren. Tausend Fadenwurm-Transkriptome und die dazugehörige Lebensspanne waren ihnen bekannt. Anhand dieser Modellorganismen konnten sie nun auch den Einfluss von Ernährung oder Umweltfaktoren wie Hitze oder krank machende Bakterien auf die Lebensspanne ablesen. Auf Diät gesetzte Fadenwürmer blieben länger jung als unkontrolliert fressende. Das Diabetes- und neuerdings als Anti-Aging-Medikament gehypte Metformin verlängerte das Fadenwurmleben ebenfalls um ein Drittel, um sechs Tage. Von Hitze und Bakterien gestresste Fadenwürmer alterten massiv. Umgekehrt waren Gene für die angeborene Immunantwort und die Signalübertragung durch Nerven äußerst bedeutsam für die Fadenwurm-Jugendlichkeit. Die Anwendung dieser Erkenntnisse auf uns Menschen ist Gegenstand der weiteren Forschung.

Ein anderer Biomarker sind die *Telomere* mit ihrer Länge: Telomere sind die Schutzkappen auf unseren Chromosomen und werden im Laufe unseres Lebens durch Zellteilung und Verbrauch immer kürzer – und damit auch zum Indikator dafür, wie weit der kleine Zeiger auf unserer Lebensuhr schon vorgerückt ist (mehr dazu in Kapitel 1). Darüber hinaus gibt es Proteine wie *P16*, die wie die Feuerwehr loslegen, wenn Notsignale aus unseren Zellen bei ihnen eingehen. Das Protein wird messbar, wenn Zellen sich nicht mehr teilen und der Vergreisung anheimfallen.

Getrieben wird diese Zellalterung beispielsweise durch das Eiweißmolekül TXNIP *(Thioredoxin interacting protein)*. Alte Menschen und alte Fruchtfliegen haben davon mehr als junge. Fruchtfliegen mit viel TXNIP sterben früher. Durch das Molekül können mehr reaktive Sauerstoffmoleküle das Erbgut schädigen. Es gibt Untersuchungen, die nahelegen, dass auch aus diesem Grund Nährstoffmangel lebensverlängernd wirkt – weniger Kalorienaufnahme sorgt dafür, dass unsere Zellen nicht permanent mit der Herstellung von Proteinen beschäftigt sind, sondern Zeit haben, auch mal in Ruhe aufzuräumen.

All diese Prozesse werden in der Forschung untersucht, für die

Patientenversorgung und zum klinischen oder breitenmedizinischen Einsatz spezieller Präparate reichen die gewonnenen Erkenntnisse vielfach aktuell allerdings noch nicht aus. Statt »Forever young« sollten wir uns daher etwas realistischere Ziele setzen, die mit dem Wissen, über das wir verfügen, auch umgesetzt werden können: »Slow« und »Healthy Aging« könnten sie lauten. Genau darum geht es in diesem Buch. Um den Erhalt der körperlichen und seelischen Gesundheit, der Lebensqualität, Lebensfreude und Vitalität – und das in jeder Phase unseres Lebens. Denn zum einen ist unser Körper einem ständigen Wandel unterworfen, und zum anderen ist es nie zu spät, gegenzusteuern: Prävention gelingt in bestimmten Bereichen auch noch mit achtzig.

Zu den Voraussetzungen für Vitalität gehört, dass wir uns eine positive und aktive Einstellung zum Leben bewahren, dass wir unseren Körper kennen und den Spaß am »Finetuning« nicht verlieren. Daher geht es in diesem Buch zunächst einmal darum, Ihnen Körperwissen zu vermitteln. Wie funktionieren die einzelnen Bestandteile und Bausteine unseres Organismus, wie greifen sie ineinander und wie verändern sie sich im Laufe unseres Lebens? Es wird um wissenschaftliche Medizin und Naturheilkunde gehen, um den ganzheitlichen Blick also und um das, was wir selber tun können, um unseren Körper zu unterstützen. Sie werden lernen, wie Ihr Körper altert, warum das ganz normal und unvermeidbar ist, welche Teile besonders gefährdet sind und vor welchen Altersbeschleunigern wir uns besser in Acht nehmen sollten.

Je mehr Sie über Ihren Organismus wissen, je besser Sie seine Bedürfnisse kennen, desto besser können Sie Ihren Körper und Ihre Psyche versorgen. Am Ende eines jeden Kapitels von Teil I werden Sie daher konkrete Tipps finden, die in Teil II, den Vital-Hacks, vertieft und ergänzt werden. Hier liegt der Schwerpunkt auf Vitalmedizin und Ernährung.

Mein Buch ist also kein »Leidfaden«, der Ihnen nur vor Augen führt, was da so alles auf Sie zukommen kann, sondern auch ein konkreter Leitfaden, damit der Prozess des Älterwerdens hoffentlich mit mehr Freude als Leid aufwartet. Ich wünsche mir, dass dieses Buch dazu beiträgt, Ihnen wenigstens ein Stück weit die Angst vor dem Altern zu nehmen. Der Alterungsprozess verläuft zwar bei uns allen unterschiedlich, aber die Richtung ist doch eindeutig. Im letzten Lebensdrittel muss auch der Gesündeste eines Tages zur Kenntnis nehmen, dass es hier und da zwickt, die Haut nicht mehr einem Pfirsich gleicht, dass Herz und Blutdruck gelegentlich mucken oder die Prostata drückt. Und spätestens wenn eine ernsthafte Krankheit ausbricht, werden wir feststellen, dass unsere Klagen über eine Falte oder Delle ein ausgesprochenes Luxusproblem waren. Der Rest läuft dann unter der olympischen Devise »Dabei sein ist alles«: Wenn wir alt werden, sind wir immerhin noch da!

Ich würde mir wünschen, dass Sie am Ende der Lektüre versöhnlich auf Ihren Körper blicken – wir können den Lauf der Biologie nicht stoppen, aber wir können ihn beeinflussen. Hadern sollten wir nur mit dem, was wir selbst in der Hand haben. Und Sie werden sehen: Das ist eine ganze Menge!

TEIL I

Reise durch den alternden Körper

Auch wenn es uns gelingt, in jeder Phase unseres Lebens möglichst vital zu bleiben, werden sich doch unweigerlich Zeichen des Alterns zeigen. Einige davon sind auf den ersten Blick sichtbar, andere entwickeln sich voller Tücke im Verborgenen, etwa in unseren Organen. Gerade deshalb ist es so wichtig, zu wissen, was unseren Organen guttut und was ihnen in den verschiedenen Phasen unseres Lebens schadet. Welche Vorkehrungen können wir hier treffen, und was hilft gegen all die sichtbaren Alterungsphänomene, mit denen wir uns nicht abfinden wollen? Für welche Krankheiten sind die verschiedenen Regionen unseres Körpers im Alter besonders anfällig? Was können wir tun, damit zum Beispiel unser Herz, unsere Muskeln, unsere Haut und unser Gehirn möglichst lange jung, vital und funktionstüchtig bleiben? Darum geht es in diesem Teil des Buches, der sich systematisch den verschiedenen Bestandteilen unseres Körpers annähert, ihre Funktionsweise erklärt und den Fragen nachgeht, warum und wie diese im Laufe unseres Lebens nachlässt und welche Krankheiten dadurch drohen.

Unsere Reise durch unseren sich verändernden Körper startet mit den kleinsten Bestandteilen. Denn ohne Zellen und ihre wichtigen Funktionen läuft gar nichts bei uns – sie sind das Grundgerüst des menschlichen Organismus!

KAPITEL 1

Zellen: Ein ganz schön bunter Kosmos

Es gibt keine noch so absurde Lebenssituation, die nicht schon mal von Fantasy- und Science-Fiction-Filmen aufgegriffen worden wäre. Sowohl »Die phantastische Reise« aus dem Jahr 1966 als auch die 1987 von Joe Dante inszenierte »Reise ins Ich« spielen mit dem Traum eines auf Mikrobengröße geschrumpften Menschen, der sich (bei Dante sogar in einem Mikroben-Motorboot!) auf eine internistische Safari durch einen lebenden Organismus begibt. Warum auch nicht, schließlich kann man dort jede Menge entdecken. Denn schon auf dieser winzigen, mit bloßem Auge nicht zu erfassenden Ebene pulsiert das Leben – an die 220 verschiedene Zelltypen sind in den unterschiedlichsten Bereichen unseres Körpers tätig, in dem sich insgesamt schätzungsweise 100 Billionen Zellen tummeln. So ganz genau lässt sich das nicht berechnen, denn die Zellen unterscheiden sich nicht nur hinsichtlich ihrer Aufgaben, sondern auch in Größe und Masse. Würde man die im Schnitt gerade mal ein vierzigstel Millimeter großen Zellen eines einzigen Erwachsenen aneinanderreihen, könnte man diese Zellschlange gut sechzig Mal um die Erde legen!

Im Zellkosmos ist also ordentlich was los, und damit man sich da nicht ins Gehege kommt, gibt es Zellen, die von Berufs wegen mit der Muskulatur zu tun haben, mit der Hautbildung oder dem Sauerstofftransport im Blut. Allein in unserem Gehirn, dem kompliziertesten Organ, das die Natur je hervorgebracht hat, sorgen Milliarden Nervenzellen unter anderem dafür, dass Sinneseindrücke verarbeitet, Bewegungsabläufe koordiniert und Dinge erlernt werden können.

In Sachen Zellen gibt es eine gute und eine schlechte Nachricht: Die kleinsten Einheiten unseres Organismus sind leider kein ewiger

Jungbrunnen, aus dem es nur so sprudelt und sprüht, als gäbe es kein Gestern. In jeder Sekunde sterben bei einem Erwachsenen rund 50 Millionen Zellen ab, im Gehirn gehen täglich bis zu 100 000 flöten. Wären Sie eine Fliege, müssten Sie sich ernsthafte Sorgen um Ihr Oberstübchen machen, doch zum Glück ist unser Hirnzellenvorrat um das 200 000-Fache größer als der des Insekts. Und außerdem – das ist die gute Nachricht – bildet unser Körper ständig neue Zellen nach. Aber, und das ist wiederum der Haken an der Sache, der Erneuerungsprozess verlangsamt sich mit der Zeit, und wie wir insgesamt altern, so altern auch unsere Zellen. Außerdem ist so ein Zellteilungszyklus fehleranfällig, nicht immer wird jeder der rund 120 000 Fehler pro Zyklus bzw. der über zwei Billionen DNA-Brüche pro Tag in unserem Körper repariert. Zudem sind die Zellen Umwelteinflüssen und unserer oft wenig achtsamen Lebensführung ausgesetzt und können großen Schaden nehmen. Praktischerweise heißt das jedoch umgekehrt: Wenn wir unserem Körper Gutes tun, dann tun wir damit auch immer etwas für unsere Zelljugend.

Zellkern & DNA

Auch wenn die Jobbeschreibung für unsere Zellen ganz unterschiedlich ausfällt, gleichen sie sich in ihren Grundbestandteilen: Sie bestehen vereinfacht gesagt aus einem Kern *(Nukleus)* und dem sogenannten *Zytoplasma*, flüssigem Material und Organellen, also kleinen Zellorganen. Das Ganze ist umgeben von einer Membran, die reguliert, was in eine Zelle ein- bzw. von dort austritt.

Statten wir als Erstes dem Zellkern einen kurzen Besuch ab. Hier finden sich – zunächst säuberlich aufgereiht – unsere gesamten genetischen Informationen, das *Genom*. Es besteht aus 23 Chromosomenpaaren (wobei das 23. beim Mann ein X- und ein Y-Chromosom aufweist); Chromosomen bestehen aus um Proteine *(Histone)* gewickelter DNA. In jeder unserer Zellen sind also die gleichen

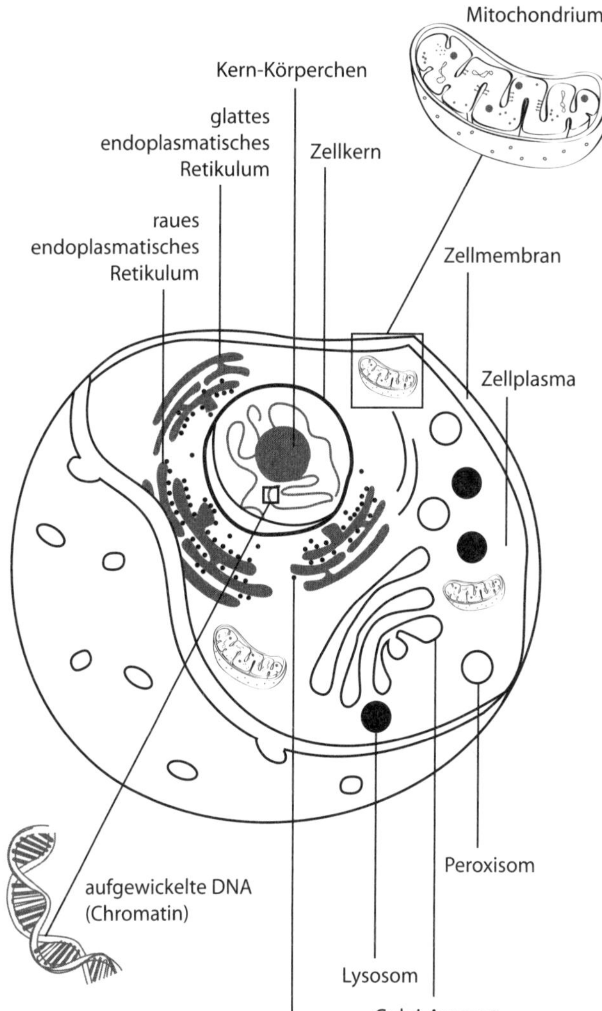

Die Zelle mit ihren Bestandteilen

Erbinformationen gespeichert. Aber woher weiß eine Zelle dann, ob sie nun für die Haut oder doch das Herz zuständig ist? Um diese Spezialisierung zu verstehen, müssen wir ganz zurück zum Anfang gehen: Etwa dreißig Stunden nach der Befruchtung beginnt die

Eizelle, sich zu teilen, wobei sich die Anzahl der Zellen mit jeder Teilung verdoppelt. Es entsteht eine Art Zellhaufen aus Stammzellen, die sich zu ganz unterschiedlichen Zelltypen entwickeln können. Botenstoffe und die jeweilige Position im Zellhaufen sorgen für eine erste Spezialisierung, die über einen komplexen Prozess immer weiter verfeinert wird. Dass sich die Haarzelle nicht trotzdem für die Bauchspeicheldrüse verantwortlich fühlt, liegt daran, dass auf der DNA eine Art Schaltermolekül sitzt, das bestimmte Funktionen aktivieren oder deaktivieren kann – wie auf der Festplatte eines Computers, auf der unzählige Programme gespeichert sind, die aber erst zum Einsatz kommen, wenn wir sie aktiv anklicken. Obwohl also alle unsere Körperzellen die gleiche DNA besitzen, unterscheiden sich Aussehen und Funktion aufgrund des Epigenoms, das sind die unterschiedlichen chemischen Veränderungen (Methyl- oder Acetylgruppen werden abgespalten oder übertragen) an der DNA und an den Histonen. Die chemischen Veränderungen beeinflussen, ob Genabschnitte abgelesen werden oder nicht.

In jeder Zelle werkeln Tausende Proteine, deren Funktion es ist, neue Zellen aufzubauen und defekte zu reparieren; sie sind aber auch an Stoffwechselprozessen beteiligt und am Funktionieren unseres Immunsystems. Diese Eiweiße sind die molekularen Baustoffe und zugleich die Maschinen der Zellen. Sie bestehen aus verschiedenen Aminosäuren, deren Abfolge im genetischen Code festgelegt ist. Unter Laborbedingungen, bei denen störende äußere Einflüsse elegant vernachlässigt werden können, liest eine Art Scanner die genetische Information ab und steuert so die Produktion der Proteine.

Im wahren Zellenleben aber kann die Codeabfolge der DNA schon mal gestört, verdreht und sogar völlig vernichtet sein. Dann nämlich, wenn Umweltfaktoren wie Sonne, Radioaktivität, Feinstaub oder Chemikalien ihre Wirkung entfalten oder wir fortgesetzt ungesund leben. Zu Störungen kommt es manchmal auch spontan, einfach nur deshalb, weil wir eben leben und Fehler nun einmal passieren oder weil freie Radikale ihr Unwesen treiben. Diese Zwischenprodukte unseres Stoffwechsels (dazu später mehr)

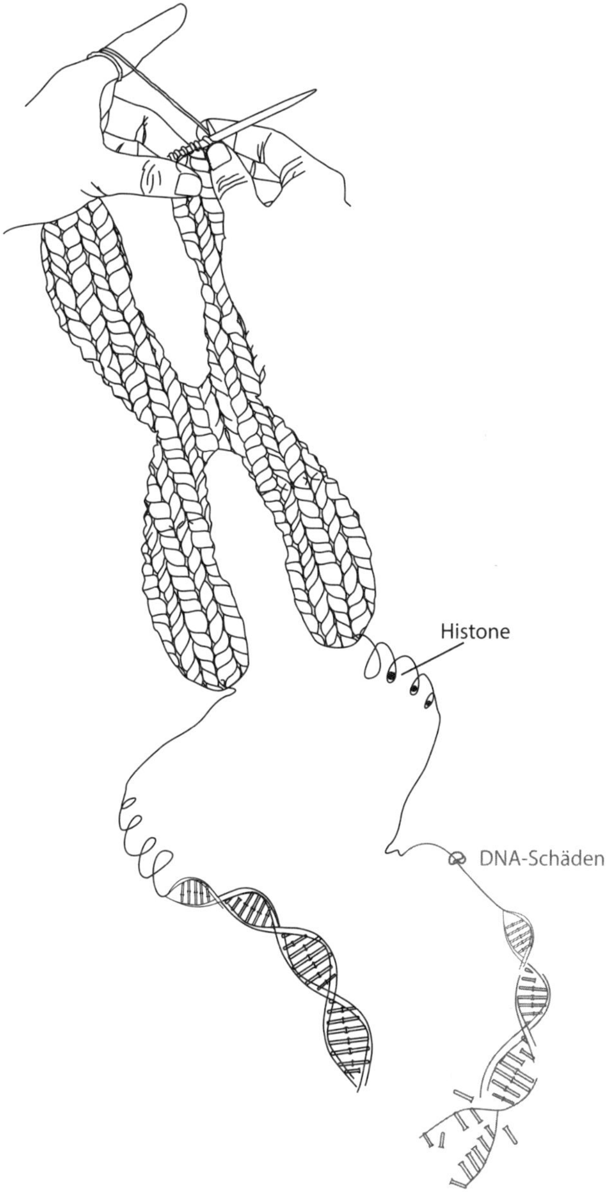

Die Verstrickung unserer Gene

reagieren mit dem Zellkern und der darin enthaltenen Erbinformation und können zu erheblichen Störungen der Zellfunktion und damit des Organismus führen. Dann schwächeln der körpereigene Erbgut-Reparaturservice, die Entgiftungsfunktion bestimmter Organe oder das Immunsystem. Das Risiko für Erkrankungen etwa des Herz-Kreislauf-Systems, für entzündliche Störungen im Bewegungsapparat und Krebs steigt. Stress, Krankheiten oder der Mangel an Mikronährstoffen im Blut sind weitere Störfaktoren für ein reibungsloses Funktionieren des Zellkosmos und beschleunigen den Alterungsprozess.

Unser Erbgut war auch schon mal besser

Unsere Gene haben ja nur bis zu 30 Prozent Einfluss auf unsere Lebenserwartung, der Rest ist Lebensstil. Keine Macht allerdings haben wir über die Erstausstattung an Genen, die wir mit auf die Welt bringen – schönen Gruß an unsere Eltern! Was sie uns so alles mitgeben, hat wiederum auch nur zum Teil mit ihren eigenen Genen zu tun, sondern, ganz genau, mit ihrem Lebensstil. Eine ziemliche Verantwortung für künftige Eltern, Väter ausdrücklich inbegriffen! Denn das optimale Spermienmaterial gibt's eigentlich nur, wenn Papa ante portas frühzeitig gesund lebt. Lässt er es jahrelang richtig krachen und reift erst bei Bekanntwerden der Schwangerschaft zum asketisch lebenden Vater in spe, sind manche Messen längst gesungen. Also Augen auf bei der Partnerwahl. Denn Eltern können uns auch etwas vererben, das man *epigenetische Veränderung* nennt.

Während sich die Genetik mit der Erbgutsubstanz DNA und der Weitergabe genetischer Merkmale beschäftigt, liefert die Epigenetik Zusatzinformationen, mit denen sich der Aktivitätszustand von Genen bestimmen lässt. Wie wir inzwischen wissen, scannen kleine Lesegeräte den Gencode innerhalb der Zellen ab, geben diese Informationen weiter und steuern so die Kombination von vielfältigen Eiweißstrukturen. Aber manchmal ist diese Art der genialen Gen-

Erkennung im Inneren der Zelle gestört, sodass bestimmte DNA-Abschnitte nicht ausgelesen werden können. Der Grund dafür sind Verklebungen im Erbgut, epigenetische Veränderungen. Man kann diese Informationsstörung mit einem Kochbuch vergleichen, bei dem einige Seiten so fest zusammenkleben, dass man sie nicht voneinander lösen kann, weshalb wir nie erfahren werden, wie das Rezept für diesen köstlichen Nudelauflauf geht!

Der Teufel bei den Erbgutverklebungen liegt natürlich nicht nur im Detail der eingeschränkten Lesbarkeit, sondern darin, dass die anschließende Produktion wichtiger Proteine ins Stocken gerät, die für den Aufbau, die Reparatur und die Kommunikation der Zellen untereinander dringend benötigt werden. Diese epigenetischen Veränderungen bereiten dann übrigens nicht nur uns selbst Verdruss, sondern möglicherweise auch noch unseren Kindern. Ein guter Lebenswandel fördert also nicht nur die eigene Gesundheit, sondern bis zu einem gewissen Grad auch die der nachfolgenden Generation.

Telomere: Die Zündschnüre unseres Alterns

Unsere Körperzellen teilen sich im Laufe unseres Lebens etwa fünfzig bis sechzig Mal, dann ist ihre Zeit abgelaufen. Damit unsere Chromosomen in den Zellkernen immer gut geschützt sind, tragen sie in ihrer Werkseinstellung Schutzkappen an ihren Enden, vergleichbar mit den Plastikhülsen auf den Enden eines Schnürsenkels. Diese sogenannten *Telomere* (gr. *télos* – Ende und *méros* – Teil) gelten als biologische Uhr der Körperzellen und verkürzen sich bei jeder Zellteilung um eine bestimmte Menge an Basenpaaren; sie werden angeknabbert und verbraucht, bis die Zelle schließlich nicht mehr teilungsfähig ist und abstirbt. Die Anzahl der bis zum Absterben möglichen Teilungen ist als »Hayflick-Limit« bekannt, benannt nach ihrem Entdecker, dem amerikanischen Gerontologen Leonard Hayflick. Am Ende ihres Lebens rutschen die Zellen in den programmierten Zelltod, die *Apoptose*. Danach werden sie fein säuberlich verpackt und von benachbarten Zellen und Fresszellen verschlungen.

Jahrtausende an Evolution haben dafür gesorgt, dass unser Körper sich all dem nicht ganz und gar schutzlos ergibt. Er ist zum Beispiel in der Lage, das Enzym *Telomerase* zu bilden, das die verschlissenen Telomere in Teilen wieder aufbauen kann. Das findet allerdings nur in den sich besonders schnell teilenden Stammzellen statt, in Knochenmarkszellen, einigen Immunzellen oder den Keimbahnzellen, die die Entwicklungslinie der Zellpopulation bilden. Und leider auch in Krebszellen.

Stammzellen teilen sich lebenslang immer wieder, weil sie vor Telomerase nur so strotzen und damit das Hayflick-Limit ausbooten. Wäre das in den Zellen unseres gesamten Organismus so, kämen wir dem Traum (oder Albtraum) der biologischen Unsterblichkeit einen großen Schritt näher!

Wenn die Telomerase regenerativ der Zellalterung entgegenwirkt, kann sie – als Nebenwirkung – theoretisch auch Tumorwachstum und unkontrolliertes unerwünschtes Zellwachstum stimulieren. Genau das ist bislang das Problem der Pharmakonzerne bei der Entwicklung von Telomerase-stimulierenden Anti-Aging-Medikamenten; Präparate, die diese möglichen Nebenwirkungen sicher ausschließen, konnten bisher nicht entwickelt werden. Doch jenseits von Big Pharma ist die Lage hoffnungsvoller: Die US-amerikanische Forscherin Elizabeth Blackburn (sie hat das Enzym in den 1980er-Jahren mit entdeckt) formierte schon 2008 eine Testgruppe, in der sich 24 Männer ein Vierteljahr lang überwiegend pflanzlich und fettreduziert ernährten: Verboten waren Fleisch, Eier, Milchprodukte und industriell verarbeitete Lebensmittel. Stattdessen griffen die Probanden beherzt zu Obst, Gemüse, Hülsenfrüchten und vollwertigem Getreide. Zusätzlich wurde ihnen an sechs Tagen in der Woche ein Spaziergang von je 30 Minuten verordnet, Stress ging man mit Yoga und Meditation an.

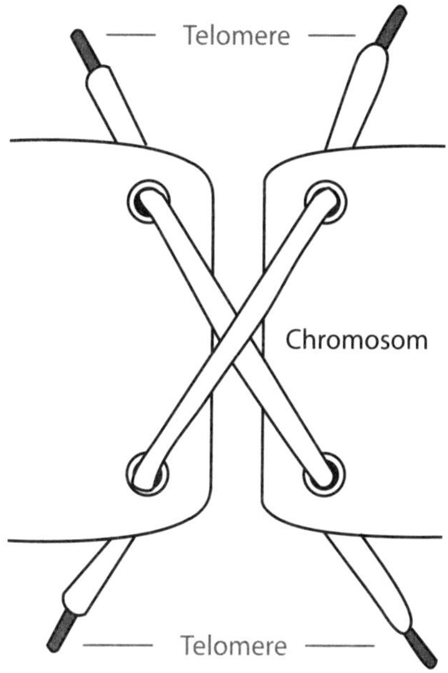

Telomere, die Schutzkappen der Chromosomen

Die Testphase brachte den Männern eine Steigerung der Telomerase-Aktivität zwischen 30 und sagenhaften 80 Prozent! Außerdem verringerte sich ihr Body-Mass-Index (BMI), wodurch der Cholesterinspiegel, der Blutdruck, Leber- und Entzündungswerte sanken. Elizabeth Blackburn erhielt für ihre Arbeit in der Telomerase-Forschung im Jahr 2009 den Nobelpreis für Medizin. Fünf Jahre später untersuchte sie einige der Männer aus der Testgruppe erneut, die an der damaligen Ernährungsweise festgehalten hatten. Das Verblüffende war, dass ihre Telomere nicht nur nicht geschrumpft waren, sondern sich sogar verlängert hatten! Die Zellen waren nicht nur weniger gealtert, sie hatten sich verjüngt. Bei denjenigen, die nach der Testphase wieder in ihren alten Trott verfallen waren, wiesen die Telomere hingegen die erwarteten Verkürzungen auf.

Ein gesunder Lebensstil führt also ganz offensichtlich dazu, dass diese Zündschnüre des Alterns langsamer abbrennen, was unser Leben um Jahre verlängern kann. Als Grund vermutet man, dass das Erbgut gesunder Zellen durch lange Telomere stabilisiert und somit auch besser vor Krebs geschützt wird. In Krebszellen selbst ist die Telomerase hingegen kontraproduktiv, da sie die unerwünschten Zellen ärgerlicherweise am Leben erhält, die sich ohnehin rasant teilen. Die Molekularbiologin Carol Greider, die gemeinsam mit Elizabeth Blackburn in Stockholm für ihre Forschung ausgezeichnet wurde, hat deshalb im Tierversuch ausprobiert, ob sich das Enzym blockieren lässt: Mäuse wurden gentechnisch so verändert, dass in allen Zellen inklusive der Krebszellen keine Telomerase mehr hergestellt werden konnte. Tatsächlich wuchsen die Tumore deutlich langsamer. Telomerasehemmer haben in der Krebstherapie beim Menschen (noch) keinen großen Stellenwert, sie könnten zu unvorhersehbaren Effekten führen, aber für die Zukunft liegt in diesem Forschungsfeld einiges Potenzial.

Auch die Traditionelle Chinesische Medizin (TCM) weiß, wie man die Telomerase aktiviert. Sie nutzt dafür Pflanzenextrakte des Mongolischen Tragant *(Astragalus membranaceus)*. Es konnte inzwischen gezeigt werden, dass dessen Extrakt TA-65 die Produktion des Enzyms ankurbelt, mit positiven Anti-Aging-Effekten auf unsere Zellen. Die in der Wurzel des krautigen Gewächses enthaltenen Polysaccharide haben außerdem eine günstige Wirkung auf unseren Blutzuckerspiegel, Isoflavonoide sowie Saponine helfen bei Entzündungen. Bei der Prävention von Herz-Kreislauf-Erkrankungen zeigt die Wurzel ebenfalls positive Effekte.

Übrigens können sich Menschen mit vielen Leberflecken auf der Haut vielleicht mit der Aussicht auf eine etwas verzögerte Vergreisung trösten: Besitzt einer viele Leberflecken, geht man von vergleichsweise langen Telomeren aus. Allerdings ist das mal wieder eine Theorie, die sich noch mitten in der Diskussion befindet.

Zellen & ihre Alterungsfaktoren

Oxidativer Stress: Freie Radikale im Partymarathon

Was für das Auto der nagende Rost und für die Butter das allmähliche Ranzigwerden, ist für unsere Gewebe der Angriff von Sauerstoff- und Stickstoffradikalen, die beim Stoffwechsel unablässig in den *Mitochondrien* entstehen, aber auch durch äußere Alterungsgenossen wie UV-Strahlung, Rauchen, Stress, Krankheit oder Umweltbelastungen angestachelt werden. Mitochondrien sind Zellorganellen, winzige Gebilde innerhalb einer Zelle, die von einer Doppelmembran umschlossen sind.

Mitochondrien waren sehr früh in der Evolution Bakterien und besitzen daher bis heute ein eigenes Erbgut. Sie wurden den Zellen zwecks Energiegewinnung einverleibt und werden fast immer über die Eizellen der Mutter vererbt. Die 37 eigenen Gene *(mitochon-*

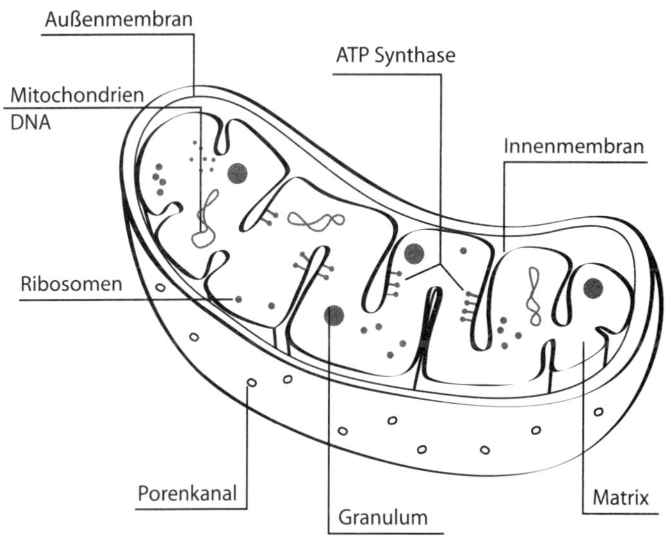

Aufbau eines Mitochondriums

driale DNA) im Inneren enthalten den Code für die Bildung von verschiedenen Proteinen. Deshalb sind diese Winzlinge auch die Kraftwerke der Zellen.

Zu oxidativem Stress, einer chemischen Gewebereaktion, kommt es, wenn freie Radikale die Oberhand gewinnen – überaktive aggressive Sauerstoffmoleküle. Sauerstoff als chemisches Element wird mit dem Symbol O bezeichnet. Die Summenformel O_2 für Sauerstoff steht für eine Verbindung zweier Sauerstoffatome, die zusammen ein Molekül bilden. Um die Verbindung stabil zu halten, fassen sich die beiden Atome sozusagen gegenseitig an den Ärmchen. Es gibt aber auch die Sauerstoffeinzelgänger O_1, die mit ihren freien Ärmchen unbedingt Anschluss an unser intaktes Gewebe finden wollen, sich mit wichtigen Eiweißen und Fetten verbinden und so Zellen und Erbgut nachhaltig schädigen. Zum Glück hat unser Körper vorgesorgt und uns mit einer Reihe von Radikalfängern ausgestattet, die in unserem Organismus herumschwirren und nach diesen Schädlingen suchen: Antioxidantien, die auch in gesunder, vor allem pflanzlicher Nahrung stecken.

Unsere Radikalfänger haben einen ziemlich anstrengenden Job. Und mit unserer Lebensführung und den Umweltbelastungen packen wir da noch ein Schippchen drauf. Werden sie nicht rechtzeitig unschädlich gemacht, schädigen freie Radikale die Lipidmembranen, also die Hüllen der Zellen und Mitochondrien, sowie das Erbgut. Die Zellen und ihre Organe werden so in ihrer Geschmeidigkeit und Durchlässigkeit gestört. Damit wird der Alterungsprozess beschleunigt, Entzündungen und Erkrankungen werden begünstigt.

Auch das LDL-Cholesterin im Blut, das nicht zu hoch sein sollte, kann oxidiert werden. LDL-Cholesterin ist quasi das Taxi, das Cholesterin von der Leber zu den Zellen transportiert. Diese Reise dauert zwischen zwei und fünf Tagen. Ist zu viel LDL-Cholesterin im Blut unterwegs und wird es stark oxidiert, steigt das Risiko für hohen Blutdruck, Herzinfarkt und Schlaganfall. Durch die Oxidation wird es in seiner Struktur so verändert, dass es nicht mehr über die Empfangsstellen in die Zelle hineingelangen kann. Es muss also draußen bleiben, heftet sich frustriert an Gefäßwände und führt dort zu den gefährlichen Ablagerungen. (Mehr dazu in Kapitel 9).

Jede unserer Zellen erleidet rund 70000 DNA-Schäden pro Tag – die allein dadurch entstehen, dass wir leben (durch Stoffwechselprodukte), durch Strahlung (etwa UV-Strahlung) und chemische Ursachen *(Mutagene)*. Gut, dass wir DNA-Reparatursysteme haben, die das meiste beseitigen können. Aber eben leider nicht immer alles, zumal, wenn wir diesen Service überstrapazieren.

Freie Radikale haben übrigens nicht nur negative Folgen. Ein bisschen davon benötigt unser Körper, denn sie aktivieren die körpereigenen Abwehrzellen gegen Krebs oder Infektionen, verbessern die sportliche Fitness und das Muskelwachstum sowie die Gewebedurchblutung. Man sollte sie also nicht nur verpönen und mit hoch dosierten Antioxidantien blind dagegen angehen. Man vermutet mittlerweile sogar, dass zu viele Vitamine, nach dem

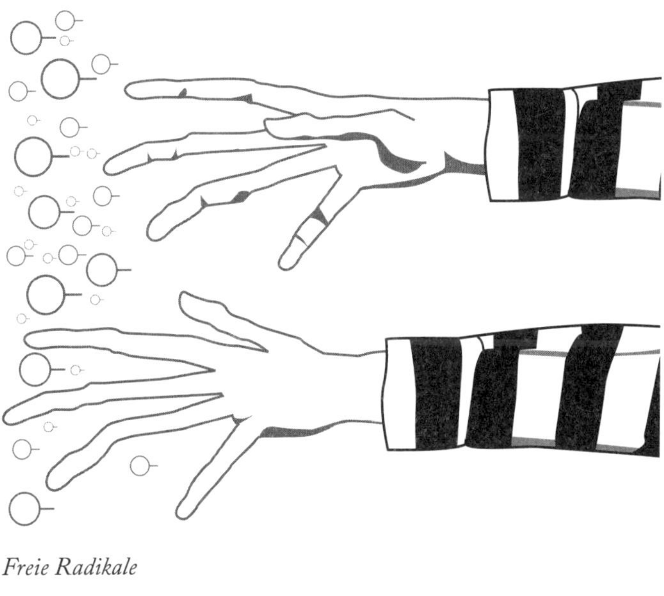

Freie Radikale

Gießkannenprinzip und über einen längeren Zeitraum in Form von Nahrungsergänzungsmitteln verabreicht, das Leben eher verkürzen.

Aber Achtung! Das gilt nur für Ergänzungspräparate, nicht jedoch für die natürlichen Anti-Aging-Antioxidantien (Vitamine A, C, E und viele mehr), also die Vitamine in der Pflanzenkost. Sie entfalten nämlich im komplexen Zusammenspiel mit anderen Antioxidantien und sekundären Pflanzenstoffen eine günstige Wirkung. Raucher dürfen also unbedingt Möhren knabbern, sie erhalten so das pflanzliche Provitamin A, auch bekannt als Betacarotin.

Übrigens stellt auch eine gesunde Darmflora Vitamine für uns her. Weitere starke Antioxidantien in unserem Körper sind Spurenelemente wie Selen, Zink und Eisen, aber auch Aminosäuren und Stoffwechselprodukte wie Harnsäure oder das Hormon Melatonin. Außerdem hält unser Körper antioxidative Enzyme vor, deren Namen ziemliche Zungenbrecher sind: Superoxyddismutase und Gluthationperoxidase. Sie sind potente Radikalfänger und sorgen aufgrund ihrer entgiftenden Fähigkeiten für Langlebigkeit. Hergestellt werden sie interessanterweise vor allem als Antwort auf Stressreize, ausgelöst etwa beim Sport. Der Sportler kann so nicht nur die freien Radikale bekämpfen, die beim Sport verstärkt freigesetzt werden, sondern auch darüber hinaus. Ein bisschen Stress ist also durchaus erwünscht. Wissenschaftler sprechen hier vom »Hormesis-Prinzip« (gr. Anstoß): Richtig dosiert und durch einen Lerneffekt trainieren wir so unsere Widerstandskraft.

Schäden in den Zellkraftwerken: Die Stunde des Melatonins

Schon der Begriff Kraftwerk legt nahe, dass in den Mitochondrien ganz schön die Post abgeht. Und wirklich, trotz einer Größe von gerade mal 1 bis 5 Mikrometern sind sie unsere zelleigenen Energielieferanten: Aus angelieferten Zutaten wie Zucker, Fett und

Eiweiß werden Energiekörperchen hergestellt: das Adenosintriphosphat (ATP), ein chemisches Molekül, das in jeder Zelle eines jeden Lebewesens Energie bereitstellt, die für zig verschiedene Aufgaben benötigt wird.

Sind Mitochondrien beschädigt oder einfach alt, stürzt die Energiebilanz unserer Zellen ab, und es werden zu viele reaktive Sauerstoffradikale ausgeschüttet – quasi aus Frust. Die Mitochondrien beeinflussen darüber auch den Zelltod. Die Wissenschaft spricht hier von einem »Suizidprogramm« einzelner Zellen, das als wichtige Vorbeugung gegen Krebserkrankungen wirken kann. Denn immerhin geht die Zelle in den Tod und entartet nicht. Bevor es aber so weit ist, kommt eine fiese Wechselwirkung in Gang: Die Mitochondrien produzieren freie Radikale beim Stoffwechsel, die freien Radikale schädigen die Mitochondrien, die geschädigten Mitochondrien kriegen die freien Radikale irgendwann nicht mehr effektiv in den Griff, worauf diese wiederum ihr zügelloses Treiben ungehindert entfalten können …

Insgesamt befinden sich unglaubliche 40 Billiarden dieser kleinen Kraftwerke in unserem Körper. Passend zum Energiebedarf besitzt der High-Performer Herzgewebe rund 10 000 Kraftwerke pro Zelle (die Mitochondrien machen etwa 36 Prozent des gesamten Herzgewichts aus!), zwischen 5000 und 10 000 stecken in Leber, Nerven und Muskelzellen, da auch hier jede Menge Energie gebraucht wird. In Zelltypen mit niedrigem Energieumsatz finden sich 1000 bis 2000 Mitochondrien.

Leider ist die Mitochondrien-DNA im Vergleich zur DNA in den Zellkernen deutlich anfälliger für schädigende Einflüsse etwa durch Antibiotika (Mitochondrien waren evolutionsgeschichtlich mal Bakterien) und andere Medikamente, Gifte, Pestizide, Krankheiten und den Einfluss von Stress. Jüngere Studien haben ergeben, dass auch Coronaviren die Funktionsweise von Mitochondrien beeinträchtigen können. Sie stören deren antivirale Signalproteine, die der Zelle dann fälschlicherweise den Befehl erteilen, sich selbst zu zerstören. Außerdem scheinen sie für Probleme bei der Energieerzeugung zu sorgen, was dazu führt, dass der Eindringling nicht effektiv bekämpft werden kann. Wie wir später in diesem Abschnitt sehen werden, ist das Hormon Melatonin hier ein vielversprechender Schutzfaktor.

Das große Übel ist, dass unsere Mitochondrien nicht über hausinterne Reparaturmöglichkeiten für ihr Erbgut verfügen. Ist die Hälfte der Mitochondrien-DNA verschlissen, setzt unbarmherzig die Gewebealterung ein. Nachlassende Belastbarkeit bis hin zu chronischen Ermüdungszuständen *(Fatigue)* und größere Anfälligkeit für alle möglichen Infekte können ein Indiz für Mitochondrien-Schäden sein. Auch eine unerklärliche spürbare Gewichtszunahme oder eine Gelenkerkrankung können darauf hinweisen. Ebenso sind Herz-Kreislauf-Probleme, Diabetes, Parkinson, Alzheimer oder andere chronische Erkrankungen mitunter Anzeichen von Funktionsstörungen der Mitochondrien. Mediziner sind manchmal geneigt, Burn-out-Symptome oder Müdigkeits- und Erschöpfungssyndrome, eine erhöhte Empfindlichkeit gegen Chemikalien, den Reizdarm oder die *Fibromyalgie* (Körperschmerz) als psychosomatische, »eingebildete« oder »Modekrankheiten« zu belächeln. Nach neueren Erkenntnissen können sie sich aber auch melden, wenn die Arbeit der Mitochondrien aus dem Takt gerät. Die Diagnose *myalgische Enzephalomyelitis/Chronic Fatigue Syndrom* ME/CFS, die auch nach Virusinfekten oder Impfungen beobachtet wird, ist eine chronische schwerwiegende Autoimmunerkrankung mit Erkrankung der Mitochondrien, die das Nerven-, Immun- und Hormonsystem befällt, Belastungsintoleranz, Schlafstörungen und Schmerzen bedeutet.

Wenn Sie sich und Ihren Mitochondrien Gutes tun wollen, vermeiden Sie hohe Belastungen mit Umweltgiften und Schwermetallen, unnötige Medikamenteneinnahmen und Antibiosen und chronischen Stress. Sorgen Sie durch eine gesunde Ernährung und Sport für ausreichend antioxidative Stoffe in Ihrem Körper. Wenn Sie mögen, können Sie den Zustand Ihrer Mitochondrien im Blut von einem Labor bestimmen lassen; das ist allerdings teuer und wird von den Kassen nicht bezahlt. Sollten Sie über einen längeren Zeitraum an diffusen Beschwerden leiden, deren Grund diagnostisch unklar ist, kann das aber eine Möglichkeit sein, Licht ins Dunkel zu bringen.

Einige Mikronährstoffe sind für eine reibungslose Mitochondrien-Funktion extrem wichtig. Ob es nützlich ist, sie als Nahrungsergänzungsmittel zuzuführen und damit die Mitochondrien gezielt zu unterstützen, ist wissenschaftlich noch nicht ganz geklärt. Anti-Aging-Mediziner nehmen sie jedoch vorsorglich fleißig ein. Einige dieser Mikronährstoffe sollten eher morgens, andere eher abends zugeführt werden. Das entspricht den neuesten Erkenntnissen der Chronobiologie.

Höhentraining der Spitzensportler wird in manchen Arztpraxen mit einer Maschine nachgebaut, bei der man gepflegt im Liegen über 45 Minuten Luft einatmet, deren Sauerstoffgehalt mal verringert oder mal erhöht ist. Unter anderem mit dem Ziel einer besseren Funktion der Mitochondrien.

Der wohl bedeutendste Stoff für surrende Mitochondrien ist dabei das *Melatonin*. Es ist den meisten als »Hormon der Dunkelheit« bekannt, weil es nachts in der Zirbeldrüse des Gehirns ausgeschüttet wird (in geringen Mengen tagsüber auch in Augen, Darm, Haut u.a.), und es ist Taktgeber des Tag-Nacht-Rhythmus. Melatonin ist zwar auch ein den Schlaf anstoßendes Hormon, vor allem aber ist es ein potenter Gen-Wächter. Als Antioxidans wirkt es antientzündlich, ein hoher Spiegel hemmt das Wachstum verschiedener Tumorarten, es schützt die Mitochondrien und hält sie am Laufen. Die kleinen Kraftwerke produzieren daher aus reinem Selbsterhaltungstrieb in jeder Körperzelle ihr eigenes Melatonin quasi zum Hausgebrauch: aus einer Ursubstanz, der Aminosäure Tryptophan. Aus ihr bildet der Körper 5-HTP, dann Serotonin und im nächsten Schritt Melatonin, sofern er zu dieser Stoffwechselleistung ausreichend in der Lage ist. Weil das im Alter und auch bei diversen Entzündungs- und Krankheitszuständen nicht mehr immer angemessen gelingt (im Alter von siebzig Jahren beträgt der

Melatoninspiegel oft weniger als ein Zehntel des Spiegels in der Kindheit) und auch die Schlafqualität leidet, kommt es zum Melatoninmangel, der wiederum krank und alt macht. Ein Teufelskreis.

Zombiezellen: Nicht funktionsfähig, aber zu allem fähig

Wenn sich Zellen aus dem Arbeitsleben verabschieden, müssen sie ausgemistet werden. Dafür ist die Apoptose da. Die Zellen gehen in den Tod und richten keinen Schaden mehr an. Super! Im ungünstigen Fall klappt es aber nicht so gut mit der Apoptose. Es kommt stattdessen zu einer unerwünschten Anhäufung von halb toten Greisenzellen, die sich zwar nicht mehr teilen, aber die Gegend verpesten. Diese *seneszenten Zellen* sondern Giftstoffe ab und infizieren wie eine schimmlige Erdbeere in der Schachtel damit auch ihr Umfeld – ehedem gesunde Erdbeeren werden ins Schimmelreich befördert.

Diese aggressiven Greisenzellen werden von der Wissenschaft auch Zombiezellen genannt. Nicht nur, um den Verdacht der Altersdiskriminierung restlos auszuräumen, will ich an dieser Stelle einfügen, dass Ihr Körper mit ein paar Greisenzellen bestens zurechtkommt. Außerdem lassen diese Zellen den Krebs einfach eiskalt abblitzen. Zellsenioren haben schlicht keinen Bock darauf, sich in ihrem Alter noch einmal auf dieses Chaos der wuchernden und zügellosen Zellvermehrung einzulassen, die der Krebs bei der Bildung von Tumoren und Metastasen einfordert. Nein, diese Zellen teilen sich nicht mehr, und das ist gut so.

Aber wie immer ist alles eine Frage der Balance. Gibt es zu viele von ihnen – das ist ein bisschen so wie beim demografischen Wandel und den Renten –, gerät das System ins Wanken. Im Fall unseres Körpers arbeitet sich das Immunsystem so sehr an diesen Giftspritzen ab, dass es zur Eiweißzerstörung und einer sogenannten *Silent Inflammation* kommt. Alzheimer und Organalterung

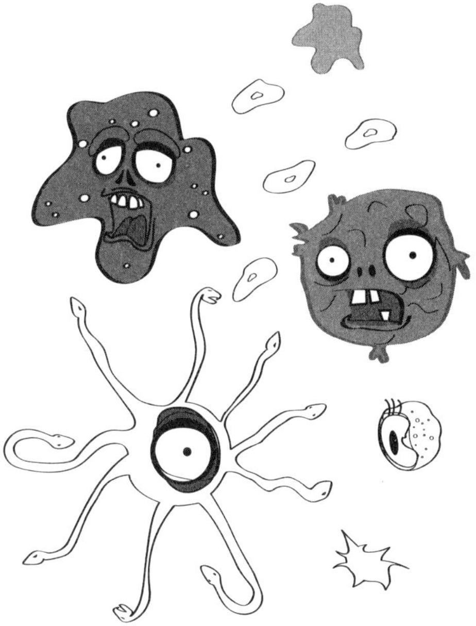

Toxische Zombiezellen

sind die Folgen. Die Wissenschaft forscht nach Arzneimitteln *(Senolytika)* gegen ein Übermaß an Zombiezellen, arbeitet aber jetzt schon gerne mal mit sekundären Pflanzenstoffen wie Quercetin (etwa in Kapern, Liebstöckel, Zwiebeln, roten Trauben, Heidelbeeren, Grünkohl und Äpfeln) und Fisetin (unter anderem in Äpfeln, Kakis, Trauben, Erdbeeren, Gurken und Zwiebeln). Darüber mehr in Teil II.

Bei Mäusen hat man übrigens schon einen anderen Weg gefunden. Schließt man den Blutkreislauf einer alten mit dem einer jungen Maus zusammen, wird die ältere verjüngt, die jüngere altert vorzeitig. Das sollte uns jetzt allerdings nicht zu abstrusen Dracula-Fantasien verleiten. Wenn es wenigstens gelänge, die Alterssubstanzen aus Greisenblut herauszufischen, wäre ja auch schon viel gewonnen …

Stille Entzündung: Unbemerkt entflammt

Natürlich kann unser Immunsystem, wenn es noch einigermaßen auf Zack ist, dem allzu heftigen Zellalterungsprozess nicht tatenlos zusehen. Es nimmt sofort den Kampf gegen freie Radikale und Zombiezellen auf. Das Resultat ist nicht selten die gerade erwähnte Silent Inflammation, die stille Entzündung. Sie verläuft für uns unbemerkt, denn ihr fehlen die klassischen Symptome einer herkömmlichen Entzündung: Schmerzen, Rötungen, Schwellungen oder Fieber, wie sie bei einem akuten Infekt oder Verletzungen auftreten.

Die schleichende stille Entzündung bedeutet eine andauernde Aktivierung von Entzündungszellen, oxidativem und nitrosativem Gewebestress sowie eine Störung der Zellfabriken. Oxidativer Stress ist ein Übermaß an schädlichen Sauerstoffradikalen (Superoxid, Wasserstoffperoxid, Hydroxy-Radikalen). Nitrosativer Stress ist die übermäßige Bildung reaktiver Stickstoffspezies wie Stickstoffmonoxid NO, das wir im Normalmaß für Gefäßerweiterung, Immunantwort und programmierten Zelltod brauchen, und seiner aggressiven Folgeprodukte (Peroxinitrit, Nitrotyrosin).

Wenn Sie von einer stillen Entzündung betroffen sind, macht

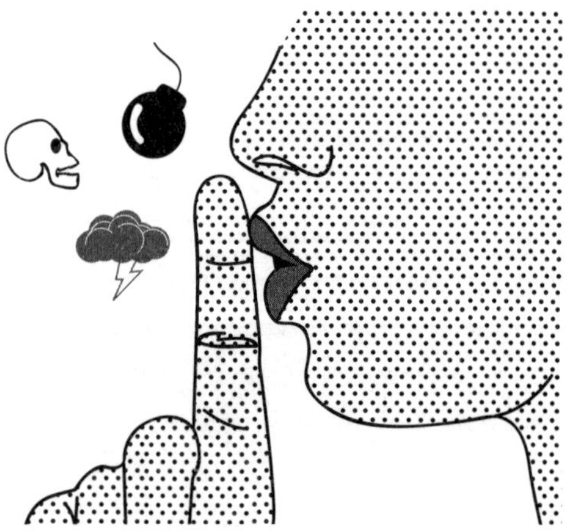

Stille Entzündung

sich das oft durch diffuse Störungen im Allgemeinbefinden bemerkbar. Sie leiden unter dauerhafter Müdigkeit oder Abgeschlagenheit, haben nicht selten mit Gelenkschmerzen, Libidoverlust, Schlafproblemen und depressiven Zuständen zu kämpfen, und auch ihre Infektanfälligkeit ist erhöht. Übergewicht, Insulinresistenz (Diabetes), Knochenabbau im Kiefer oder Osteoporose treten ebenfalls als Symptome auf. Weil diese Veränderungen sich so schleichend einstellen und wir nicht bei den geringsten Anzeichen gleich eine besondere Blutanalyse machen lassen, hat die Entzündung Zeit, es sich in uns so richtig gemütlich zu machen. Nur für uns wird es jetzt immer ungemütlicher. Denn in unserem Körper werden nun zahlreiche Entzündungsmarker- und Botenstoffe produziert, die den gesamten Organismus unter Dauerbeschuss nehmen, anstatt nur gezielt bei einer bestimmten Erkrankung loszuschlagen. Diese Blutmarker sind so speziell, dass sie nicht im Routinelabor des Hausarztes vorkommen. Sie alle wirken jedoch auf einen zentralen Faktor in der Zelle: NF-kB. Dieser Zellfaktor liegt gemütlich in einem Rettungsring im Zellwasser. Kommen jedoch Entzündungsbotenstoffe angeschippert, gleitet er aus dem Ring und begibt sich flugs in den Zellkern, veranlasst am Erbgut die Produktion einer Armada an Kampfstoffen und nimmt darüber Einfluss auf Immunantwort, Zellvermehrung und Zelltod.

Diese Entzündungsparameter heben bei den folgenden Auslösern ab: wenn wir im Inneren unseres Bauches zu viel Fett um die Organe ansammeln, bei chronischen Infekten (Zähne, Nasennebenhöhlen u.a.), Dauerstress und Schlafapnoe (Atemaussetzer in der Nacht mit Anstieg des Stresshormons Cortisol), bei Umweltbelastungen, Allergien, Autoimmunerkrankungen, Fehlernährung und Medikamenten, die auf unsere Darmflora wirken und die Funktion der Darmbarriere stören. Dazu kann es kommen, wenn die Bakterienstämme, die bei guter Verfassung schleimbildend und die Schleimhaut abdichtend wirken, aus irgendeinem Grund in den Streik treten: Die komplette Darmbarriere wird »löchrig«, Mikrobiom-Mediziner sprechen hier vom *Leaky-Gut-Syndrom.* Für

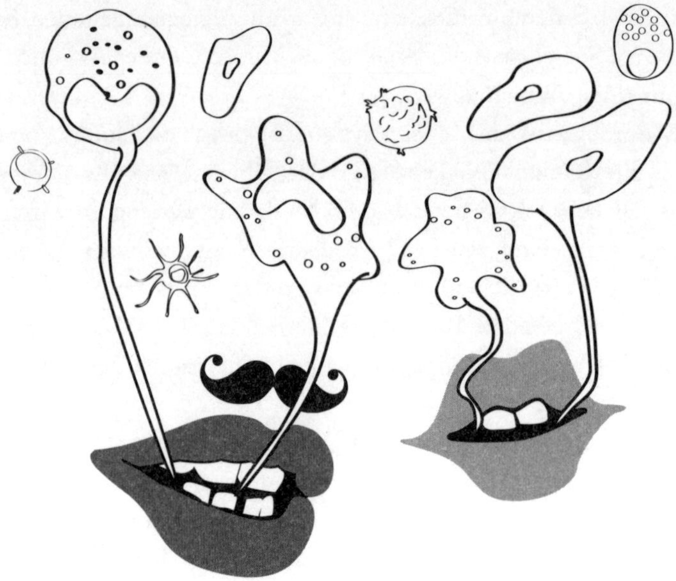

Auch Zellen stehen im Austausch miteinander.

Bakterien, Toxine und unverdaute Nahrungsbestandteile eine willkommene Gelegenheit, in heftigen Kontakt zu unserem Immunsystem zu treten und die körpereigene Abwehr zu provozieren. Wenn die dann mit einer Entzündung reagiert, kann es überall in unserem Körper zu Kommunikationsstörungen kommen.

Kommunikation ist die Grundvoraussetzung für ein funktionierendes Gemeinwesen. Wenn zum Zeitpunkt des Fahrplanwechsels mal für längere Zeit die Computer ausfallen, führt das zum Chaos auf dem Schienenstrang. Und wenn einzelne Menschen die Kommunikation einstellen, wenn sie keinen Widerspruch und keine andere Meinung mehr hören wollen, geraten sie recht schnell in eine soziale Schieflage. Auch in unserem Körper ist Kommunikation das A und O – obwohl in uns keine E-Mails, keine Telefonate und auch keine Funksprüche hin und her schwirren: Die Zellen verständigen sich über Botenstoffe, Hormone und elektrische Ladungen. Trotzdem sind auch sie manchmal offline, wenn Entzündungssubstanzen die Nachrichtenwege stören. Entzündungen gehören, vor allem wenn sie sich chronisch manifestieren, zu den tückischsten Altersbeschleunigern in unserem Körper. Denn dieses Kommunikationschaos zwischen den Zellen verursacht Blessuren an den Zellmembranen, Störungen im Zellstoffwechsel und im Bestand ihres Erbguts. All diese Fehlverläufe lassen uns bald ziemlich alt aussehen.

Gestörte Eiweißbalance: Anstandsdamen & Messi-Wohnungen

Eiweiße sind maßgebliche Motoren des Alterungsprozesses, weil sie als Strukturproteine alle Gewebe unseres Körpers aufbauen, als Transportproteine Sauerstoff, Nährstoffe und Hormone zu den Geweben schippern, als Enzyme wie Biokatalysatoren unsere Zellfunktionen steuern oder in Form von Antikörpern für eine Reaktion unseres Immunsystems sorgen.

Eiweiße setzen sich aus Aminosäuren zusammen, die sich wie auf einer Perlenkette aneinanderreihen – einer Perlenkette für Leute, die es richtig schön bunt mögen. Denn jedes Protein besitzt eine spezifische Abfolge unterschiedlicher Aminosäuren, weshalb Proteine auch ganz vielfältige Aufgaben übernehmen können. Für die volle Funktionsfähigkeit drapieren sich die Aminosäuren-Perlenketten zu kunstvoll verschlungenen und gefalteten Gebilden, aus einer Sequenz wird eine räumliche Struktur. Weil die taufrisch produzierten Babyeiweiße das vielleicht noch nicht richtig hinkriegen, bewähren sich *Chaperonen,* Helfer-Eiweiße, die als Anstandsdamen ein Auge darauf haben, dass alles korrekt abläuft. Sie helfen beim Falten, indem sie sich ringförmig um die Aminosäureketten legen. Diese Unterstützung ist wichtig: Kommt es in dieser kritischen Phase zu Fehlern, kann im betroffenen Organismus die Neigung zu Erkrankungen wie Alzheimer und Parkinson zunehmen, eine Linsentrübung im Auge entstehen, und natürlich erhöht auch der Alterungsprozess sein Tempo.

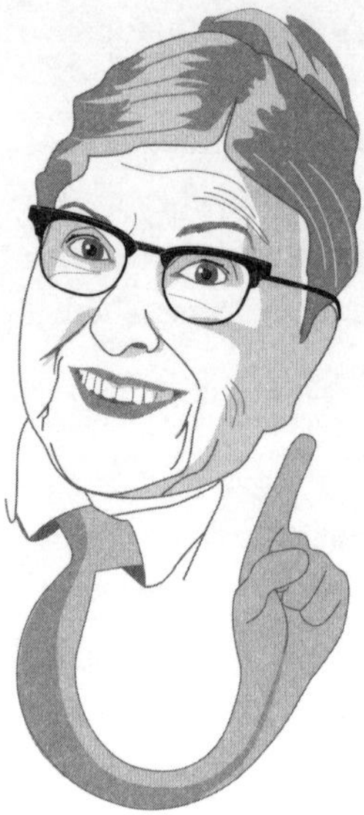

Anstandsdamen der Eiweiße

Eines schönen Tages kommt dann der Zeitpunkt, wo auch die Chaperonen am Ende sind und sich erschöpft aus der Eiweißbranche zurückziehen. Mit der Folge, dass unsere Eiweiße nun schutzlos schädlichen Einflüssen ausgesetzt sind. Aber auch, was akribisch und korrekt gefaltet ist, hält nicht für die Ewigkeit, da geht es den Eiweißen nicht anders als der kunstvoll arrangierten Damastserviette auf einer festlich gedeckten Tafel. Löst sich die schön gefaltete räumliche Struktur auf, entsteht Stress in der Zelle, sie gerät aus dem Gleichgewicht: Die Eiweiße wandern ungeordnet durch die Zelle. Sehen sich die berenteten Chaperonen und ihre Helferbrigaden, die Eiweiß-Reinigungskolonnen, dann außerhalb der Verantwortung oder haben ihren Dienst bereits quittiert, wird das Chaos immer größer: Die entfalteten Eiweißfäden verknoten sich zügig zu einem unentwirrbaren Knäuel. Weil im Alter die Eiweiß-Putztrupps, die *Proteasen,* weniger werden, können die geschädigten Proteine nicht mehr ausreichend abgebaut werden. Dann sammelt sich der molekulare Zellmüll an und liegt nutzlos und störend wie in einer Messi-Wohnung überall in und zwischen den Zellen herum. Dadurch wird deren normales Funktionieren behindert, es kann zum vorzeitigen Zelltod kommen. Nicht anders als in Familien und Wohngemeinschaften hakt es also auch in unseren Zellen irgendwann an der Frage: »Wer bringt den Müll raus?«

Funktionstüchtiges und formschönes Eiweiß spielt also beim Jungbleiben eine wichtige Rolle. Einerseits sollen die Körpereiweiße in Schuss gehalten werden, unbrauchbares Eiweiß abgebaut und recycelt werden, und natürlich braucht es auch genügend frischen Nachschub, um die Substanz zu erhalten. Daher ruft uns die Kosmetikbranche zu: »Halt, nicht verzagen!« Da gibt es doch diese wunderbaren Anti-Aging-Produkte, die man einfach einnehmen oder auftragen kann; das Bindegewebe-Eiweiß Kollagen etwa soll einen kräftigen Eiweißschub für eine verjüngte Haut bewirken. Traum oder Realität? Fragen wir ganz profan unsere Darmschleimhaut. Immerhin werden hier – im Dünndarm – die Eiweiße in ihre Einzelbestandteile zerlegt und über die Darmschleimhaut in den Blutkreislauf verabschiedet. Erst dann legt sich unser Körper fest, an welche Stelle er diese Eiweißbausteine beordern wird. Dabei lässt er sich leider weder von uns noch von der Werbeaufschrift auf der Verpackung Vorschriften machen. Ob die Eiweiße nun zur Straffung einer zerknitterten Augenpartie eingesetzt werden oder besser im Knie oder in anderen Bindegeweben aufgehoben sind, regelt der Stoffwechsel in Eigenregie.

Statt Kollagen als teures Nahrungsergänzungsmittel zu kaufen, kann man übrigens auch Omas Knochenbrühe, zwölf Stunden ausgekocht, nutzen. Denn auch wenn wir den Einsatzort nicht bestimmen können, kann es trotzdem hilfreich sein, wenn man Kollagen zuführt: Untersuchungen zeigen, dass Dichte, Elastizität und Feuchtigkeit unserer Außenhülle messbar zunehmen, neben der Wohltat für gestresste Haare, Knochen und Gelenke. Okay, nichts für Vegetarier, aber Gelatine aus der Brühe ist eine äußerst preiswerte Quelle für Kollagen. Und Hyaluronsäure gibt es kostenlos dazu.

Inzwischen sind Aminosäuremischungen als Nahrungsergänzungsmittel bei Sportlern und Influencern angekommen und finden darüber hinaus Anwendung bei der Therapie von Schlafstörungen, Depressionen, Haarausfall oder etwa Auszehrung. Eine Blutuntersuchung ist die aussagekräftigste Methode, um zu erkennen, ob Ihr Körper ausreichend mit Aminosäuren (Aminogramm) versorgt und eine zusätzliche Einnahme überhaupt sinnvoll ist. Bevor man aber auch hier den Geldbeutel unnötig strapaziert, kann man sich seinen Eiweißshake auch selber mischen: Als Basis kann man Mandel-, Erbsenprotein- oder Sojadrink verwenden und das Ganze noch zusätzlich mit wertvollen Ballaststoffen aus Haferflocken, Chia-, Hanf- oder Leinsamen ergänzen. Mandelmus, Erdnussbutter und ein paar Beeren runden die Sache ab. Mehr darüber, wann und warum eine verstärkte Eiweißzufuhr wichtig ist, erfahren Sie in den Vital-Hacks.

Kollagen als Creme können Sie sich getrost sparen. Denn die riesigen Moleküle können die Hautbarriere nicht überwinden und bleiben draußen.

Überforderte Türsteher: Invasion der Überernährung

Unsere Zellen sind, genau wie der daraus zusammengesetzte Mensch, evolutionär dahingehend gecoacht, bei jeder sich nur bietenden Gelegenheit Nahrung zu sich zu nehmen, und zwar in möglichst großen Mengen – denn wer weiß, wann es wieder was gibt! Dem Gesamtkunstwerk Mensch wird heutzutage günstigenfalls schlecht, wenn er sich überfressen hat. In unseren Zellen dagegen herrscht nach wie vor der Glaube vor, wir seien noch in der Steinzeit. Dass wir schon seit geraumer Zeit mit ständig verfügbaren Lebensmitteln gesegnet sind, steht ernährungsphysiologisch im krassen Gegensatz zu ihren evolutionsbiologischen Überzeugungen: Damals gab's noch keinen Mammut-to-go, keinen Bären-Burger oder Säbelzahntiger-Fast-Food an jeder Ecke.

Und trotzdem sind sie nicht ganz unvorbereitet auf diese Nahrungsflut. In unseren Zellen achtet eine Art Türsteher-Team darauf, dass nicht zu viel reinkommt, dass im Saal ausgewogene Verhältnisse herrschen und die Party nicht plötzlich kippt.

In heutigen Tagen ist das zumindest in unseren Breiten eine Sisyphusarbeit, denn von draußen drängt so viel nach drinnen, dass die Türsteher manchmal den Überblick verlieren. Das ist der Moment, wo am Einlass das Chaos losbricht: Im Gedränge schiebt sich unkontrolliert jede Menge Nahrung auf die Tanzfläche – Nahrung, nach der weder die Zelle noch unser Körper verlangt haben. Tierisches Eiweiß und Zucker entpuppen sich dabei als besonders penetrante Gäste: Sie lassen nämlich einen in der Zelle befindlichen Nährstoffsensor namens mTor *(Mechanistic Target of Rapamycin)* anspringen, der Zellteilung und Gewebewachstum veranlasst – mit dem Resultat von Übergewicht, Diabetes, Entzündungen und beschleunigter Alterung. Sie geben jetzt den Partysound vor. Hungern, aber auch langkettige Kohlenhydrate mit niedrigem glykämischen Index, wo also Zucker nur sehr langsam freigesetzt wird, sowie ungesättigte Fette aktivieren mTor dagegen nicht. Fasten und Scheinfasten (siehe Kapitel 14), wenn also keine tierischen Proteine und Zucker konsumiert werden, beruhigen mTor sogar. Der Betrieb schaltet dann von Wachstum auf Wartung, wie es mein Kollege Bernd Kleine-Gunk so schön beschreibt: Endlich werden Zellbestandteile recycelt, ein Vorgang, den man *Autophagie* nennt. Bei dieser Art Selbstverdauung wird zum Beispiel mit fehlgefalteten Proteinen und Zellschrott aufgeräumt. Ganz nach dem Motto, wenn schon von außen nichts Vernünftiges kommt, kann man ja mal sehen, was sich im Inneren an Verwertbarem so findet.

Eben weil wir aber von außen so viel nachschieben, kann dieser Prozess gestört werden. Wer kocht schon gerne selbst, wenn vor der Tür der Pizzabote steht? Das Dumme ist, dass die Zellen Autophagie nicht nur zum Entrümpeln nutzen und damit die Zellen verjüngen, sondern dass sie auf diese Weise auch dafür sorgen, dass die nächsten Krisen besser überstanden werden. Mit unserem Lebensstil torpedieren wir also diesen

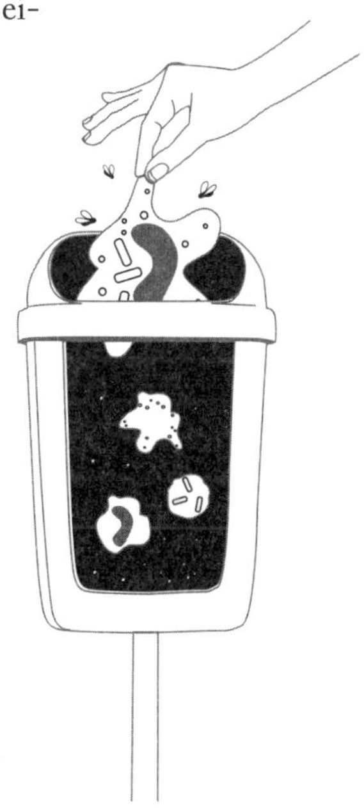

Autophagie: Entrümpeln per »Selbstverzehr«

Selbstreinigungsprozess. Wir machen Party ohne Ende, mit Zucker, Kohlenhydraten und tierischem Eiweiß satt, bis unsere Türsteher regelrecht überrannt werden. Wenn es nach ihnen ginge, würden sie übrigens auch Kuhmilch nicht reinlassen. Denn im Übermaß genossen, klammern sich ihre Rinder-Mikro-RNA-Partikel manipulierend an unsere Gene und können zusammen mit den wachstumsfördernden Aminosäuren Leucin, Isoleucin und Valin übermäßiges und unerwünschtes Gewebewachstum stimulieren.

Milch, die nicht direkt aus der Mutterbrust kommt, steht als Powerdrink seit gerade mal 7500 Jahren auf unserem Einkaufszettel, in größeren Mengen erst seit der Erfindung von Kühlschränken. In einer ähnlichen Zeitspanne gesellten sich die klassischen Zivilisationskrankheiten zu uns, auch die Akne, den meisten von uns noch aus trüben Pubertätstagen erinnerlich. Milchzucker (vor allem der Hauptbestandteil Galactose) verzuckert ebenso wie Fruchtzucker (Fructose) und Glucose (Traubenzucker). Das bringt sogenannte AGEs hervor. AGE bedeutet in diesem Fall nicht englisch für Alter, sondern *Advanced Glycation Endproducts* – neue Verbindungen von Aminosäuren und Zucker, die dann an unseren wertvollen Körpereiweißen kleben wie der Kaugummi unter der Tischplatte.

Durch Zucker verkleben Proteine, Lipide oder Kohlenhydrate. AGEs nehmen wir mit Fast Food, Fleisch (besonders gebratenem oder gegrilltem), Wurst, frittierten Speisen oder Weizenkonsum auf und produzieren sie selbst durch ein zu großes Zuckerangebot. Auch oxidativer Stress sorgt für AGEs. Weil sie das Bindegewebe, das uns Spannkraft verleihen soll, verkleben, genau wie die wertvollen Enzyme, die für uns den Stoffwechsel betreiben, erhöhen AGEs die Gefahr von Diabetes und verlangsamen den Prozess der Wundheilung. Sie degenerieren unser Nervensystem, sabotieren den reibungslosen Betrieb unserer Organe und bescheren uns manche chronische Entzündung.

Mit unserer Ernährung können wir aber einiges dagegen tun. Die Wissenschaft rät klar zum Verzicht auf Zucker, Weißmehl und Fast Food und arbeitet an AGE-Brechern, also Mitteln, die »entkleben«

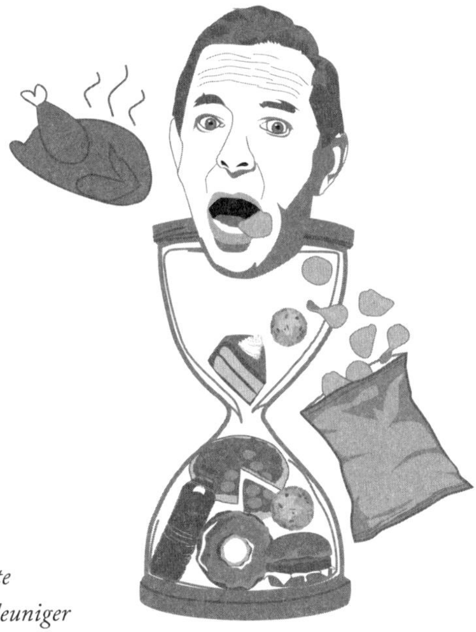

AGEs, verklebte Alterungsbeschleuniger

können. Was die Milch angeht: Kuhmilch im Latte macchiato, Kakao oder Müsli am besten durch pflanzliche Alternativen ersetzen. Wer das nicht hinbekommt, sollte zumindest weniger als 200 Milliliter täglich konsumieren. In Ordnung ist Kuhmilch allerdings fermentiert und damit probiotisch wirksam in Form von Buttermilch, original (!) griechischem oder bulgarischem Joghurt, Kefir oder auch – maßvoll – Käse.

Alternde Stammzellen: Wenn die eiserne Reserve Rost ansetzt

Es gehört zur genialen Einrichtung der Evolution, dass in unserem Körper alles in allem eine gewisse Balance besteht, wie in einem intakten Gemeinwesen. Neben der immer weiter existierenden Schicht reiferer Zellen wird ständig an der Erneuerung des Organismus aus Stammzellen geschuftet. Sie sind quasi unsere eiserne Reserve, die erst dann aktiviert wird, wenn es brennt, sie also irgendwo zum Erhalt oder der Reparatur benötigt werden.

Stammzellen sind Grundbausteine, also bislang nicht spezialisierte Körperzellen, die sich erst bei Bedarf und dann aber zu allen erdenklichen Zelltypen im Körper variieren lassen, ganz gleich, ob es sich dabei etwa um Organe und Nervengewebe handelt, um Haut- oder Knorpelzellen. Bis dahin befinden sie sich im Ruhemodus, der sogenannten *Quieszenz*. Deshalb bleiben ihre Schutzkappen, die Telomere, auch länger vor einer Abnutzung bewahrt. Aber natürlich gehen auch unsere Stammzellen den Weg alles Irdischen: Sie werden alt, durch Zivilisationseinflüsse vorzeitig erschöpft oder ausgelaugt. Denn sie müssen ja immer ran, wenn irgendwo Alarm ist. Schnell ablesbar wird das an unserer Haut, an Schwierigkeiten mit der Verdauung, aus unserem Blutbild und an unserer Muskulatur. Im Alter kommt hinzu, dass – wie bei uns – der »Schlaf« der Stammzellen nicht mehr so gut funktioniert; sie befinden sich in einem ständigen Aktivitätszustand, büßen dadurch mehr und mehr ihrer schützenden Telomere ein, sterben ab oder produzieren genetisch fehlerhafte Zellen.

Die Stammzellforschung verfolgt mehrere Ansätze, um Therapien zu entwickeln. Den Alterungsprozess also einfach umdrehen? Das klappte immerhin bei Mäusen mittleren Alters. Man verabreichte ihnen Proteine, die alte Organzellen durch Steuerung des Ablesens der Gene reprogrammierten. Aus ihnen wurden wieder pluripotente Stammzellen, also solche, aus denen man wieder jedes Organ herstellen könnte. Damit ist es gelungen, Mäusehaut und -nieren zu verjüngen. Der Traum ist es, so auch beim Menschen Organe zu reparieren und zu verjüngen. Nach einem Herzinfarkt vernarbtes Herzgewebe würde dann aus Stammzellen neue jugendliche Herzzellen erhalten. Und auch sonst würde man mit Stammzellkuren generell zu einer Stärkung der regenerativen Kräfte im Körper beitragen können. Doch bis es auch für uns Menschen so weit ist, dass wir uns die »Verjüngungs-Zellspritze« verpassen lassen können, müssen wir mit Bordmitteln gegen die Zellalterung vorgehen. Und noch was: Die in Kosmetika beworbenen Apfelstammzellen sind logischerweise nicht in der Lage, wieder eine Pfirsichhaut herzustellen.

Tipps für gesunde Zellen

Unser Bedürfnis, möglichst alles in Zahlen ausdrücken zu können, hat auch die Epidemiologen nicht ruhen lassen: Wer gesund lebt, kann bis zu 17 Jahre länger an dieser Veranstaltung namens Leben teilnehmen. Man könnte es also fast kurz machen – Lebensstil, Lebensstil und noch mal Lebensstil! –, aber ein paar weiterreichende Anregungen werden Sie auch noch in den Vital-Hacks finden.

- Zellpflege gelingt mit gesunder Ernährung und auch mal Fasten oder Kalorienreduktion, mit Sport und Bewegung, dem Meiden von schädlichen Umwelteinflüssen, mit Stressabbau, guten menschlichen Beziehungen, Berührungen und Sex und ausreichend Schlaf (Stichwort Melatonin!).
- Setzen Sie in puncto Ernährung auf pflanzenbetonte, industriell unveränderte Kost voller Mikronährstoffe und sekundärer Pflanzenfarbstoffe. Nahrungsergänzungsmittel sollten Sie idealerweise nur nach einer Blut-Laboranalyse (keine Kassenleistung) oder nach ärztlicher Beratung durch Präventions- und Ernährungsmediziner einwerfen; selbst verordnet – wenn überhaupt – nur für kurze Zeit. Besser sind natürliche Vitaminkomplexe, Spurenelemente und Mineralstoffe aus Pflanzen bzw. nicht raffinierten Nahrungsmitteln, aber nicht immer ist das genug, da die Nahrung selber oft weniger enthält als früher, die Böden ausgelaugt und leer sind, Gewächshäuser, Transport und Verarbeitung den Vitamingehalt mindern, eine beeinträchtigte Darmflora weniger in der Lage ist, Mikronährstoffe aus dem Speisebrei herauszuziehen.
- Lösliche Ballaststoffe und probiotische Nahrung mit lebenden

Bakterien stärken die Darmflora und wirken damit der Zellalterung entgegen. (Mehr dazu in Kapitel 12)
- Unterstützen Sie Ihre Türsteher und reduzieren Sie das Überangebot an Gästen wie Zucker, Kohlenhydraten, Frittiertem und Milch.

Und hier droht epidemiologischer Punktabzug:
- Wer jeden Tag eine Packung Zigaretten durch seine Lungen jagt, verkürzt sein irdisches Dasein um bis zu neun Jahre.
- Zu hoher Blutdruck schlägt mit rund fünf Jahren zu Buche, zu hohe Insulinwerte können uns vier Jahre kosten.
- Jedes Kilo Übergewicht raubt uns mindestens zwei Monate Lebenszeit. Übrigens kann sich auch Untergewicht lebensverkürzend auswirken, und zwar um bis zu dreieinhalb Jahre.
- Langjähriger schwerer Alkoholmissbrauch erhöht die Sterberate bei Frauen um das 4,6-Fache, bei Männern um das 2-Fache im Vergleich zu Nichttrinkern.
- Zu viel rotes Fleisch, also mehr als 300 bis 600 g/Woche (Schwein, Rind, Schaf), sorgt für ein Minus von zweieinhalb Jahren bei Frauen und von anderthalb Jahren bei Männern.
- Unsere Zellen reagieren empfindlich auf Umwelteinflüsse. Zu den Alterungsbeschleunigern gehören UV-Strahlen, Tattoofarben (dazu mehr im Kapitel über die Haut) und radioaktive Strahlen, aber auch verschiedene Giftstoffe, denen wir uns manchmal bewusst, manchmal unbewusst aussetzen: *Endokrine Disruptoren* sind Substanzen, die schon in geringen Mengen das Hormonsystem beeinflussen. Hormone regeln Wachstum, Entwicklung, Fortpflanzung. Manche Chemikalien greifen auf epigenetischer Ebene ein und sind daher auch nachhaltig schädlich für die nachfolgenden Generationen und die Umwelt, denn diese Effekte werden nicht nur im Menschen, sondern auch in Mikroorganismen, Pflanzen und Tieren nachgewiesen und weitergegeben. Besonders risikobehaftet sind Pestizide, bestimmte Konservierungsmittel oder Weichmacher in Kunststoffen:

Bisphenol A	Dieser Weichmacher kommt bei der Herstellung von Trinkflaschen, Aufbewahrungsboxen oder Kunststoffgeschirr zum Einsatz, aber auch beim Thermopapier für Kassenbons. Fruchtbarkeit, Fortpflanzungsfähigkeit, Nieren, Gehirn und Herz-Kreislauf-System können geschädigt werden, Übergewicht und Diabetes werden begünstigt.
Pestizide	Diese Pflanzenschutzmittel sind Unkraut-, Pilz- und Insektenvernichter. Sie bilden den Hauptanteil der schädlichen Rückstände in Obst und Gemüse, kommen aber auch in Fleisch und Fisch vor, in Wasser, Wein und Bier, manchmal in unzulässiger Menge. Pestizide wie Glyphosat, das weltweit am häufigsten verwendet wird, können neurodegenerative Nebenwirkungen haben und das wichtige menschliche Mikrobiom etwa im Darm empfindlich stören. Über die Frage, ob Glyphosat krebserregend ist, wird seit Langem gestritten. Die Internationale Krebsforschungsagentur hat es schon 2015 als »wahrscheinlich krebserregend« eingestuft. Kritiker machen das Mittel für das Bienensterben verantwortlich und für die weltweite Verringerung der Artenvielfalt in Flora und Fauna. Verschiedene Studien belegten zudem, dass sich Glyphosat im Urin und anderen menschlichen Körperflüssigkeiten nachweisen lässt, wobei die Werte zwischen dem 5- und 42-Fachen des Grenzwerts im Trinkwasser lagen.
Schwermetalle	Sie finden sich als heimliche Trittbrettfahrer oft ausgerechnet in gesunden Nahrungsmitteln. Produkte aus Meeresalgen, Mineralerden wie Kiesel- und Tonerde und auch ayurvedische Kräuter und Tees können sehr hohe Mengen an giftigen Schwermetallen enthalten. Cadmium und Quecksilber kommen insbesondere in Fisch, Krusten-, Schalen- und Weichtieren vor. Algen und Leinsamen sind ebenfalls oft mit Cadmium belastet; wer sichergehen will, greift auf zertifizierte Waren aus Apotheke oder Reformhaus zurück. Betroffen sind weitere Ölsaaten (Mohn, Chiasamen, Sesam, Sonnenblumenkerne), aber auch Wildpilze, Kopfsalat, Weizen, Innereien, Kakao, Bitterschokolade, Grünkohl und ayurvedische Nahrungsergänzungsmittel. Cadmium ist krebserregend, belastet die Nieren und macht den Knochen weich. Einige ayurvedische Produkte weisen auch erhöhte Blei- und Quecksilberwerte auf. Blei steckt zudem in Kieselerde und Zeolith, das Heilpraktiker gerne zum »Detoxen« empfehlen. Achten Sie darauf, dass die Produkte auf Schadstoffe und Schwermetalle geprüft wurden, und verzichten Sie auf nicht qualitätsgeprüfte Präparate oder Nahrungsergänzungsmittel aus dem Internet! Arsen kann in großen Mengen krebserregend sein, außerdem Hautveränderungen, Nerven- und Gefäßschäden und Herz-Kreiskauf-Erkrankungen fördern. Es findet sich in Reis, weshalb die zulässige Höchstmenge vor einigen Jahren von der EU nach unten korrigiert wurde. Wenn Sie gerne Reis essen, probieren Sie doch mal Hirse, Buchweizen oder Amaranth als Alternative. Und auch für die lieben Kleinen, die man dauernd Reiswaffeln mampfend in den Kinderwagen sitzen sieht, ist Abwechslung auf dem Speiseplan sehr zu empfehlen!

KAPITEL 2

Die Haut im Sturm des Lebens

Prominenten widerfährt es hin und wieder, dass sie in Zeitschriften Porträts von sich aus verschiedenen Lebensjahrzehnten nebeneinander aufgereiht sehen – unter der wenig schmeichelhaften Rubrik »Kinder, wie die Zeit vergeht!«. Diesem Seufzer kann man sich nur anschließen. Denn wenn schon die kleinsten Bestandteile unseres Körpers altern, bleibt natürlich auch unser größtes Organ, die Haut, davon nicht verschont. Verschärfend kommt hinzu, dass es hier auch noch für alle sichtbar ist. Daher kreisen die Bemühungen nicht nur vieler Promis darum, vor allem die Haut zu verjüngen und die Fassade zu manipulieren – ein Milliardenmarkt!

Doch allein die Haut zu behandeln, würde für ein jugendliches Erscheinungsbild nur wenig nutzen, schließlich altert auch alles unter der Außenfassade mit: die Bindegewebestrukturen, das Fettgewebe, die Muskulatur, der Gesichtsschädel und das Körperskelett. Die Haut hängt und faltet sich also nicht nur, weil sie schlaff wird, sondern auch, weil das darunterliegende Polster und das Gestell nachgeben, sich umformen oder die Aufhängung über den Bindegewebestrukturen lang und lose wird.

Megalopolis Hautmikrobiom

Die Haut ist unser größtes Organ: Sie hat eine Fläche von rund 1,8 Quadratmetern, ist je nach Region 0,3 bis 4 Millimeter dick und umgibt uns als schützende Hülle. Sie bewahrt uns vor dem Austrocknen, regelt unsere Temperatur, polstert uns ab, verleiht uns liebliche Formen, produziert dreißig Hormone und ist ohne Unterhautfettgewebe 10 Kilo schwer. Sie ist durchsetzt von Nervenfasern, die wahrnehmen und fühlen und Informationen an

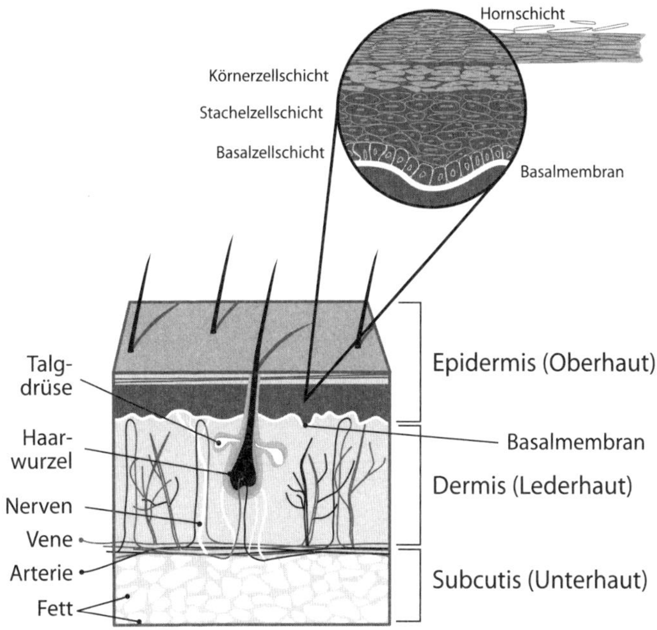

Die verschiedenen Schichten der Haut

Rückenmark und Gehirn leiten, von Lymphgefäßen, Immunzellen und Blutgefäßen, die ein Bollwerk der Abwehr bilden und dabei von Türsteher-Bakterien unterstützt werden, die die Haut bevölkern und das Immunsystem trainieren.

Wussten Sie, dass sich auf und in unserem Körper genauso viele Mikroorganismen tummeln, wie wir Zellen haben? Wir beherbergen eine so gigantische Menge an Bakterien, aber auch Pilzen, Viren und Urbakterien (kernlose Einzeller *Archaea*), dass sich die Weltbevölkerung im Vergleich dazu gering ausnimmt. Sie alle bilden das menschliche *Mikrobiom*. Es hat sich über Millionen von Jahren entwickelt und ist bis heute noch nicht ganz entschlüsselt. Die Mikroorganismen im Darm (mehr dazu in Kapitel 12) sind recht gut erforscht, bei der Haut gibt es noch Nachholbedarf. Sicher ist, das Mikrobiom hat eine wichtige Schutzfunktion, es spielt eine ent-

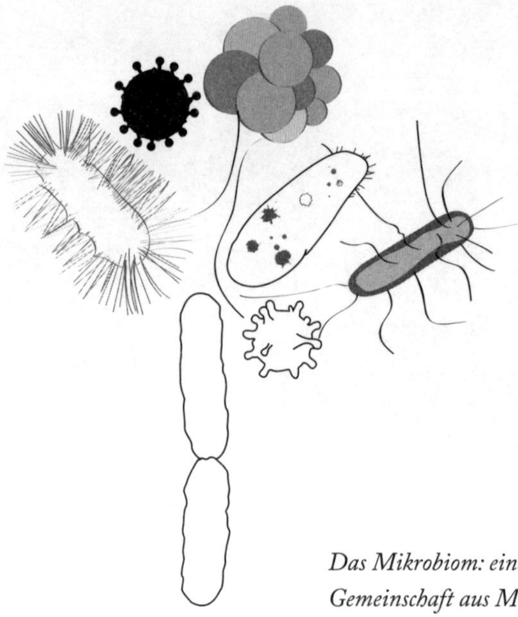

Das Mikrobiom: eine verschworene Gemeinschaft aus Mikroorganismen

scheidende Rolle bei den Verteidigungslinien unseres Immunsystems. Ohne unsere zahlreichen Mitbewohner aus dem Mikrobiom wären wir ein schlapper Haufen vielfach wehrloser Zellen. Was wir noch nicht ganz verstehen, ist die Art und Weise, auf die die unterschiedlichen Mikrobiom-Bewohner miteinander agieren. Dass sie dies tun, ist unbestritten!

So gibt es zum Beispiel eine Darm-Haut-Achse, die sehr spannend ist: Herrscht im Darmmikrobiom eine Dysbalance, schlägt sich das auch auf der Haut nieder. Da die Gesichtshaut genau wie der Magen-Darm-Trakt über das vegetative Nervensystem versorgt wird, kommt es bei Reizungen in diesem Bereich auch zu Reizungen im Gesicht. Es ist also kein Zufall, dass bei *Rosacea*-Patienten (einhergehend mit Gesichtsrötungen, erweiterten Äderchen, Entzündungen, Pickeln im Gesicht und manchmal Hautverdickungen wie der »Knollennase«) häufig auch eine Magenschleimhautentzündung, ein Reizdarm oder eine sichtbare Balancestörung in der

Zusammensetzung der Bakterienstämme im Darm vorliegt! Die Ursache ist eine beeinträchtigte Immunantwort, was wiederum Hauterkrankungen wie Neurodermitis, Schuppenflechte, Akne, Schuppen oder sogar Hautkrebs begünstigen kann. Viele Hautpatienten profitieren daher von einer »Darmsanierung«, die mit einer Ansiedlung oder Vermehrung gesundheitsförderlicher Bakterienstämme verbunden ist. Umgekehrt hat auch die Haut einen Einfluss auf den Darm: Sonnenlicht auf unserer Haut beeinflusst das Darmmikrobiom. Als Hautärztin und Ernährungsmedizinerin erlebe ich jeden Tag, dass man der Haut nachchaltiger und umfassender helfen, ja, sie heilen kann, wenn man nicht nur Kortison oder Antibiotika draufschmiert oder einnimmt, sondern die Haut von innen heilen lässt über Nahrung, den Ersatz fehlender Mikronährstoffe und eine Stärkung der gesundheitsförderlichen Darmflora.

Diese »lieben« Bakterienstämme nehmen Neugeborene normalerweise bereits mit der Muttermilch zu sich. Aber schon früher, im Geburtsvorgang, ist das Mikrobiom mit von der Partie: Das Vaginalsekret wird als eine Art Begrüßungsgeschenk für das kindliche Immunsystem gesehen. Daher wird diskutiert, dass man bei einer Kaiserschnittentbindung gut daran tun würde, das Baby mit Vaginalschleim einzureiben, weil es ansonsten »nur« mit dem Hautmikrobiom der Mutter versorgt wird.

Unsere schützenden Hautbewohner sind in besonderem Maße Gefährdungen ausgesetzt, da sie sich ja auch nicht irgendwo in einer dunklen Ecke tummeln. Da draußen lauern Körperhygiene, Kleidung, Desinfektionsmittel, UV-Strahlung, Feinstaub, Klima und die Hautbewohner unserer Kontaktpersonen. Dazu kommen Konservierungsmittel, Antibiotika, Ernährungsgewohnheiten, Medikamente und vieles mehr. Um gegenzusteuern, zielen die neuesten Entwicklungen im Hautpflegebereich darauf ab, böse Bakterien mit guten zu bekämpfen und ihnen so den Boden zu entziehen. Zudem kommen Wirkstoffe zur Stärkung des Hautmikrobioms zum Einsatz. Toll wäre es, durch Einreiben oder Aufsprühen gesundheitsförderliche Bakterien auf dem Hautmikrobiom ansiedeln zu können und damit Hautkrankheiten oder schlechten Körpergeruch zu verhindern und die Haut nebenbei zu verjüngen. Leider gelingt das noch nicht nachhaltig. Allerdings kann man auch schon mal auf alkalische Seifen verzichten und nur mit Wasser oder, in den schwitzenden Regionen, mit einer sauren seifenfreien Waschsubstanz reinigen und Essigwasser (1-2 Esslöffel Apfelessig auf 1 Liter Wasser) zum Ansäuern nutzen: Ein mit pH5 stabiler Säureschutzmantel fördert ein kraftvolles Hautmikrobiom. Auch Schmusen mit dem Partner führt zu einem beglückenden Austausch der Haut-Flora.

Alterungsfaktoren für unsere Haut

Da sich in der Haut dieselben Prozesse der Alterung abspielen wie im restlichen Körper, geht das Altern auch hier mit einer gestörten Zellerneuerung und der zusehends nachlassenden Reparatur- und Überschreibungsfähigkeit in funktionsfähige Proteine einher. Der Zellzyklus der Hautzellen gerät aus dem Lot, ebenso die Regulation des Zelltods und die Wirkung der Mitochondrien als Zellkraftwerke. Es kommt zu einer verstärkten Ansammlung der bereits beschriebenen unerwünschten AGEs in der Haut.

Bei der Haut unterscheidet man die von innen kommende biologische und die von außen kommende, durch Umwelteinflüsse und Licht bedingte Alterung. Sehr anschaulich wird das beim Vergleich von Gesicht und Po, ungefähr ab dem Alter von 35 Jahren. Ziehen Sie sich doch mal nackt aus und vergleichen Sie die Haut der beiden Körperregionen: Das Gesicht zeigt Sonnenflecken, erweiterte Äderchen, Knitterfältchen, Linien, baumelnde Partien. Der Po, der sein Dasein meist im Dunkeln fristet, im besten Fall von feinen Textilien umschmeichelt, ist hingegen makellos und hat nur eine große Falte – die in der Mitte, wo sie auch hingehört. Dabei ist er genauso alt wie Ihr Gesicht. Deshalb entschuldigen Sie an dieser Stelle bitte meinen Lieblingskalauer: Arschgesicht ist so gesehen eigentlich ein Kompliment!

Lichtalterung: Am Morgen schon blau

Die Lichtalterung ist in erster Linie der UV-Strahlung geschuldet, der unsere Haut ausgesetzt ist. Sie schädigt die DNA und stachelt Entzündungen an: Eiweiß zersetzende Enzyme werden aktiviert, es kommt des Öfteren zum Zelltod, und das Zellskelett *(Keratin)* lässt in der Qualität nach. Keratine sind faserbildende Strukturproteine, die den Zellen von Haut, Haaren und Nägeln Stabilität und Form verleihen. Lichtalterung geschieht aber auch durch Wärmestrahlung und nach neuesten Erkenntnissen direkt durch den Blauanteil im Tageslicht bzw. vor allem indirekt durch den Blaulichtanteil aus LED-Lampen, Smartphones, Tablets, PC- und Fernsehbildschirmen. Die UV-Strahlung wirkt dabei am aggressivsten, Blaulicht und Infrarot, also Wärmestrahlung, dringen aber tiefer ein. Die direkten toxischen Gewebeeffekte von Blaulicht sind recht schwach. Die Blaulichtdosis des Bildschirms ist deutlich schwächer im Vergleich zu der des Tageslichts. Eine Minute Tageslicht im sommerlichen Hamburg bringt laut einer Pharma-Publikation dieselbe Dosis wie eine Woche PC-Arbeit in einem Abstand von 30 Zentimetern vom Bildschirm. Daher an dieser Stelle schon mal die beruhigende Nachricht: Sie müssen jetzt nicht auch noch Blaulicht-Filter-Cremes für das Anfertigen von Selfies kaufen! Aber man altert trotzdem durch Blaulicht, und zwar ab Beginn der Dämmerung. Wer sich am Abend entgegen der Chronobiologie Blaulicht aussetzt, stört die Melatoninbildung und den Tag-Nacht-Rhythmus mit zahlreichen negativen Folgen für die Gesamtgesundheit inklusive einer Verminderung der Hautreparatur, weshalb man zügig altert.

Tageslicht hilft auch gegen Depressionen, und ein Aufenthalt in der Sonne führt zur wichtigen Endorphin- und Serotonin-Ausschüttung. Sonne macht uns glücklich und süchtig und sorgt dafür, dass wir Vitamin D aufbauen! Wir sollten sie aber nur mit Vorsicht genießen, es ist alles eine Frage der Dosis. Und bei einem Mangel können wir Vitamin D notfalls auch über Nahrungsergänzungsmittel aufnehmen, wir müssen uns dazu nicht wie ein Hähnchen grillen. Das macht nur ledrige, faltige Haut und Hautkrebs.

Hier ein kurzer Überblick über die Strahlen, die uns alt aussehen lassen:

UV-B (280–315 nm)	ist kurzwelliger und dringt nur in die Oberhaut ein; bräunt und macht Sonnenbrand, führt aber auch zu Hautkrebs durch direkte Gendefekte (Photoprodukte), ist aber auch nötig für die Bildung von Vitamin D in der Haut.
UV-A (315–400 nm)	ist langwelliger und schafft es auch bis in die Lederhaut; sie macht alt, indem sie elastische Fasern zerstört und das Kollagen reduziert. UV-A bremst das Immunsystem und damit die Tumorabwehr in der Haut, der Hautkrebs hat leichteres Spiel. Außerdem setzt es freie Radikale frei, die das Gewebe schädigen, besonders die Zellmembranlipide, und die ihrerseits ebenfalls den Hautkrebs fördern.
Blaulicht (400–500 nm)	dringt tiefer ein als UV-A-Strahlung, ist aber weniger aggressiv. Blaulicht kann dennoch freie Radikale im Gewebe freisetzen. Abends stört es den Aufbau von Melatonin, das wir für einen gesunden Schlaf brauchen, das aber auch die Haut schützt und repariert. Blaues Licht stört also auch den Schönheitsschlaf!
Infrarot-A (1000–1400 nm)	nehmen wir als Wärmestrahlung wahr. Sie dringt noch tiefer in die Haut ein, setzt in den Mitochondrien freie Radikale frei und sorgt durch Kollagenabbau für eine gealterte, trockenere und weniger elastische Haut.

Um sich vor Lichtalterung zu schützen, lautet die Devise: Meiden, kleiden, cremen! Ab einem UV-Index von 3 (wie hoch er gerade an Ihrem Ort ist, kann man online nachlesen oder in Wetter-Apps) ist für Hellhäutige ein Sonnenschutz sinnvoll. Dabei sind Hut, Brille, dicht gewebte lockere Kleidung oder zertifizierte UV-Schutzkleidung prima. Die heraushängenden Körperstellen unbedingt eincremen. Tendenziell eher einen hohen Schutzfaktor (mindestens 30, besser 50+) nutzen, da er länger schützt und ohnehin meist zu dünn aufgetragen wird oder sich durch Schweiß und Abrieb ausdünnt. Wenn es Ihnen in der Sonne zu heiß wird, hören Sie auf dieses Körpersignal und begeben Sie sich in den Schatten! Natürlich finden sich auch Sonnencremes, die gegen Infrarotstrahlung mit Antioxidantien angereichert sind. Der Nutzen ist allerdings fraglich. Einigen wir uns also auf: »Die Dosis macht das Gift!« Und wenn's irgendwo brennt auf der Haut, ist das immer ein Zeichen ...

Vor Blaulicht schützt an der Haut Make-up durch die enthaltenen Puderpartikel, ähnlich wie das auch mineralische Sonnencremes tun. Antioxidantien über eine pflanzenreiche Kost sind ebenfalls super. Dass Cremes mit Antioxidantien effektiv schützen könnten, ist wissenschaftlich nicht belegt. Indoor kann man für den Augenschutz und eine ungestörte Melatoninbildung außerdem den Blaulichtfilter seiner Endgeräte einschalten oder sich eine Brille mit speziellen Gläsern fertigen lassen, gerade wenn man abends viel am Computer arbeitet.

Umwelteinflüsse & -gifte: Grobe Schäden durch Feinstaub

Feinstaub stellt ein bedeutendes Gesundheitsrisiko dar, die Luftverschmutzung führt jährlich zu Hunderttausenden Todesfällen weltweit. Zum einen, weil der Staub selbst krank macht, und zum anderen, weil er schädliche Substanzen mit sich bringt, wie z.B. Allergene, Schwermetalle oder Krebs erzeugende polyzyklische aromatische Kohlenwasserstoffe.

Feinstaub ist der Überbegriff für eine Mischung kleiner und kleinster Partikel, die aufgrund ihres winzigen Durchmessers in unseren Körper gelangen – sowohl in die tiefe Lunge, in den Blutkreislauf und erst recht auf die Haut. Feinstaub entsteht durch Emissionen bei Verbrennungsprozessen, im heimischen Holzofen, in Kraftfahrzeugen und Industrieanlagen. Aber auch der Abrieb von Bremsen und Reifen gelangt in die Luft, große Mengen stammen zudem aus der Viehzucht und der Düngung. Hier wird Ammoniak freigesetzt, das sich mit anderen Stoffen verbindet.

Gemeinsam mit Ozon und Stickoxid entzündet Feinstaub die Haut, es bilden sich Flecken und Falten. Die Atemwege werden belastet, reagieren gereizt und entzündet, die Blutgefäße können Plaques, also Ablagerungen, ausbilden, das Risiko für Gefäßverschlüsse, Herzinfarkt und Schlaganfall steigt. Durch den Klimawandel leiden Menschen mittlerweile nicht mehr nur saisonal an Allergien, sondern aufgrund der Erwärmung und des längeren Pollenflugs nahezu das ganze Jahr. Durch Feinstaub werden Pollen außerdem aufgehärtet, also aggressiver.

Eine Lösung kann hier nur durch einen globalen Wandel erzielt werden und ein Umdenken in vielen Bereichen. Die Anti-Pollution-Kosmetik hat natürlich schnell eine Antwort parat: Barriereschutzcremes mit Anti-Aging-Antioxidantien! Aber sie stellen bisher keinen wissenschaftlich belegten wirksamen Schutz dar (und lösen das Grundproblem erst recht nicht). Die Cremes, die das Gesicht versiegeln sollen, können vielmehr selbst Probleme auslösen. Besser ist es, das Gesicht morgens und vor allem abends nur mit warmem Wasser und Handtuch zu reinigen. Damit kann man die Partikel leicht abspülen und erhält die schützenden körpereigenen Hautfette.

Vor einiger Zeit ist das Farbpigment *Titandioxid* in Verruf gekommen, insbesondere in der Nanoform. Das Pigment findet sich in zahlreichen Produkten, auch in Sonnencremes. Mineralische Sonnencremes sind oft pastös und weißeln, sodass man aussieht wie ein Gespenst. Um diesen Effekt zu verringern, greift die Kosmetikindustrie auf chemische Filter zurück oder mahlt die Titandioxidpartikel ganz fein, bis sie die Größe von Nanopartikeln haben, die für das menschliche Auge nicht mehr sichtbar sind. Das Einatmen von solchen Feinpartikeln wird gesundheitlich als kritisch bewertet. Chronische Entzündungen können in den Atemwegen hervorgerufen werden, im Tierversuch wurden Lungentumore beobachtet. In Kosmetikprodukten steckt es unter der Bezeichnung Cl 77891 als weißes Pigment in Zahnpasten, Sonnencremes sowie in Tattoofarben und Permanent-Make-up. Über die Haut wird Titandioxid so gut wie nicht aufgenommen. Aktuell gilt das Auftragen von Titandioxid-Nanopartikeln in Sonnencremes als unbedenklich. Allerdings sollte man auf Sprays mit Titandioxid verzichten, da es sonst in die Lunge gelangen kann. Die Aufnahme über den Magen-Darm-Trakt könnte die Darmflora schädigen und bei Menschen mit Darmerkrankungen Entzündungsreaktionen auslösen. Und die haben ja wiederum Auswirkungen auf die Haut …

Tattoofarben enthalten Stoffe, die in ihrer Langzeitwirkung auf den Körper bisher kaum in wissenschaftlichen Studien überprüft wurden. Daher gibt es auch keine Positivliste für »sichere« Farben. Viele wurden in der EU inzwischen verboten, doch auch die erhältlichen können Allergene, Schwermetalle, krebserregende, das Immunsystem ärgernde und erbgutverändernde Inhaltsstoffe enthalten. Sie verbleiben für immer in der Haut und den Lymphgefäßen und verteilen sich von dort in den gesamten Körper, auch wenn das »Arschgeweih« oder »Tribal« inzwischen längst oberflächlich entfernt wurde.

Hormonrückgang: Erdanziehung grüßt Sexualität

Nicht toll für die Haut, aber leider ein ganz natürlicher Vorgang ist der Rückgang der Sexualhormone. Sie haben einen großen Einfluss auf die Jugendlichkeit unserer Haut, denn unsere Hautzellen haben Rezeptoren für diese Hormone. Wie sie wirken, läuft zuweilen individuell unterschiedlich ab, denn hier spielt die Veranlagung eine entscheidende Rolle – und auch das Geschlecht. Frauen merken es oft dramatisch schnell: Wenn die Hormone rund um die Menopause in den Keller fahren, folgt auch die Haut zunehmend dem Weg der Erdanziehung. Sie fühlt sich mit einem Mal frustrierend saftlos an. Der Hals wirkt plötzlich so weich, der Bauch so wellig, die Schenkel so dellig, die Lachfalten so knitterig! Nicht wenige Frauen am Anfang der fünfzig, die immer auf sich achten, kerngesund und fit im Leben stehen, die sich vielleicht wie dreißig fühlen, sind bereit, Ärztinnen und Ärzten ein Vermögen zu überlassen, um ihre Außenhülle weiterhin diesem inneren prallen Lebensgefühl anzupassen. Die Ursachen für diese Diskrepanz zwischen Innen und Außen sind hinlänglich bekannt:

Progesteron: Dieses Hormon sinkt ab etwa Mitte vierzig als Erstes ab; heimtückischerweise geschieht das im Geheimen, also noch bevor Frauen Wechseljahressymptome wahrnehmen. Progesteron hat einen die Talgdrüsen stimulierenden Effekt. Wenn es fehlt, wird die Haut trockener, weil Talg gemeinsam mit den Fetten der Oberhaut *(Epidermis)* ein einzigartiges Pflegefett ist. Für manche kommt es dadurch zu einer vorübergehenden Verbesserung des Hautbilds, da die Neigung zur Pickelbildung abnimmt. Weniger prickelnd ist, dass parallel zur Abnahme des Hautoberflächenfetts das Bauchfett in der dritten Hautschicht zunimmt …

Progesteron hemmt außerdem die Enzyme, die das Eiweiß zersetzen und damit die Alterung beschleunigen. Fehlt Progesteron, läuft die Uhr auch hier schneller. Immerhin: Nicht ganz dürre Frauen bilden in dem nun zunehmenden Unterhautfett noch ein paar Krümel Östrogene, weshalb sie einen besseren Schutz vor Osteoporose, starren Gefäßen, Demenz, Libidoverlust, trockener Scheide, Haarausfall und noch mehr Falten haben.

Östrogen: Das Sexualhormon hält den Stoffwechsel der Hautzellen aktiv, es stimuliert die Neubildung von Kollagen, die Hautfette und Hornzellen und das Haarwachstum. Östrogenabfall bedeutet Abnahme der Hautdicke, des Kollagengehalts, der Feuchtigkeit und der Talgproduktion.

Testosteron: Dieses Hormon, das auch Frauen haben, bleibt ihnen oft am längsten erhalten. Aus Testosteron wird an den Haarwurzeln und in Talgdrüsen das zehnfach stärkere Dihydrotestosteron. Daher »vermännlichen« Frauen in der Postmenopause leicht: Sie verlieren Kopfhaar, auch weil der Gegenspieler Östrogen fehlt; sie bekommen Kinnhaare und manchmal große Poren und Pickel im Gesicht, wie in einer zweiten Pubertät, weil Testosteron die

Talgdrüsen aktiv hält. Es kann aber auch Lust machen und energetisch.

Männer verlieren ihr Testosteron sehr langsam: Ab dem 35. Lebensjahr sinkt der Spiegel um gerade mal ein Prozent pro Jahr. Sie haben eine 20 Prozent dickere Oberhaut als Frauen und mehr Kollagen. Kollagen hat nämlich Rezeptoren für männliche Hormone, die es stimulieren. Männer können in ihrer Haut mehr Feuchtigkeit speichern und sehen daher länger faltenarm aus. Wer als Mann schlank bleibt, Sport treibt und sexuell aktiv ist, kann sich sein Testosteron ganz gut erhalten. Wenn Mann allerdings die Plauze pflegt und nur auf dem Sofa sitzt, sorgt er quasi »aktiv« für das Absinken des Hormonspiegels und damit für eine schnellere Alterung. Von den Risiken für Krankheiten, die mit dem Dasein als Sofaheld mit überflüssigen Pfunden verbunden sind, mal ganz abgesehen.

Auch wenn es viele Präventionsmediziner gerne behaupten, die Einnahme von Hormonen aus Anti-Aging-Gründen für eine faltenfreie Haut ist dennoch nicht ausreichend belegt: Denn trotz Hormongabe sehen wir Falten und Altersveränderungen an der Haut. Zudem sollten nach Abwägen des Nutzen-Risiko-Verhältnisses Hormone zur Falten-Prophylaxe allein nicht genutzt werden!

Merkmale der Hautalterung

Die Haut altert auf vielfältige Weise. Es gibt unzählige Merkmale, manche springen einem sofort ins Auge, andere sieht man erst auf den zweiten Blick. Hier kommen die Top 11 der gravierendsten Merkmale. Manche davon kennen Sie möglicherweise nur allzu gut, mit anderen werden Sie wohl noch Bekanntschaft machen …

1. Snap Test

Ihr Unterlid sollte sofort an Ihr Auge zurückschnellen, wenn Sie es nach unten ziehen und wieder loslassen. Dauert es länger als eine oder zwei Sekunden, bis Ihr Unterlid wieder an den Augapfel zurückspringt, spricht das für einen deutlichen Elastizitätsverlust Ihrer dünnen Unterlidhaut. Sie ist wie ein Schirm über dem hervorstehenden Jochbein aufgespannt, der Sonnenterrasse Ihres Gesichts, sodass diese Region gern als erste Falten zeigt. Brillenschlangen haben hier einen Antifalten-Vorteil, da im Brillenglas ein UV-Schutz eingearbeitet ist. Im Alter werden die elastischen Fasern weniger, das UV-Licht on top lässt sie im Gewebe verklumpen. Fältchen entstehen.

2. Tiefere Furchen und baumelnde Partien?

Sie stellen sich durch den Verlust und die Veränderung von Bindegewebe ein: Das Strukturprotein Kollagen wird weniger, ist nicht mehr so dicht gepackt und weniger raffiniert verflochten. So wird die Haut derb und ledrig. An den Oberarmen sind diese Bindegewebeveränderungen sehr schön zu sehen, wenn sich dort »Winke-Elemente« bilden, oder am Hals, wenn dort, bitte verzeihen Sie den unschönen Begriff der Schönheitsindustrie, der Truthahnhals grüßt.

3. Hohlaugen oder Tränensäcke?

Jede(r) altert anders, beides ist möglich. Hat sich eine tiefe Tränenrinne gebildet, sind daran der Abbau oder das Abrutschen der Fettkompartimente im Gesicht schuld; die Haut ist außerdem dünner geworden, und das Innenleben scheint hindurch. Man bekommt einen alten, traurigen oder müden Gesichtsausdruck. Tränensäcke dagegen sind die Folge des lose werdenden Bindegewebenetzes unter der Haut: Der Unterlidbereich ploppt hervor wie ein frisch aufgebrühter Teebeutel, Lymphe staut sich, und eine Schwellung in der sackigen Region ist die sichtbare Folge.

4. Saft weg?

Wussten Sie, dass ein Gramm der Schleim-Gelsubstanz namens Hyaluronsäure in unserem Gewebe sechs Liter Wasser bindet? Doch leider reduziert sich auch die Hyaluronsäure im Verlauf des Lebens auf am Ende vielleicht 20 Prozent ihres Ausgangswertes. Damit fehlt auch das Wasserbindungsvermögen, weshalb es vom saftigen Pfirsich zügig in Richtung Dörrpflaume geht.

5. Sichtbare Äderchen?

Rote Äderchen sind nicht etwa geplatzt, wie viele meinen; sie stehen einfach auf »weit« und stellen sich nicht mehr auf »eng« um: Die elastischen Fasern in ihren Gefäßschlauchwänden sind starr geworden. Ein Prozess, der besonders durch UV-Strahlung verstärkt wird. Schreitet er weiter voran, werden die Gefäße im Lauf der Zeit brüchig, sodass es durch kleine Bagatellverletzungen zu Einblutungen, also Blutergüssen, kommt. Oft melden sich Patientinnen und Patienten alarmiert mit derartigen Einblutungen am Unterarm, da sie sich an keinerlei Verletzung erinnern können. Es kann tatsächlich genügen, sich im Schlaf über den Arm gewälzt zu haben! Leider verschlechtert sich im Alter auch die Versorgung der Haut über das Geflecht der *Kapillaren,* die wie ein Netz die Lederhaut durchziehen. Diese feinen Gefäße dienen der Versorgung von Gewebe mit Sauerstoff und Nährstoffen und dem Abtransport von Abbauprodukten des Stoffwechsels; doch weil diese feinen Haargefäße an Zahl und Länge weniger werden, gerät die Versorgung mit der Zeit ins Stocken. Das erklärt, warum sich Wundheilung und Hautregeneration verschlechtern, sich die Neigung zu Hautreizungen hingegen verstärkt. Dünnere Haut, weniger Muskulatur und niedrigerer Grundumsatz lassen ältere Menschen zudem eher frieren.

6. Entdecken Sie Flecken und Wucherungen auf Ihrer Haut?

Neben Hautkrebs, der im Alter mit höherem Risiko auftritt, wuchert auf der alternden Haut auch eine Menge Gutartiges – bei den einen früher, bei den anderen später.

Vieles lässt sich bei Bedarf leicht durch Hautärztinnen oder Hautärzte entfernen. Zur Sicherheit wird entferntes Material zum Gewebekundler geschickt, um Hautkrebs auszuschließen. Da wären zum Beispiel:

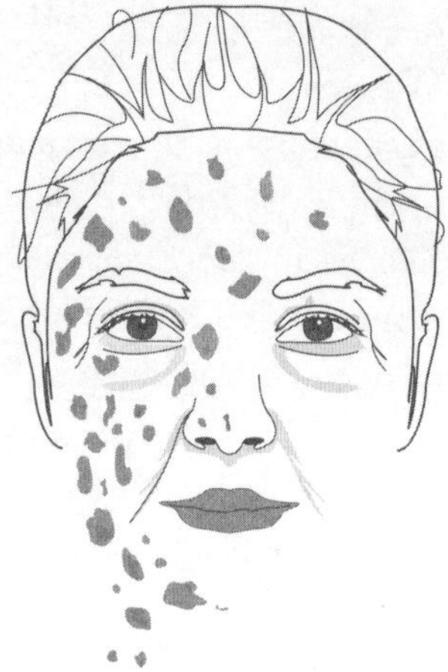

Flecken oder Wucherungen auf der Haut müssen nicht immer bösartig sein.

Seborrhoische Keratosen	Diese knubbeligen Hornauflagerungen werden im Volksmund »Alterswarzen« genannt. Als Ärztin vermeide ich diesen Begriff, da ich sonst meine Patientinnen und Patienten vergraule; außerdem treten die Dinger bei manchen schon im jugendlichen Alter von um die dreißig auf. Über die Jahre sammeln sich dann immer mehr von ihnen an: Sie sind hautfarben, gelblich, braun oder schwarz und sitzen wie kleine oder große Käfer auf der Haut. Beim Abtrocknen krümeln sie manchmal ab – eine wundersame kurzfristige Selbstheilung. Übersetzt heißt Seborrhoische Keratose »fettige Verhornung«. Der Name rührt daher, dass die Verhornungen manchmal etwas speckig glänzen. In den meisten Fällen jedoch sehen sie eher aus wie raue Warzen. Anders als die Viruswarzen, die wir manchmal an unseren Fingern entwickeln, sind sie aber nicht durch Viren bedingt und auch nicht ansteckend. Sie stehen ab, weshalb man daran hängen bleiben kann – eine manchmal schmerzhafte und blutige Angelegenheit. Weil Seborrhoische Keratosen an Hautkrebs erinnern, tut man im Zweifel gut daran, die beargwöhnte Stelle der Hautärztin vorzuführen, die die Knubbel dann entfernen und vom Gewebekundler unter dem Mikroskop untersuchen lassen kann.
Stukko-Keratosen	Sehr flache Rauigkeiten an den Extremitäten erinnern den Hautarzt an Stuck an der Decke, daher der Name dieser Spezialform der Hornknubbel.

Altersflecken, Linsenflecken, Sonnenflecken	»Altersflecken« im Gesicht, im Dekolleté oder auf den Handrücken heißen in der Fachsprache Lentigo Solaris (Linsenfleck durch Sonne) oder auch, reichlich uncharmant, Lentigo senilis, seniler Linsenfleck. Sie sind die Folge chronischer UV-Belastung und prangen als Stoppschilder auf den überlasteten Arealen. Es sind scharf begrenzte braune Flecken, die manchmal erhaben sind und zu Seborrhoischen Keratosen werden können. Sie sind durch eine vermehrte Produktion des Hautpigments Melanin und durch Lipofuszin charakterisiert. Lipofuszin ist Zellmüll, der im Alter nicht mehr zügig entsorgt werden kann. Manchmal ist es schwer, sie gegen den schwarzen Hautkrebs abzugrenzen, es gibt sogar eine Untersorte dieses Krebses namens Lentigo maligna Melanom. Will man sich solche braunen Flecken durch Laser oder Blitzlichtlampen entfernen lassen, sollte man sich vorher beim Hautarzt unbedingt ihre Gutartigkeit bestätigen lassen – etwa mittels Auflichtmikroskopie oder Biopsie.
Poikilodermie, scheckiges Hautmuster	Chronisch der Sonne ausgesetzte Stellen an der Haut zeigen gern auch eine scheckige Mischung verschiedenfarbiger Veränderungen. Poikilodermie heißt »mannigfaltige Haut«. Gemeint ist damit ein chronischer Sonnenschaden an der Haut, der Sonnenflecken neben weißen Flecken zeigt, die senile Vitiligo (senile Weißfleckenkrankheit) heißen, und zudem auch ausgeleierte, erweiterte rote Äderchen. Hautstellen, die außerdem rötlich sind und rau und vielleicht auch ein wenig empfindlich, bilden womöglich Vorstufen von weißem Hautkrebs; das sind die Aktinischen Keratosen.
Aktinische Keratosen, Rauigkeiten	Hier ist die Zellarchitektur durcheinandergeraten, die Verhornung läuft nicht mehr gesittet ab. Noch sind die entarteten Zellen aber nur in der Epidermis und ohne Anschluss an tiefere Hautschichten, weshalb man es nur mit einer Hautkrebsvorstufe zu tun hat. Diese Veränderungen betreffen zunehmend auch jüngere Menschen, genau wie Hautkrebs. Das Freizeitverhalten ist zu sonnenlastig, die Ernährung zu arm an sekundären Pflanzenstoffen, Vitamin D3 und Omega-3-Fettsäuren sowie an löslichen Ballaststoffen und probiotischen Lebensmitteln, was ebenfalls helfen würde, unsere Haut zu schützen.
Hautfarbene, rötliche oder bräunliche Knubbel	Wenn ehemals flache oder nur leicht erhabene Leberflecke im Gesicht im Laufe des Lebens mehr Bindegewebe einlagern, werden sie knubbelig. Aus Märchen kennt man sie als »Hexenwarzen« – entschuldigen Sie diesen Begriff, aber er wird auch von Patienten immer wieder genutzt.

Gelbliche kleine Knubbelchen	Diese »überfressenen«, also hypertrophen Talgdrüsen wachsen gern einzelnstehend an der Stirn oder den Wangen.
Stielwarzen	sind gutartige Bindegewebewucherungen an reibungsreichen Orten, wie Hals, Achseln und Intimregion.
Xanthelasmen	Sie treten in der Regel Ü40 auf und sind überwiegend plaqueartige Cholesterinablagerungen, die durch die dünne Haut an den Augenlidern gelblich hindurchschimmern. Weil diese regionale Fettstoffwechselstörung gelegentlich mit anderen Erkrankungen der Blutfette einhergeht, kann eine entsprechende Abklärung auf das Vorliegen einer Herz-Kreislauf-Erkrankung angeraten sein. Das Herzinfarktrisiko kann um 48 Prozent erhöht sein, das Sterberisiko um 14 Prozent.

7. Sind gewisse Körperteile größer geworden?

Dass Nase, Ohren und Lippen zunehmend größer wirken, liegt am länger werdenden Bindegewebe und dem Stabilitätsverlust des Knorpels. Auch die Füße geben unter der Last eines Tages stärker nach als in jüngeren Jahren, sie werden breiter und länger.

8. Hat sich Ihr Schwitzverhalten verändert?

Stärkeres Schwitzen ist unter anderem Zeichen einer gestörten Thermoregulation im Gehirn. Meist jedoch schwitzen ältere Menschen weniger, deshalb erleiden sie auch schneller einen Hitzschlag. Auch der Körpergeruch verändert sich: Trockenere Haut und weniger Hormonausscheidungen haben nämlich einen Einfluss auf die Zusammensetzung der Hautbakterien. Und die sind es, die über unsere Körperduftnote bestimmen.

9. Haben Sie dünne, empfindlichere oder juckende Haut mit verzögerter Wundheilung?

Die Stammzell-Reserven sind erschöpft, die Erneuerung der Zellen der Oberhaut verlangsamt sich. Wunden verschließen sich statt in vier jetzt eher in acht Wochen. Die Verzahnung der Oberhaut mit der Lederhaut ist nicht mehr sägezahnartig, sondern abgeflacht. So ledert sich die Oberhaut schneller ab. Blasen bilden sich eher, und die Epidermis wird schlechter über die Kapillaren ernährt, die sich früher in den Verzahnungszapfen tummelten. Auch die Hornschicht wird rauer und trockener, Reizstoffe können sie nun leichter ärgern und in sie eindringen. Die Haut juckt vor Trockenheit und Reizung, manchmal aber auch als Ausdruck von Alterserkrankungen wie Diabetes, einer gestörten Tätigkeit der Leber, der Nieren oder der Schilddrüse. Chronische Infekte, Arzneimittel, Krebserkrankungen und punktuell durch Nervenreizung bei degenrativen Rückenproblemen– all das kann ebenfalls Juckreiz auslösen!

10. Bräunen Sie nicht mehr so leicht wie früher?

Ja, auch die Fähigkeit zu bräunen vermindert sich im Lauf des Lebens. Denn die pigmentbildenden Zellen verringern sich in jedem Lebensjahrzehnt um 10 bis 20 Prozent. An den Haaren erkennt man diesen Prozess am Ergrauen: Die Pigmentzellen der Haarwurzel erschöpfen als Erstes, weil sie sich so oft teilen mussten. Auch Leberflecken entfärben sich und sind um die achtzig zu großen Teilen wie von Geisterhand verschwunden.

11. Haben Sie mehr Hautinfekte?

Da leider die Immunabwehr immer schwächer wird, neigt man zu Infektionen mit unerwünschten Bakterien, Pilzen oder Viren: Fußpilz, Nagelpilz, entzündete Körperfalten, Herpes und Gürtelrose melden sich häufiger. Die Alarmanlage-Zellen der Haut, die Langerhans-Immunzellen, verringern sich um die Hälfte und können Entzündungen und Infektionen nun nicht mehr so gut dämpfen. Das hat auch einen Einfluss auf vorhandene Hauterkrankungen, wie etwa Schuppenflechte (die im Alter meist stärker wird), Hautkrebs oder die Autoimmunerkrankung *Lupus*. Blasenbildende Hauterkrankungen durch Autoimmunprozesse können auftreten.

Die ersten dieser vielen Veränderungen stellen sich schleichend ein und sind kein Grund zur Panik. Dennoch sammelt sich im Laufe eines Lebens in und an der Haut so einiges an. Das erklärt, warum im letzten Lebensdrittel altersbedingte Hauterkrankungen so häufig auftreten – und jede(r) Zweite dann einen Hautarzt benötigt. Falten sind übrigens keine Hauterkrankung, sondern der natürliche Lauf der Dinge. Und weil wahre Schönheit ja bekanntlich von innen kommt, können Sie Ihrer Haut mit dem richtigen Ernährungs- und Lebensstil etwas Gutes tun. So viel sei schon mal verraten: Alles, was dem ganzen Körper guttut, gefällt auch der Haut.

Hautpflege: Weniger ist mehr

Die Haut ist unser größtes Organ mit den meisten Fähigkeiten. So könnte man annehmen, dass auch die Bedürfnisse entsprechend groß sind. Das Gegenteil ist der Fall!

Reinigung: An meine Haut lasse ich nur …

Nutzen Sie zum Reinigen der großen Flächen und des Gesichts Wasser und Handtuch. Keine Seife, kein Peeling, keine alkoholische Lösung, kein Mizellenwasser. Setzen Sie darauf, die natürlichen Schutzmechanismen der Haut einfach mal wirken zu lassen, und waschen Sie sie nicht ständig weg. Wenn Sie das mal vier Wochen durchhalten, werden Sie spüren, was die Haut so alles selber kann. Ein gesundes Hautmikrobiom – also die uns schützenden lieben Türsteher-Bakterien auf der Haut – schätzt einen Säureschutzmantel von sauren pH 5, weshalb weder alkalische Seifen noch Desinfektionsmittel, Antiseptika oder Konservierungsmittel empfohlen sind. Sie alle verändern den pH-Wert bzw. das Mikrobiom.

Wasser ist als Reinigungsmittel auch bei leichtem Make-up im Gesicht prima. An Krisenstellen, also da, wo wir Duftdrüsen haben (Achseln, Leiste, Pofalte), kann man sparsam auch mal saure Waschsubstanzen auf Basis nur schwach entfettender Zucker- und Kokostenside (z.B. Coco Glucoside, Decyl Glucoside, Lauryl Glucoside) und Aminosäure-Tenside (Disodium/Sodium Cocoyl Glutamate) anwenden. Aber auch hier nicht mit Duft-, Farb- und Konservierungsstoffen, Schaum und Glitzer hantieren, weil all dies der natürlichen Hautphysiologie entgegensteht. Händewaschen natürlich nach dem Klo, vor dem Essen und wenn man aus der Öffentlichkeit nach Hause kommt. Dann eincremen, weil die Schutzfette dauernd wegemulgiert, also weggewaschen, werden.

Cremes & ihre Wirkstoffe

Eincremen bitte nur an Stellen, die trocken sind und spannen bzw. an den Händen, die durch häufiges Waschen strapaziert werden. Sehr angenehm sind Cremes oder Lotionen mit hautverwandten Lipiden pflanzlichen Ursprungs, die die Hautbarriere schützen und reparieren können. Das sind z.B.: Caprylic/Capric Triglyceride, Butyrospermum Parkii (Shea) Butter, Phytosterole, Palmitinsäure, Phosphatidylcholin, Ceramide und Squalan. Diese »biomimetischen« Cremes kommen ohne klassische Emulgatoren aus, sodass sie auch bei Problemhaut gut vertragen werden, sind frei von Mineralölen, Silikonen und verzichten auf Duft-, Farb- und klassiche Konservierungsstoffe. Aber auch sie sind nur an bedürftigen Stellen nötig, an denen es die Haut wirklich nicht alleine schafft. Auch Fans von puren Pflanzenfetten, wie Sheabutter oder Kakaobutter sollten diese nur punktuell auf trockene Partien auftragen und nicht alles zumatschen. Die Hautbarriere lässt sich nicht nur mit wasserhaltigen Feuchtigkeitscremes befeuchten, sondern übrigens auch mit reinen Fettsalben, denn die behindern das Verdunsten von körpereigener Feuchtigkeit. Sie bleibt länger eingeschlossen und plustert die Haut so ebenfalls auf. Eine Feuchtigkeitscreme, die Wasser enthält, ist also eigentlich gar nicht zwingend nötig. Sie kommt dann zum Einsatz, wenn eine reine Fettcreme oder Salbe dem Anwender zu fettig ist. Cremezusätze wie Harnstoff, Glycerin, Aminosäuren und Hyaluronsäure können als natürliche Feuchthaltefaktoren die Hornschicht der Oberhaut für einige Stunden aufsaften. Ans Eingemachte, also unter die robuste Hautbarriere, gelangen sie nicht.

In Cremes »für die reifere Haut« oder klar gekennzeichneten Anti-Aging-Produkten kommen eine Reihe klassischer und neuerer Player zum Einsatz. In der folgenden Tabelle sind verschiedene Wirkstoffe aufgeführt und das, was man zu ihnen weiß oder sich zumindest von ihnen erhofft:

Gängige Wirkstoffe in (Anti-Aging-) Cremes	Diese Effekte werden den Wirkstoffen zugeschrieben
Vitamin A	Die biologisch aktive und effektivste Form dieses Antioxidans ist Tretinoin, auch als Arzneimittel im Einsatz. Es wirkt über eine Empfangsstelle im Zellkern. Was stark reizen kann, verschreibungspflichtig ist und nicht in kosmetischen Mitteln eingesetzt werden darf. Hier kommen daher schwächere Formen vor wie freies Retinol, Retinylpalmitat, Retinylacetat oder Retinaldehyd. Die folgenden Effekte sind beschrieben: kann feine Falten, Rauigkeiten und Pigmentation vermindern und Elastizitätsverlust verbessern. Nicht in der Schwangerschaft verwenden! Licht und Luft können Retinol zerstören.
Vitamin C	Das Antioxidans soll beim Kollagen- und Elastinaufbau helfen und wirkt gegen UV-Schäden. Licht und Luft zerstören es. Benötigt eine saure Umgebung.
Vitamin E	Das Antioxidans soll Zellmembranen schützen, beugt Sonnenschäden vor und hemmt den Kollagenabbau.
Vitamin B3, Niacinamid	Soll die Hautneubildung und Faltenreduzierung fördern. Soll für erhöhte Hautelastizität und Kollagenproduktion sorgen, Juckreiz lindern sowie die Hautdurchfeuchtung verbessern und UV-Schäden reduzieren.
Coenzym Q10	Antioxidans und Co-Faktor für Mitochondrien-Enzyme. Im Alter kann die Konzentration abnehmen. Soll Kollagen stimulieren und Falten verbessern.

Phytohormone	Sekundäre Pflanzenstoffe mit hormonähnlicher Wirkung. Sie sollen, wie Östrogene, von außen aufgetragen die Haut frisch halten. Hier fehlen ausreichende Wirknachweise. Der Effekt ist wohl eher schwach.
Hyaluronsäure	Natürlicher Feuchthaltefaktor in Haut und anderen Geweben. Bindet viel Wasser, kann aufgecremt die Haut aufplustern und über ein paar Stunden saftig wirken lassen. Je kleiner die Moleküle sind, desto tiefer dringen sie in die obere Hornschicht und wirken so länger. Antioxidativ, Zellregeneration und Kollagen stimulierend. Sie dringt als Creme aber nicht in die Lederhaut, dazu muss die Hyaluronsäure gespritzt werden. Nahrungsergänzungsmittel sind in ihrer Wirksamkeit noch nicht ganz belegt.
Kollagen	Wichtiges Eiweiß für den Aufbau von Haut, Bindegewebe, Sehnen, Bändern, Knochen. Die Moleküle sind sehr groß und können die Hautbarriere nicht überwinden. Besser über die Nahrung zuführen bzw. ausreichend Vitamin C und Eiweiß essen.
Bioaktive Peptide	Große Gruppe mit unterschiedlichen Eigenschaften: Kollagen- und Hyaluronsäuresynthese, Elastizitätssteigerung, Wundheilung, Einfluss auf die Botenstofffreisetzung ähnlich wie »Botox« (dringt jedoch nicht bis zum Muskel …) Carnosin: Stimuliert die Fresszellen zur Beseitigung vergreister Hautzellen, bremst AGE-Bildung.
Fruchtsäuren (AHA)	Der Wirkmechanismus ist noch unbekannt. Verbessern Durchfeuchtung und Textur der Haut. Hornschüppchen und -pfropfen werden abgelöst.
Allantoin	kommt unter anderem in vielen Pflanzen vor (Kastanienrinde, Beinwell, Schwarzwurzeln, Rote Beete, Ahorn, Weizenkeime und andere). Es wirkt beruhigend und pflegend, beschleunigt den Zellaufbau und die Zellregeneration. Bewahrt die Feuchtigkeit, gibt einen glattes Hautgefühl und beugt Irritationen vor.
Panthenol	verbessert und steigert das Feuchthaltevermögen, wirkt entzündungshemmend, wundheilungsfördernd und Juckreiz lindernd. Pflegt Defekte auch im Bereich von Haar und Nägeln.

Urea (Harnstoff)	macht 7 Prozent der natürlichen Feuchthaltefaktoren der Hornschicht aus und entstammt dem Schweiß und den Hornzellen. Aufgetragen (3 bis 10 Prozent Konzentrierung) erhöht es den Wassergehalt der Hornschicht über Stunden. Über 10 Prozent tritt eine hornaufweichende und schuppenlösende Wirkung ein.
Ectoin	von Bakterien gebildet, die sich vor widrigen Umweltbedingungen damit schützen. Soll die Hautdurchfeuchtung und Elastizität verbessern, UV-Schäden reduzieren, Entzündungen hemmen.

Die Vitamine A, C, E und kurzkettige Polypeptide sollen zwar laut Labor- und auch Lebendstudien einen messbaren Effekt haben und schaden meist auch nicht. Jedoch kann man die versprochenen Effekte mit dem bloßen Auge nicht erkennen, wenn überhaupt, wirken sie vorbeugend und nur sehr oberflächlich. Um effektiv zu wirken, würden hohe Konzentrationen benötigt, die dann auch stärker reizen können. Man versucht die Wirkstoffe daher durch Verpackung in Liposomen, Exosomen oder fett-freundliche Wirkstoff-Abkömmlinge in tiefere Hautschichten zu leiten. Wer eine Faltencreme kauft, wird seine bisherigen Falten also leider kein bisschen loswerden und weitere dazubekommen. Um das zu verhindern, müssten die Anti-Aging-Stoffe in die zweite Hautschicht, in die Lederhaut, gelangen, um dort das abgebaute Kollagen, die verloren gegangenen elastischen Fasern oder die abgebaute Hyaluronsäure zu ersetzen oder die Neubildung zu stimulieren. Gerade das gelingt den Wirkstoffen dank der stabilen Hautbarriere aber nicht. Zudem setzen ihnen auch Licht und Luft ordentlich zu. Studien der Kosmetikbranche erreichen meist keine wissenschaftlichen Qualitätsstandards, sind oft nur im Labor und nicht am Menschen getestet, und falls doch, an einer zu kleinen Gruppe von Personen und nicht randomisiert doppelblind Placebo-kontrolliert. Man kann sich solche Präparate daher sparen – und dafür sorgen, dass man diese Mikronährstoffe über die Ernährung zu sich nimmt.

Haut-Cuisine

Unser Körper – und damit auch die Haut – wird maßgeblich aus dem aufgebaut, was wir zu uns nehmen. Hautgesundheit und -jugend hängen wesentlich von der Qualität unseres Essens ab. Die *Makronährstoffe* Kohlenhydrate, Eiweiß und Fett sind das Baumaterial und sorgen für die Energiezufuhr. Alkohol gehört als eine besondere Form der Energiequelle zu den Makronährstoffen. Wasser ist im Grunde auch ein Makronährstoff, wird aber getrennt betrachtet, da es keine Kalorien liefert. 60 Prozent unseres Körpers bestehen aus Wasser. Bei 0,5 Prozent Wasserverlust haben wir Durst, bei 7 Prozent sind wir nicht mehr funktionstüchtig und in Lebensgefahr.

Mikronährstoffe sind Vitamine, Mineralien und Spurenelemente, Omega-Fettsäuren und sekundäre Pflanzenstoffe. Sie sind zuständig für alle Stoffwechselvorgänge, den Schutz und die Reparatur der Haut. Die Haut ist, was du isst – Schönheit kommt zu großen Teilen wirklich von innen.

Wichtig ist der präventive Charakter – lebenslang gesund essen ist nachhaltiger als eine späte kurzfristige therapeutische Intervention, wenn schon alles baumelt. Mehr dazu in Teil II.

Kleinere & größere Arbeiten an der Fassade

Über den Lebensstil und die Ernährung kann man der Haut viel Gutes tun! Wer dennoch kosmetisch oder medizinisch nachhelfen möchte, findet hier einen Überblick über verschiedene Methoden zum Aufhübschen der Fassade – und was davon zu halten ist.

Kosmetische Verfahren

Gua Sha bezeichnet das massierende Schaben mit einem abgerundeten Gegenstand auf eingeölter Haut. In der volksheilkundlichen Medizin Asiens wird diese Methode unter anderem bei Fieber, Erkältung, Kopfschmerzen oder Muskel- und Bänderverletzungen angewandt. Seit einiger Zeit wird sie in der westlichen Welt beworben und von Influencern gehypt: gegen Falten und zur allgemeinen Verbesserung des Hautbilds im Gesicht. Unabhängige Studien gibt es dazu nicht.

Zum Einsatz kommen hierbei *Rosenquarz-* oder *Jade-Roller:* Mit einem Handstück mit zwei unterschiedlich großen Walzen an den Enden wird das Gesicht massiert. Wirkstoffe zuvor aufgetragener Cremes können so etwas tiefer in die obere Hautschicht der Epidermis eingearbeitet werden. Eine Creme kann zwar auf diese Weise länger Feuchtigkeit spenden, die darin enthaltenen Wirkstoffe bleiben jedoch immer noch zu oberflächlich und können nicht in die tiefe Epidermis oder gar in die Lederhaut eindringen. Dort würden sie aber gebraucht, um wirklich eine Anti-Aging-Wirkung zu erzielen.

Es ist möglich, mit Gua Sha bzw. dem Edelstein-Roller Lymphe von der Gesichtsmitte zu den Außenseiten zu massieren, wo die Flüssigkeit dann bei den Lymphknoten ankommt und weiter im Körper verteilt wird. Dieser Effekt, hervorgerufen durch die Rollbewegung, entspricht einer Lymphdrainage und kann durchaus angenehm sein, zumal der Roller gekühlt zum Einsatz kommt. Das »Ausleiten von Giftstoffen« und »Schlacken« (die gibt es nicht in unserem Körper, da wir kein Ofenrohr sind), das den Anwendenden versprochen wird, fällt in den Bereich der Esoterik. Gua Sha ist eine rein physikalische Therapie der Haut, die – wie eine normale Massage, Sport oder Sauna – die Durchblutung fördert und damit für eine rosige Gesichtshaut sorgt. Allerdings nur für kurze Zeit. Und auch Gesichtskonturen (etwa entlang des Kinns) lassen sich damit keinesfalls nachhaltig straffen, denn wenn das Bindegewebe erst einmal lang und ausgeleiert ist, schnurrt es nie wieder einfach so zurück. Auch die trendigen Saugnäpfe oder Schröpfgefäße, die Ähnliches versprechen, können genauso wenig zaubern.

Gesichtsyoga: Das gezielte Ziehen von Grimassen soll Falten vorbeugen und vorhandene sogar verringern. Auch hier fehlen allerdings Studien. Yoga an sich ist prima. Es wirkt anregend auf die Durchblutung und den Lymphtransport, es entspannt und kann wie Sport im Allgemeinen freie Radikale abfangen. Weil beim Gesichtsyoga speziell die Gesichtsmuskulatur trainiert wird, kann dies bis zu einem gewissen Grad die Aufhängungsfunktion der Muskeln gegenüber der erschlaffenden Haut stärken. Das geht aber auch einfach mit viel Lachen und betonter Mimik beim Reden! Auf der anderen Seite kann eine ausgeprägte mimische Muskulatur wiederum Falten hervorrufen, wie zum Beispiel Stirn- oder Zornesfalten. Auch Gesichtsyoga hält den vollmundigen Anti-Aging-Versprechen nicht stand und ist keine nachhaltige Therapie im Sinne der evidenzbasierten Medizin. Im Bereich Volksmedizin gibt es selten Studien, auch weil kein großes Pharmaunternehmen dahintersteht, das den großen Reibach wittert. Hinzu kommt, dass es bei derart oberflächlichen Effekten generell schwer ist, etwas zu messen. Dennoch können Volksmedizin, Naturheilkunde und physikalische Therapien sinnvoll und wirksam sein.

Chemische Peelings weichen die Hornschicht auf, sind an der Oberfläche sanfter als mechanische Peelings, wirken aber effektiver, weil sie vermehrt regenerative Effekte haben. Zum Einsatz kommen die Peelings bei Akne, Sonnenschäden, zum Anti-Aging, bei Rosacea und Reibeisenhaut, vor allem in Gesicht, Hals, Dekolleté und an den Außenseiten der Oberarme.

Gerade Säurepeelings können die Haut aber lichtempfindlicher machen oder sogar zu Schwellungen, Brennen und Juckreiz bis hin zu Verätzungen mit Krustenbildung, zu Fleckenbildung, also zu unerwünschten Pigmentierungen, führen. Nach der Anwendung bitte auf ausreichenden Sonnenschutz achten!

Ein *Fruchtsäurepeeling* kann Hornschüppchen ab- oder auflösen, es dient der Hautbefeuchtung und stabilisiert den Säureschutzmantel. Außerdem kann es die Oberhaut verdicken und kräftigen. Die Haut wird leicht aufgehellt, wirkt dadurch weniger scheckig, freie Radikale werden reduziert. Leichte Effekte auf die Neubildung von Kollagen, ähnlich den Vitamin-A-Säuren, sind beschrieben, aber mit weniger Irritationspotenzial.

Fruchtsäuren kommen im Obst vor, dazu gehören Apfelsäure (Äpfel), Zitronensäure (Zitrusfrüchte), Weinsäure (Trauben) oder auch Glykolsäure (Zuckerrohr). Fruchtsäuren verleihen den Früchten gemeinsam mit Zucker den jeweils besonderen Geschmack des Obstes. Im Obst liegt der Gesamtgehalt an diesen organischen Säuren bei 1 bis 3 Prozent. Fruchtsäuren und deren Salze werden auch als Säuerungsmittel für Lebensmittel benutzt, Zitronensäure dient zudem als Konservierungsmittel. In der Kosmetik finden Fruchtsäuren als Hautmittel Anwendung, wobei hier gern mehrere kombiniert werden. Die Effektivität der Fruchtsäuren hängt von der Konzentration und der Einwirkdauer sowie von der Hautbeschaffenheit des Patienten ab. Für Selbstanwender sollte die Säurekonzentration zwischen 1 und 10 Prozent liegen, keinesfalls höher. Im Kosmetikstudio dürfen Konzentrate mit bis zu 40 Prozent eingesetzt werden. Konzentrationen von bis zu 70 Prozent dürfen nur ärztlich kontrolliert verabreicht werden, denn ein solches Peeling reicht schon mitteltief in die Haut hinein mit Bleich- und Narbenrisiko. Am Schluss muss neutralisiert werden.

Auch *Salicylsäure* kommt in Peelings zum Einsatz, und zwar in einer Konzentration von 20 bis 50 Prozent. Sie löst Horn sehr gut auf, ist fettlöslich und dringt daher auch tiefer in fettige Akneporen ein. Salicylsäure wirkt ebenso gegen die Hautmilbe Demodex und ist antientzündlich.

TCA-Peelings (Trichloressigsäure): Sie können von oberflächlich (Konzentration von 10 bis 20 Prozent) bis tief (30 bis 40 Prozent) reichen, sind jedoch zur Behandlung von Aknenarben und Falten schwerer zu kontrollieren, weil die Säure sich in die Tiefe frisst und dort nicht immer gleichmäßig wirkt. Auch das anschließende

Neutralisieren kann ungleichmäßig verlaufen. Nach meiner Auffassung sind die Risiken nennenswert: Es kann zu Narben und Verfärbungen der Haut kommen.

Für ein **mechanisches Peeling** kann man eine Creme mit kleinen Schleifpartikeln (etwa aus Aprikosenkernen oder Bims) verwenden. Man massiert damit die Haut und entfernt so Hornschüppchen. Ähnliches erzielt man mit dem Abrubbeln mit dem Handtuch, mit Gesichtsbürsten, Schwämmen oder mit Wasserhochdruck (»Gesichtskärcher«). Durch Rubbel-Körner können kleine Mikroverletzungen in der Haut entstehen – ein solches Peeling ist also nichts für sehr empfindliche Haut oder bei Entzündungen. Auch hier bitte auf ausreichenden Sonnenschutz nach der Anwendung achten!

Mesotherapie: Behandlung der Haut, die in Kosmetikstudios angeboten wird. Dazu wird ein Wirkstoff, Medikament oder kosmetisches Mittel in die oberflächliche Haut injiziert. Die Nadeln sind sehr kurz, damit der Wirkstoff genau in die zweite Hautschicht, die Lederhaut, eindringen kann. Die Nadellänge richtet sich dabei nach der Hautdicke und dem Alter der Haut. Die verwendeten Produkte enthalten Vitamine, Mineralstoffe, Aminosäuren, Antioxidantien und Hyaluronsäure, die das Ziel haben, die Bindegewebszellen in der Haut effizienter funktionieren zu lassen. Die Produkte müssen unbedingt auf Verträglichkeit geprüft sein.

Kosmetischer Ultraschall: Hier entsteht Wärme, zudem helfen mechanische Schwingungen dabei, Wirkstoffe tiefer in die obere Hautschicht einzuarbeiten. Die verbesserte Durchblutung führt zu einem Frischeeffekt, ähnlich wie nach dem Sport oder der Sauna. Tiefe Effekte im Sinne einer Hautstraffung sind dadurch eher nicht zu erwarten, auch wenn die Werbung uns das verspricht.

Es gibt aber auch Geräte, die mit hoch intensivem fokussiertem Ultraschall arbeiten. In bis zu 4,5 mm Tiefe können dadurch Hitzepunkte von 60 °C bis 70 °C eingebracht werden, und das ganz ohne sichtbare Verletzung der Haut. Wendet man diese Technik auf einem Brathähnchen an, kann man die Hitzepunkte im Fleisch tatsächlich mit bloßem Auge erkennen. Manche Patienten lieben diese Behandlung und meinen, Effekte zu sehen, andere sind jedoch enttäuscht, weil sie zu wenig nachhaltige Ergebnisse feststellen. Hinter der anfänglichen Gesichtsschwellung steckt nur ein Ödem, eine Einlagerung von Flüssigkeit durch Hitze, und kein Anzeichen für eine dauerhafte Straffung. Die Behandlung ist schmerzhaft, und die Glättungs-Resultate sind nach meiner persönlichen Auffassung eher spärlich, ein Lifting ist damit ebenfalls nicht möglich.

LED-Masken versprechen uns eine schönere Haut durch Lichtbestrahlung. Falten, Akne, Herpes oder Schuppenflechte können verringert werden. Und das funktioniert so: Die verschiedenen Wellenlängen der farbigen Lichtstrahlen rufen bestimmte Hautreaktionen hervor und wirken somit unter anderem wundheilend oder anregend.

Akne kann man ganz gut mit blauem Licht zurückdrängen. Schaltet man auf rotes Licht, stimuliert das die Kollagenproduktion der Haut. Deswegen wählt man die Lichttherapie gerne, um kleine Fältchen zu mildern und frischer auszusehen. Wissenschaftler haben jedoch Bedenken bei LED-Masken! Verschiedene Studien zeigen, dass zum Beispiel blaues Licht – egal ob in der LED-Maske oder dem Smartphone- und Computer-Bildschirm – auch unerwünschte Effekte hat: Es kann für die Augen schädlich sein und oxidativen Stress auslösen, uns also schneller altern lassen und dafür sorgen, dass Flecken auf der Haut entstehen.

Wenn man sich irgendwo im Internet oder dem stationären Handel so eine Plastikmaske kauft, leuchtet die dann zwar schön, aber nicht selten ist die Dosis einfach zu niedrig, die Lichtintensität zu schwach, womit negative Effekte zwar gemindert wären, positive aber keinesfalls garantiert sind.

Ein gesunder Lebensstil bringt mehr als jedes Gadget, jedenfalls mehr als eine LED-Maske.

Nah-Infrarot A (um die 750–950 nm): Das Licht dieser besonderen Wellenlänge ist ein Hoffnungsträger. Es aktiviert die Mitochondrien und kann daher der Hautalterung entgegenwirken. Erste Geräte sind auf dem Markt. Die Effekte werden in Zukunft noch näher »beleuchtet« werden. Die Wissenschaft ist optimistisch.

Medizinische Verfahren

Photodynamische Therapie: Auch hier geht es um Licht, diesmal in Zusammenarbeit mit Sauerstoff und einem körpereigenen Stoffwechselprodukt in Arzneiform: Hat die Haut zu viel Sonne abbekommen, neigt sie nicht nur zu Fältchen, Sonnenflecken und erweiterten Äderchen, sondern auch zu nicht abheilenden Hautrauigkeiten, die manchmal eingesunken sind und manchmal etwas hervorstehen. Sie sind leicht rötlich und können sich empfindlich anfühlen. Diese Rauigkeit lässt sich nicht wegcremen, weder mit Fett noch mit Kortisoncreme. Die zu behandelnden Stellen sind meistens auf den Sonnenterrassen zu finden, wie zum Beispiel dem Jochbein, der Glatze, auf dem Nasenrücken und den Ohren, die beim Eincremen mit Sonnenschutz gerne vergessen werden. Diese Sonnenschäden haben sich über Jahrzehnte angesammelt und können sich in Hautkrebs, vor allem weißen, umwandeln.

Sie lassen sich allerdings mit der Photodynamischen Therapie sehr gut behandeln: Dazu werden zunächst Hornschüppchen und Fett mit einem kosmetischen Schleifer entfernt, alle festsitzenden Krusten abgetragen. Darauf trägt man dann eine Creme oder ein Gel mit einem Photosensibilisator auf oder klebt ein wirkstoffbeschichtetes Pflaster auf. Der Wirkstoff entspricht einem herkömmlichen Stoffwechselprodukt unseres Körpers, der u.a. bei der Bildung des roten Blutfarbstoffs entsteht. Er zieht in die erkrankten Zellen ein, die als Hautkrebsvorstufen einen beschleunigten Stoffwechsel haben. Nach drei bis vier Stunden Einwirkzeit sind sie vollgesaugt wie Schwämme. Gemeinsam mit Sauerstoff und klassischerweise einer Rotlichtlampe (zehn Minuten mit etwa 630 bis 635 nm, alternativ zwei Stunden bei Tageslicht aufhalten) wird eine Reaktion ausgelöst, die dazu führt, dass die Zellfunktion gehemmt wird und die Hautkrebsvorstufen-Zellen in den Zelltod übergehen.

Die Haut regeneriert sich dann innerhalb von ein paar Tagen bis wenigen Wochen. Die Abwehrreaktion auf den Entzündungsprozess ist so heftig, dass die Haut sich innerhalb einiger Monate tatsächlich verjüngt. Eine Maßnahme, die therapeutisch verwendet wird und gleichzeitig beim Haut-Anti-Aging hilft.

Laser- und Radiofrequenzverfahren: Laserstrahlen sind gebündelte elektromagnetische Lichtstrahlen einer Wellenlänge, energiereich und auf den Punkt fokussiert. Sie können ihre Energie kontinuierlich oder in Impulsen abgeben. Je nach Indikation sind unterschiedliche Wellenlängen erforderlich. So gibt es Geräte für die Haar- oder Tattooentfernung, zur Gefäßverödung, zum Abtragen von Knubbeln oder Zerstören von Sonnenflecken, gegen Entzündungen, Narben, Falten und vieles mehr.

Nur Ärztinnen und Ärzte oder geschultes medizinisches Personal dürfen solche Laser benutzten. Blitzlampen können auch durch Kosmetikstudios verwendet werden. Diese sind etwas weniger effektiv, aber durchaus mit ähnlichen Risiken versehen, nämlich einer Fehleinschätzung des individuellen Hauttyps und Verbrennungsrisiken mit Narben. Außerdem kann es während der Laser- oder Blitzlichtbehandlung zu Augenschäden kommen, wenn man sich nicht mit einer speziellen Schutzbrille schützt. Zum Lasern gehören sehr viel Erfahrung und eine hervorragende Qualität der Geräte. Fraktionierte CO_2-Laser werden besonders gern zur Hautverjüngung eingesetzt. Sie durchlöchern die Haut im Spray- oder Siebmuster und dringen durch die Epidermis bis zur Lederhaut vor. Die Hitze zerstört kontrolliert Gewebe, die Reparatur bewirkt dann eine Straffung, die nach vier Wochen schon leicht sichtbar ist. Der Kollagenaufbau dauert aber ein paar Monate, weshalb das gestrafftere Endergebnis erst nach ein paar Monaten erzielt wird.

Ebenfalls mit Hitze arbeiten Goldnadeln, die maschinell in die

Haut einsinken und an ihren Spitzen – und nur dort – Hitze aus *Radiofrequenz* generiert freisetzen. Sie entsprechen *Microneedeling*, aber plus Hitze. Das klassische Microneedeling ohne Hitze, also kleine Nadeln, die man über die Haut rollt oder in die Haut stempelt und die kleine Verletzungen setzen, schaffen außer einer kurzen Schwellung keine starken Glättungs-Effekte. Um Kollagen zu beeindrucken, braucht es Hitze. Daher ist das Radiofrequenzverfahren effektiv, aber schwächer als eine Lasertherapie, die über die gesamte Länge der Eindringstrecke Hitze abgibt. Gerade bei dunklen Hauttypen, die zu Pigmentierungen neigen, kann Radiofrequenz-Needeling eine risikoärmere Option darstellen, weil die in der Epidermis liegenden Pigmentzellen durch die Nadeln geschont werden, beim Lasern aber eher mit erhitzt werden. Wenn Sie sich mit einem Laser behandeln lassen, sollte dies in einer Praxis geschehen, in der eine große Auswahl an Lasern vorhanden ist, damit gewährleistet ist, dass bei Ihrer Indikation auch mit dem richtigen Gerät gearbeitet wird. Nach einer Laserbehandlung ist Sonnenschutz erforderlich, da sonst das Risiko für Fleckenbildung erhöht ist.

Hyaluronsäurefiller: Hyaluronsäure ist ein körpereigener Stoff, ein Mehrfachzucker, der durch Enzyme zu unterschiedlich langen komplexen Gebilden zusammengefügt ist. Die zähflüssige gelartige Substanz mit starkem Wasserbindungsvermögen (1 Gramm pure Hyaluronsäure bindet bis zu 6 Liter Wasser) kommt überall im Körper als Polstermasse zwischen den Zellen vor. Sie macht prall und elastisch – von der Haut über Knorpel und Gelenkschmiere bis hin zum Glaskörper des Auges. Weil die körpereigene Produktion im Laufe des Lebens absinkt, werden Polsterung und Gewebe saftlos. In der Medizin kommt Hyaluronsäure in vielen Gebieten zum Einsatz: zur Unterstützung der Wundheilung, zur Geweberegeneration bei Narben, bei zurückweichendem Zahnfleisch, trockenen Schleimhäuten in Nase, Augen oder Vagina und als Schmiermittel für Gelenke. In der »ästhetischen« Dermatologie wird sie eingesetzt, um alternde Haut zu verjüngen und Kollagenbildung und neue elastische Fasern zu stimulieren, Falten aufzupolstern oder die abrutschende Gesichtsform zu optimieren. Auch Lippen lassen sich damit modellieren.

Das in die Haut gespritzte Gel verbleibt etwa sechs bis 18 Monate im Gewebe und wird langsam abgebaut. Aber auch danach kann das Gewebe verjüngt aussehen, da das eingebrachte Gel aufgrund seiner Platzhalterfunktion zu einer Geweberegeneration führen kann. Aufgecremte Hyaluronsäure dringt hingegen nicht ausreichend tief in die Haut ein, weil die Moleküle zu groß sind, um die Hautbarriere zu überwinden. Aber immerhin plustern sie die Hornschicht der Epidermis für ein paar Stunden auf. Als Nahrungsergänzungsmittel eingenommen, sind die Effekte fraglich, da die Hyaluronsäure im Darm abgebaut wird und unklar ist, bis zu welchem Grad die Abbauprodukte in den Körper aufgenommen und dort dann wieder zusammengesetzt werden und ob sie überhaupt nachaltige Effekte zeigen. Daher ist bisher die Spritze für saftlose Haut, mickriges Zahnfleisch und knirschende Knie erste Wahl. Das Einspritzen hat potenzielle Nebenwirkungen, weshalb hier erfahrene ärztliche Hände ranmüssen. Hyaluronsäure kann versehentlich in Blutgefäße gespritzt werden, was zum Absterben von Gewebepartien führen kann, bis hin zu Erblindung. Gefäße und Nerven können abgedrückt oder verletzt werden, der Körper könnte mit einer Autoimmunreaktion, Abkapselung, Infektion und Verhärtung des eingespritzten Materials reagieren. Es ist wichtig, nur getestete und reine hochwertige Hyaluronsäuregels zu verwenden und den richtigen Härtegrad auszuwählen. Wählt man die falsche Konsistenz in der unpassenden Region, kann es zu unschönen Schwellungen und groteskem Äußeren kommen. Im Trend vor allem bei Männern (aber auch bei Frauen) liegt die Um- oder markantere Ausformung der »Jawline«, also der Kinn- und Kieferlinie. Hierbei wird ein sehr harter Füller auf den Knochen bzw. die Kieferkante und den Kinnknochen gespritzt. Das kann kosmetisch ansprechend aussehen, aber auch total unpassend wirken. Gelegentlich wird auch mit Eigenfett oder anderen Stoffen unterspritzt. Der Vorteil der Hyaluronsäure ist, dass sie starke regenerative Effekte auf die Haut hat, Gewebe verjüngt und im Falle des Missfallens oder Misslingens mit einem Enzym zügig wieder aufgelöst werden kann. Damit hat sie einen Vorteil anderen Füllmaterialien gegenüber, die ebenfalls verspritzt werden.

Botox (Botulinumtoxin): Dieses Bakteriengift wurde 1979 erstmals zur Behandlung des Schielens eingesetzt. Seit 1993 ist es als Medikament zugelassen. Der Wirkstoff wird in Nervenzellen aufgenommen und führt dort zu einer Zerstörung des Proteins SNAP-25, das für die Freisetzung des Botenstoffs Acetylcholin zuständig ist. So blockiert Botox die Kommunikation zwischen Nerv und Muskel und übrigens auch zwischen Nerv und Schweißdrüse. Die Nervenenden degenerieren, werden aber nach einigen Monaten erneuert. Die Wirkung von Botox hält zwischen drei und sechs Monaten an.

Es gibt eine Reihe medizinischer Einsatzmöglichkeiten: Neben dem Schielen sind das etwa Augenzuckungen, eine überaktive Blase, Verkrampfungen in der Analregion durch Risse in der Analschleimhaut, Migräne, Depressionen oder übermäßiges Schwitzen. Im kosmetischen Bereich kommt es vornehmlich im Gesicht zum Einsatz und sollte, wenn überhaupt, möglichst nur dezent genutzt werden. Es entspannt den Muskel an der Injektionsstelle und etwa einen Zentimeter drum herum. Die nicht behandelte Muskulatur im Umfeld der entspannten Falte wird hyperaktiv: Spritzt man in die Zornesfalten, können die Augenbrauen leicht nach oben wandern. Dieser oft erwünschte »chemical browlift« (chemisches Braunlifting) kann im schlimmsten Fall wie bei Mister Spock vom Raumschiff Enterprise oder Mephisto aussehen. Um die Brauen wieder runterzuholen, muss man mit einer ganz kleinen Menge des Wirkstoffes oberhalb der Brauen behandeln. Den Effekt von zu viel Botox kennen Sie sicher alle, zu besichtigen an so manchem Star und Sternchen. Wenn die Muskulatur sich nicht mehr zusammenziehen kann, knautscht die Haut nicht mehr und sieht glatt aus, frühzeitig mit Botox begonnen, verhindert man, dass sich manche

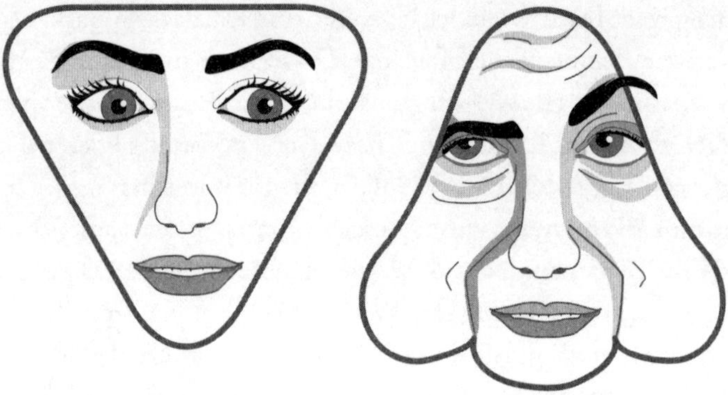

Ob jung oder alt: Unsere Mimik ist ein wichtiges Kommunikationsmittel.

Falten tief in die Haut eingraben. Aber auf diese Weise geht auch der mimische Ausdruck verloren, und die Kommunikation über den Gesichtsausdruck ist eingeschränkt. Das kann leicht zu Missverständnissen führen, denn das Gesicht ist nicht mehr in der Lage, Gefühl, Freude oder Sorge mimisch abzubilden, man kann andere nicht mehr gut spiegeln und könnte sogar unempathischer gegenüber dessen Melancholie werden, da man dieses Gefühl »vergisst«. Ein maskenhaft starres Gesicht wirkt wie tot, wohingegen auch ein faltiges Gesicht lebendig sein kann.

Fadenlifting: Wer ein Lifting für nötig hält, fragt gerne nach dieser Form, denn die taucht immer häufiger in den sozialen Medien auf, von Ärzten zur Schau gestellt. Dabei werden selbst auflösende oder dauerhafte dünnste Fäden mit Widerhaken durch die Haut gezogen und festgezurrt. Neben dem Zugeffekt stimuliert der Faden auch eine Bindegewebsneubildung. Lange Haltefäden neigen dazu, auszureißen, sie können zudem asymmetrisch gesetzt sein oder sich strangartig durch die Haut drücken.

Ein anderes Verfahren sind kleine zarte Fäden, die wie ein Rankgitter über kleine Nadeln in die Haut eingebracht werden. Sie können schlaffe Haut als Sofort-Effekt straffen und längerfristig auch frisches kollagenes Gewebe stimulieren, aber baumelnde Partien nicht hochzurren. Hochschnallen und Entfernen überschüssiger zu lang gewordener Haut schafft dann nur noch ein chirurgisches Lifting.

Vampirlifting: Hier wird mit Eigenblut gearbeitet, daher der schaurige Name. Zur Verjüngung der Haut oder auch zur Stimulierung des Haarwachstums wird Blut aus der Vene entnommen und in einer Zentrifuge geschleudert, sodass sich die roten Blutzellen vom gelblichen Blutplasma trennen. Der Überstand aus dem Röhrchen, das Blutplasma, wird in die Haut zurückgespritzt. Dadurch führt man dem Körper in der behandelten Region ein körpereigenes Reservoir an Wachstumsfaktoren zu.

Blutplättchen sind wichtig für die Gewebereparatur. Sie liefern essenzielle Wachstumsfaktoren, Vitamine, Hormone, Mineralien und Proteine. Die Wachstumsfaktoren steuern die Wanderung, Spezialisierung und Vermehrung von Stammzellen. Blutplättchen stimulieren frische Bindegewebs- und Gefäßinnenwandzellen, Gewebe und Blutgefäße werden neu aufgebaut. Bis Ergebnisse sichtbar werden, ist etwas Geduld erforderlich. Der Straffungseffekt ist nicht mit dem chirurgischen Lifting zu vergleichen.

Fett-weg-Spritze: Mit der sogenannten *Injektionslipolyse* kann man kleine Fettpolster auflösen – eine Alternative zur Fettabsaugung oder der Einschmelzung von Fett mit Kälte *(Kryotherapie).* Bei der Fett-weg-Spritze wird eine Wirkstoffkombination aus *Phosphatidylcholin* (ein Zellmembranbaustein) und *Desoxycholsäure* (eine Gallensäure) ins Unterhautfettgewebe eingespritzt. Ursprünglich wurde Phosphatidylcholin zur Behandlung von Fettembolien genutzt: Desoxycholsäure zerstört die Zellmembranen der Fettzellen, Phosphatidylcholin fördert dann den Abbau des freigesetzten Fettes mit darauf folgendem Abtransport zur Leber. Beide Wirkstoffe sind natürlich und kommen im menschlichen Körper vor, werden aber für dieses Verfahren aus der Sojapflanze gewonnen. Man sollte also keine Sojaallergie haben!

Nach der Behandlung schwillt die Region an und brennt – vergleichbar mit einem Wespenstich – für ein paar Tage. In den kommenden Wochen vermindert sich das Fett sichtbar. Die Liste der Komplikationen und Risiken ist relativ kurz: Die gefährlichsten wären Abszesse, absterbendes Gewebe oder eine Allergie. Selten stellen sich in der behandelten Region auch vorübergehend verstärkte Pigmentierungen auf der Haut ein.

Tipps für eine gesunde & schöne Haut

- Hitze und Kälte (etwa durch Saunen, kalte Dusche, Eisbad und Kneippen) trainieren die Gefäße, stärken die Immunabwehr der Haut und fördern den Stoffwechsel.
- Nur mit Wasser waschen: Die großen Flächen Ihres Körpers (Gesicht, Arme, Beine, Rumpf) brauchen keine Seife und Tenside. Nach vier Wochen »ohne« findet die Haut zurück zur natürlichen Balance.
- Tragen Sie Salben oder Cremes nur auf Areale auf, die trocken sind oder spannen. Die restliche Haut schafft es allein. Bei Beschwerden medizinischen Rat einholen.
- Schönheit von innen: Obst und Gemüse liefern Ballaststoffe, sie nähren die Haut mit Vitaminen, Mineralien und sekundären Pflanzenstoffen.
- Achten Sie auf ausreichend Proteine! Die Haut benötigt Eiweiß zum Aufbau der Zellen, des Kollagens, ihrer Botenstoffe und für den Stoffwechsel.
- Fasten verjüngt den gesamten Körper, verbrennt Fett, aktiviert die Zellreinigung, senkt die Zahl der freien Radikale und ist natürliches Anti-Aging.
- Sport besitzt enorme Heilkraft und ist antioxidativ. Die Haut profitiert auch dank starker Durchblutung und wegen des reinigenden Schwitzens, das stärkt den Säureschutzmantel.
- Hautkontakt baut das Stresshormon Cortisol ab, setzt glücklich machende Hormone frei und senkt die Entzündungsaktivität der Haut. Sex senkt ebenfalls das Stresslevel. Das Gehirn schüt-

tet Belohnungsstoffe aus. Orgasmen verbessern den Teint und verleihen der Haut »Glow«.

- Lösliche Ballaststoffe und probiotische Nahrungsmittel stärken Ihr Mikrobiom, das wiederum zur Hautgesundheit beiträgt. Einige Darmbakterien besiedeln und schützen die Haut.
- Schlaf macht schön. Nachts läuft die Zellreparatur, das Dunkelheitshormon Melatonin wirkt als Antioxidans, die Haut regeneriert sich.
- Meiden Sie: Zigaretten, deren Gifte die Haut welk und faltig werden lassen, Zellteilung, Wundheilung und Durchblutung verringern.
- Sonne und Solarien beschleunigen die Hautalterung.
- Das Zellgift Alkohol trocknet die Haut aus, raubt Vitamine, weitet die Blutgefäße, fördert die Talgproduktion und lässt dadurch Pickel sprießen.
- Industriell gehärtete Transfette fördern Entzündungen der Haut. Zu viel Salz lässt sie fahl wirken. Zu viel Zucker und Weißmehl verkleben ihre Eiweiße und tragen zur vorschnellen Alterung bei. Kuhmilch im Übermaß genossen macht die Haut fettig und kann Akne verursachen.
- Das Stresshormon Cortisol stimuliert die Talgdrüsen, verstärkt Akne und Haarausfall. Überaktive Hautnerven entfachen juckende Entzündungen – versuchen Sie also, hier und da einen Gang herunterzuschalten.

KAPITEL 3

Natürliche Kopfbedeckung & schützende Hornplatten

Haarausfall, ergrauendes Haar und Nagelveränderungen – keiner bleibt davon ein Leben lang verschont. Gerade Haarausfall macht sehr betroffen und ist mit Panik und Ängsten verbunden. Er kann krankhaft sein, aber auch dem Alterungsprozess und den Hormonveränderungen im Körper geschuldet. Die Haarfollikel nehmen ab, das Schamhaar wird glatter, das noch gnädig verbliebene Resthaar am Kopf struppiger. Der Rückgang der Hormone bei der Frau bzw. der lang anhaltende Einfluss des Testosterons bzw. des Dihydrotestosterons beim Mann lässt die Haarpracht obenrum spärlich werden. Borstenhaare haben hingegen endlich ihre Chance und vermehren und verlängern sich, besonders bei Männern, an den Augenbrauen, in den Ohrmuscheln und am Naseneingang.

Haare: Empfindliches Wurzelgemüse

70 Prozent der Männer und 40 Prozent der Frauen sind vorübergehend oder dauerhaft von Haarausfall betroffen. Bei Frauen verändert sich die Hormonzusammensetzung ab der Menopause, eine Weile kommt es sogar zum Überwiegen der männlichen Hormone, wenn sich die weiblichen Hormone langsam verabschiedet haben. Dadurch schrumpfen die Haarfollikel, das Haar wird feiner und weniger dicht. Es lebt kürzer. Männer entwickeln Haarausfall durch die Wirkung des Testosterons bzw. seiner zehnfach stärkeren Version Dihydrotestosteron an den Haarwurzeln. Sie bilden charakteristischerweise die Geheimratsecken, die Tonsur oder auch eine Glatze aus. Der Haarkranz am Hinterkopf hat weniger Empfangs-

stellen für Testosteron, sodass hier die Haare oft dauerhaft bestehen bleiben. Daher werden bei einer Haartransplantation die Haare vom Bereich des Hinterkopfes in den vorderen und oberen Kopfbereich verpflanzt.

Haare sind sehr empfindlich und reagieren auf alle möglichen Faktoren beleidigt. Zigarettenrauch mit den über 5000 giftigen Chemikalien und Schwermetallen sowie dem radioaktiven Polonium kann zu Haarwurzelschäden mit Haarausfall und Entzündungen führen. Das wachstumsfördernde Hormon Östrogen wird blockiert und die Durchblutung der Haarwurzel vermindert. Medikamente, die von vielen im Laufe des Lebens eingenommen werden müssen, wie das Gichtmittel Allopurinol, einige Blutdrucksenker, Fettsenker oder Blutverdünner oder eine nicht immer passende Hormontherapie, dünnen das Haar ebenfalls aus. Auch straffe Zopffrisuren und enge Mützen malträtieren die Haarfollikel. Stress, Infektionen, Operationen und Fieber führen zeitversetzt zwei bis drei Monate später zum vorübergehenden Haarausfall. Bei den Männern wird es oben kahl. Doch der Bart wird imposant. Das war früher ein Vorteil für erfahrene, vielleicht nicht mehr ganz junge Krieger: Keiner konnte sie mehr am Schopf packen, aber ihr Kinn wirkte dafür Angst einflößend dominant.

Frauen neigen bereits ab vierzig gelegentlich zu verstärkter Körperbehaarung, insbesondere am Kinn, durch neue Empfangsstellen *(Rezeptoren)* an den Haarwurzeln und später das Überwiegen ihrer männlichen Hormone. Frauen in den besten Jahren gehen daher nicht ohne Pinzette aus dem Haus …

Stress erreicht über Nervenfasern auch Haarwurzeln und pigmentbildende Zellen. Das Haar ergraut, weil zu große Mengen des Bleichmittels H_2O_2 in den Haarwurzeln gebildet werden. Ergrauendes Haar ist nicht mehr in der Lage, das Wasserstoffperoxid rechtzeitig abzubauen, sodass es das Melanin produzierende Enzym attackiert und das Haar seine Farbe verliert. Wenn wir ergrauen, nimmt die Melaninproduktion ab. Statt Farbpartikel lagern sich im Haar dann Luftbläschen ein, was das Haar optisch weiß erscheinen lässt. Eine Therapie gibt es bisher nicht. Also färben oder geschehen lassen.

Tipps bei Haarausfall

- Minoxidil (5 Prozent)-Lösung oder -Schaum auftragen (Frauen einmal, Männer zweimal täglich), verlängert die Wachstumsphase des Haares, muss mindestens ein Jahr durchgezogen werden, in manchen Fällen auch dauerhaft. Nach acht Wochen kann es gefühlt zu mehr Haarausfall kommen, da die alten Haare von den neuen unten nachwachsenden erst mal rausgeschubst werden. Nach drei bis vier Monaten sieht man dann die neuen Haare hervorstehen.
- Melatonin-Lösung hat antientzündliche Effekte, fängt freie Radikale im Bereich der Haarwurzel ab und verjüngt sie.
- Östrogenlösungen haben einen eher schwächeren Effekt, hemmen aber die Umwandlung von Testosteron in das zehnfach stärkere Dihydrotestosteron.
- Das Einspritzen von Wachstumsfaktoren aus in der Zentrifuge geschleudertem Eigenblut nennt man PRP: blutplättchenreiches Plasma, das von der Ärztin oder dem Arzt in die Kopfhaut gestochen wird – eine leider kostspielige, schmerzhafte, oft aber nicht wirksame Prozedur. Man nutzt diese Technologie auch zum Vampirlifting im Gesicht.
- Finasterid und Dutasterid wurden nicht gegen Haarausfall erfunden, sondern sind eigentlich antiandrogene (mit antimännlicher Hormonwirkung) Prostatamittel, damit die Prostata schrumpft. Manche Männer nutzen es in niedriger Dosis dauerhaft als Tablette für mehr Haarwuchs und vertragen es gut. Es gibt jedoch ein Risiko für Libidoverlust, Erektionsstörungen, Brustwachstum, kognitive Störungen und Depressionen. Auch nach Absetzen klingt das nicht mehr immer ab und wird beschrieben als *Post-Finasterid-Syndrom*. Es gibt stattdessen auch

eine verschreibungspflichtige individuelle Mischung zum Auftragen aus der Apotheke: 0,15 bis 0,4 Prozent Finasterid-Haarwasser in alkoholischer Lösung mit Rückfettern gegen Austrocknung, manchmal dazu gemischt Minoxidil und Koffein. Es ist so jedoch nicht offiziell zugelassen. Für Frauen fruchtschädigend, daher – wenn überhaupt – erst ab der Menopause einsetzbar.

- Die Antibabypille oder eine Tablette mit antiandrogen (antimännliches Hormon) wirkendem Gelbkörperhormon kann Frauen helfen, ihren Überschuss an männlichen Hormonen oder ihre Überempfindlichkeit darauf zu neutralisieren. Antiandrogen wirken: Drospirenon, Dienogest, Chlormadinon-Acetat, Cyproteron-Acetat, Nomegestrol-Acetat. Spironolacton, eigentlich eine Entwässerungstablette, wirkt ebenfalls antiandrogen.
- Haare freuen sich über eine gut funktionierende Schilddrüse, einen vollen Eisenspeicher (Ferritin) und viele Mikronährstoffe, die sie stärken, inklusive Eiweiß und schwefelhaltige Aminosäuren, L-Methionin und L-Cystein. Lassen Sie Ihr Blut checken oder nutzen Sie Haarwuchs-unterstützende Supplemente über eine begrenzte Zeit in Kurform mit später niedriger Erhaltungsdosis (gerne mit der Ärztin oder dem Arzt bereden): Silizium, Zink, Selen, Omega-3-Fettsäuren, Eisen, B-Vitamine inklusive Biotin, (Pro-)Vitamin A, C, Vitamin D3, Vitamin E. Hungrige Haarwurzeln besser zu versorgen, hilft sogar bei erblich bedingtem Haarausfall. Auch ist es durchaus sinnvoll, den Spiegel der Sexualhormone – vor allem DHEAS und Testosteron – zu prüfen, außerdem die des Stresshormons Cortisol und des Hirnanhangsdrüsen-Hormons Prolaktin. Eine Dysbalance dieser Hormone im Laufe des Lebens oder ein altersbedingter Abfall des Östrogens dünnen die Haarpracht aus.
- Die Aminosäure Arginin kann die Haarwurzeldurchblutung verbessern, da sie gefäßerweiternd wirkt. Damit kann man sich das schwächer wirkende Coffein-Shampoo sparen.

Nägel: Haben Hand & Fuß

Meine Patientin streckte mir sorgenvoll ihre Finger entgegen. Sie habe unschöne Längsrillen auf ihren Nägeln entdeckt und vermute eine Vergiftung oder eine schwere Erkrankung. Sie reagierte gekränkt, als ich ihr sagte, diese Rillen seien eine Art Falten der Nägel.

Die Nagelplatten an Fingern und Zehen werden von spezialisierten Hornzellen gebildet. Im Laufe des Lebens werden die Nägel genau wie die Haut selbst etwas spröder und trockener und entwickeln dadurch Längsrillen. Das Wachstum verlangsamt sich, die Nägel werden dicker und weisen zuweilen sogar eine »Chipsletten-Optik« auf: gelblich-trocken. An den Füßen gesellen sich gerne noch Durchblutungsstörungen dazu, was die Immunabwehr schwächt und Pilzinfektionen an den Nägeln begünstigt. Hautnerven und Fühlsinn lassen in fortgeschrittenem Alter und in Kombination mit Diabetes ebenfalls nach. Schmerzen werden schlechter wahrgenommen, und so kann es passieren, dass gerade Diabetiker, deren Nerven auch durch den Zucker und eine schlechte Durchblutung leiden, nicht spüren, wenn Gegenstände in ihren Schuhen liegen – Geldstücke, Steinchen oder gar Reißzwecken! Auf diese Weise bleiben kleinere Verletzungen unbemerkt, aus denen schwer heilende Geschwüre erwachsen können.

Da man alternden Nägeln nicht mit einem Lifting begegnen kann, bleiben nur pflegerische Maßnahmen, wie das Waschen der Hände mit sehr milden und nicht austrocknenden seifenfreien Waschstücken oder Duschgel auf der Basis von Zucker- oder Kokostensiden. Gern nach jeder Handwäsche Hände und Nägel eincremen, fettig, nicht bloß feucht, eventuell auch mit Harnstoff. Mit medizinischem Lack oder Pinselungen mit Hyaluronsäure, Silizium, natürlichem Schwefel, Chitosan und Ähnlichem kann man Nägel von außen stärken, die Nagelplatte befeuchten und poröse Stellen verspachteln. Generell gilt: besser feilen als schneiden oder knipsen, und Feuchtarbeiten im Haushalt immer mit Handschuhen angehen. Das schwächt die Nägel obendrein: Lack abschleifen, Nagelplatte anschleifen, Nagelhaut entfernen, Nagellacke und Nagellackentferner. Ekzeme, Allergien, Infektionen und Macken in der Nagelplatte können die Folge sein. UV-Lampen bei der Härtung künstlicher Nägel sind außerdem Haut- und Nagelkrebs erregend. LED-Nagellampen geben auch UVA-Strahlung ab. Sonnencreme auf die Fingerhaut während der Belichtung kann zumindest die Haut etwas, nicht aber den Nagel schützen.

Tipps für schöne Nägel

- Neben den oben erwähnten Pflegetipps von außen freuen sich Ihre Nägel, ähnlich wie Ihr Haar, sehr über Pflege von innen, vor allem über Mikronährstoffe: Eisen, Zink, Silizium, Vitamin D3, (Pro-)Vitamin A, Biotin sowie ausreichend schwefelhaltige Aminosäuren L-Cystein und L-Methionin.
- Genau wie beim Haarwachstum muss die Schilddrüse auch bei den Nägeln gut funktionieren. Bei gravierenden Problemen lohnt ein Schilddrüsen-Check.

KAPITEL 4

Bindegewebe

Täglich werde ich von Frauen in meiner Sprechstunde gefragt, wie loses Bindegewebe zu straffen sei. Man biete mir jedes Geld der Welt, würde ich nur endlich mit der Zauberformel herausrücken. Tja. Gäbe es hier tatsächlich eine ultimative Straffungsapparatur, wäre ich Milliardärin. Eine Bindegewebsschwäche nervt Frauen besonders aus ästhetischen Gründen und ist längst nicht nur ein Problem des Älterwerdens. Doch wer es bis dahin nicht hatte, erlebt dieses Phänomen spätestens dann.

Bindegewebe ist das Gewebe, das am häufigsten in unserem Körper vorkommt. Es hat verschiedene Erscheinungsformen und Funktionen und ist zugleich Stütz-, Verschiebe- sowie elastisches Rücksprunggewebe. Es verbindet zum Beispiel alle Organe miteinander und hält sie in Position und Form. Elastische Bänder aus Bindegewebe besitzen wir ebenfalls, und zwar an der Wirbelsäule und als Penisheber. Klar, was passiert, wenn sie im Rahmen der Alterung unelastisch werden …

Bindegewebe enthält relativ wenige Zellen, dafür umso mehr Zwischenzellenmasse, in der die verschiedenen Fasertypen eingelagert sind. Ihren Hauptanteil stellt das Struktureiweiß Kollagen. Beim Altern werden die Fasern dicker und plumper, die Neuproduktion versiegt, kollagenabbauende Enzyme werden überaktiv. Dass unser Bindegewebe so ermüdet, liegt einerseits an der nachlassenden Produktion von Sexualhormonen, andererseits an der verringerten Ausschüttung von Wachstumshormonen und schließlich an den schädlichen Einflüssen, denen man im Leben ausgesetzt ist. Solche Alterungsbeschleuniger sind freie Radikale, die das Gewebe, Eiweißstrukturen, Zucker und Fettmoleküle und das Erbgut in den Zellen schädigen. Einen Teil kann der Körper mit Enzymen und Vitaminen, die diese Radikale neutralisieren können, ausbügeln. Wenn allerdings ständig UV-Strahlung, Zigarettenrauchen oder auch Kortison dazwischenfunken, wird dieses feine Reparatursystem gestört. Die freien Radikale aktivieren dann Enzyme, die das Kollagen abbauen, das Bindegewebe spröde machen und die Erneuerung von frischem Material behindern. Im Bereich der Gelenke können sich die Fasern ohne regelmäßige Bewegung bis hin zur Versteifung verkürzen. Auch die Blutgefäße sind von Veränderungen des Bindegewebes betroffen: Sie verlieren ihre Elastizität und versteifen, wodurch der Blutdruck in die Höhe klettert.

Cellulite: Mut zur Delle

Die ungeliebten Dellen gehören zu einer Frau wie Ohren zum menschlichen Körper. Ob Ohren nun zu den schönsten Accessoires gehören, darüber lässt sich durchaus diskutieren. Aber man wird schwerlich eine Frau finden, die diesen Dellen etwas Positives abgewinnt. Dabei ist die Wellenlandschaft, die den weiblichen Körper hier und da überzieht, evolutionär gewollt und etwas Ur-Weibliches! Die weiblichen Hormone sorgen nämlich dafür, dass das Bindegewebe in senkrechten Streben zur Haut verläuft und Fett gut eingelagert wird, um im Falle einer Schwangerschaft diese Reserven schnell nutzen zu können. Die Haut wird also in regelmäßigen Abständen von senkrecht in die Tiefe verlaufenden Bindegewebsfasern nach unten gezogen. Zwischen diesen Fasern liegt Fettgewebe, das – je nach Füllzustand und Genetik – mehr oder weniger stark hervorploppt. An der nächsten Andockstelle des Bindegewebes wird die Haut dann wieder nach unten gezogen: So entsteht das Matratzenphänomen bzw. die Orangenhaut.

Männer lagern zwar ebenfalls Fettgewebe in ihre Unterhaut ein, doch sie sind nicht nur mit senkrechten Fasern, sondern auch mit waagerechten und diagonalen ausgestattet. Diese Mehrfachverstrebung lässt auch dickliche Männer vergleichsweise stramm daher-

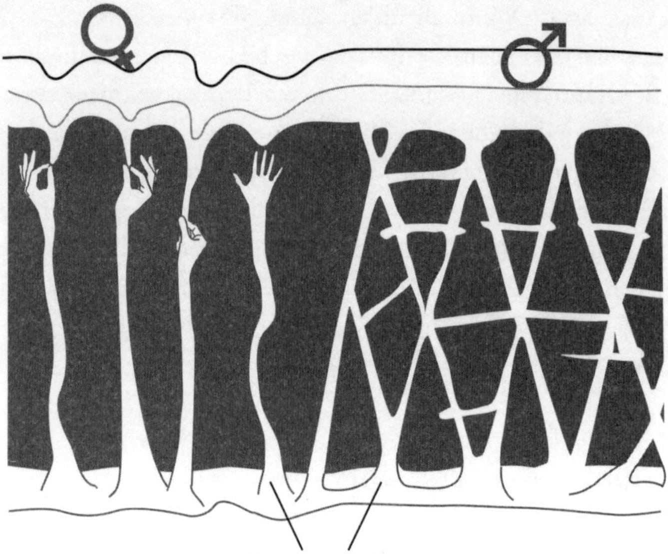

Cellulite – ein »Problem«, das Männer nicht haben …

kommen. Was uns Frauen anbelangt: Es gibt keine Frau ohne Cellulite, allerdings variiert der Ausprägungsgrad.

Wenn Sie wissen wollen, wie stark der Ausprägungsgrad bei Ihnen ist, hier eine kleine Übersicht:

- **Grad 0:** Die Hautoberfläche ist im Liegen und Stehen glatt. Schieben Sie einzelne Hautpartien mit Daumen und Zeigefingern beider Hände zusammen, zeigen sich zwar Falten und Furchen, aber keine matratzenförmigen Pölsterchen.
- **Grad 1:** Die Hautoberfläche ist im Liegen und Stehen ebenfalls glatt. Beim Zusammenschieben zeigt sich jetzt allerdings die typische Matratzenstruktur.
- **Grad 2:** Die Haut ist nur noch im Liegen glatt …
- **Grad 3:** Und jetzt auch da nicht mehr: Cellulite prangt an Oberschenkeln, Po oder Hüften.

Übrigens ist Orangenhaut keine Entzündung, ja nicht mal eine Krankheit, daher ist der Begriff »Cellulitis«, der oft zu hören ist, falsch. Die Endung »itis« in der Medizin bedeutet Entzündung.

Wem es gelingt, Fett abzubauen, kann die sich hochwölbenden Reserven etwas leer hungern, dann drücken sie weniger deutlich nach oben. Verschwinden werden sie dadurch nicht. Wer Muskulatur aufbaut, hat ebenfalls immer noch Cellulite, aber wenigstens auf einer ansprechenden muskulären Grundlage. Und zu guter Letzt haben wir immer noch die Möglichkeit, die Gravitation auszuhebeln, indem wir uns auf den Rücken legen und zu Liegeschönheiten werden. Zumindest bis Grad 2 sind dann alle Hängepartien weg …

Rubensformen sind heute zwar nicht mehr modern, doch zum Trost für hadernde Frauen sei gesagt, dass sich Männer in der Regel nicht weiter an den schwingenden Hautarealen stören. Sie nehmen sie gar nicht wahr. Wenn das Gewebe bei der Liebe schön wackelt, freuen sie sich eher, als zu sagen: »Oh, Schatz, lass mal gut sein, du hast ja Cellulite!« Sollte er das tatsächlich sagen, sollten Sie Ihren Beziehungsstatus vielleicht sowieso noch mal überdenken.

Gegen Cellulite werden verschiedene Behandlungen angeboten, deren wissenschaftliche Beweislage ziemlich mickrig ist. Klar ist, keine noch so teure Creme gegen Cellulite erreicht die Bindegewebsfasern in der Tiefe. Das Geld dafür können Sie besser für etwas anderes nutzen! Fettabsaugung, die Durchtrennung stark einziehender Fasern mit Schnittgeräten, das Einspritzen von gewebestraffenden Füllsubstanzen, die Einlage straffender Fäden in die Haut sind allesamt »Beautyfication-Verfahren«, die das Erscheinungsbild der Haut für einige Zeit optisch verbessern können. Das Problem dauerhaft an der Wurzel packen sie jedoch nicht. Mit Kälteeinwirkung *(Kryolipolyse)* und Fett-weg-Spritze kann man die ploppenden Pölsterchen regional reduzieren, erreicht aber die Struktur des Bindegewebes nicht. Auch Massage-, Vakuum- und Hitzeverfahren, die von außen auf den Po oder die Schenkel appliziert werden, haben keinen starken oder nachhaltigen Effekt, da sie das Bindegewebe nicht umstricken können. Mit anderen Worten: Es gibt derzeit weder ein wirksames Mittel noch eine geprüfte Methode, um Cellulite auf Dauer den Garaus zu machen.

Tipps gegen Orangenhaut

Wir müssen zwar mit den leidigen Dellen leben, aber ein bisschen was können wir dennoch tun:

- Sport treiben, um so die muskuläre Unterlage zu formen und zu straffen. Außerdem transportiert Bewegung träge Lymphflüssigkeit ab und steigert die Durchblutung. Damit wird der Stoffwechsel angeregt.
- Gewichtskontrolle, damit das Fettgewebe maßvoll ausgeprägt ist und nicht zu sehr nach außen buckelt; Crash-Diäten bitte vermeiden, der Jo-Jo-Effekt strapaziert das Bindegewebe zusätzlich.
- Nehmen Sie mindestens zwei Liter Flüssigkeit pro Tag zu sich, und sorgen Sie für eine ausgewogene und nährstoffreiche Ernährung. Vitamin C kann unterstützend wirken, da dieses Vitamin am Aufbau des Bindegewebes beteiligt ist.
- Verzichten Sie auf Zigaretten, Alkohol, zu viel Sonne, Solarium, Zucker und alle weiteren bekannten Altersbeschleuniger, denn sie lassen auch die Haltefasern schneller labbrig werden.

Schwere Beine, dicke Füße

Nachmittags Schuhe kaufen – keine gute Option, oder? Und sind Ihnen im Sommer auch schon mal die Schuhe zu eng geworden? Tatsächlich ist das ein häufiges Phänomen, weil der Körper bei höheren Temperaturen in Sachen Wärmeregulation besonders gefordert ist. Das kann einem schon mal in die Beine gehen oder auf die Füße fallen: Die Wärmeregulation geschieht einerseits durch das gute alte Schwitzen, andererseits durch eine Weitstellung der Blutgefäße. Sind diese voll, weit und träge und klappen vielleicht sogar auch andere Körperfunktionen wie die Pumpleistung des Herzens nicht mehr ganz optimal, wird Wasser durch die Gefäßwände in das umgebende Gewebe gepresst, und da bleibt es dann erst mal – erkennbar als Ödem. Füße dick, Schuhe zu eng, beim Drücken mit dem Finger auf den Unterschenkel bleibt die Delle eine Minute bestehen. Und auch die Sockenbündchen schnüren plötzlich ein.

Ödeme, Krampfadern & Besenreiser

Eine ganze Reihe von Erkrankungen kann Ödeme auslösen, imitieren oder verstärken: so etwa das *Lipödem*, eine optisch stigmatisierende Fettverteilungsstörung mit Wassereinlagerungen und derber Bindegewebevermehrung, die zu einer starken unproportionalen Gewebevermehrung meist an den Beinen, manchmal auch an den Armen führt. Sie nimmt im Laufe der Jahre zu und befällt fast ausschließlich Frauen. Nach Bagatellverletzungen und leichten Stößen treten regelmäßig blaue Flecken auf. Dieses Ödem ist nicht mit dem Finger eindrückbar, kann Schmerzen verursachen und lässt besonders die Fußfesseln anschwellen; sie wölben sich dann üppig und ausladend über dem Knöchel. Sport und Abnehmen sind hier nicht hilfreich, auch wenn Frauen sich diesen falschen Rat häufig anhören müssen. Therapeutisch profitieren sie neben unterstützender Lymphdrainage von einer Fettabsaugung.

Auch wenn *Krampfadern* bestehen, sackt Wasser in den Füßen und Beinen ab; man kann das Ödem eindrücken und erkennt es auch am Sockenabdruck. Die Veranlagung dazu bekommt man von seinen Eltern mit, ein Erbe, das leider nicht ausgeschlagen werden kann. Hier driften die Venenwände auseinander, wodurch die Venenklappen nicht mehr vollständig schließen können. Das Blut, das eigentlich zum Herzen zurückfließen sollte, rauscht auf dem Weg nach oben quasi durch die Schwerkraft direkt wieder

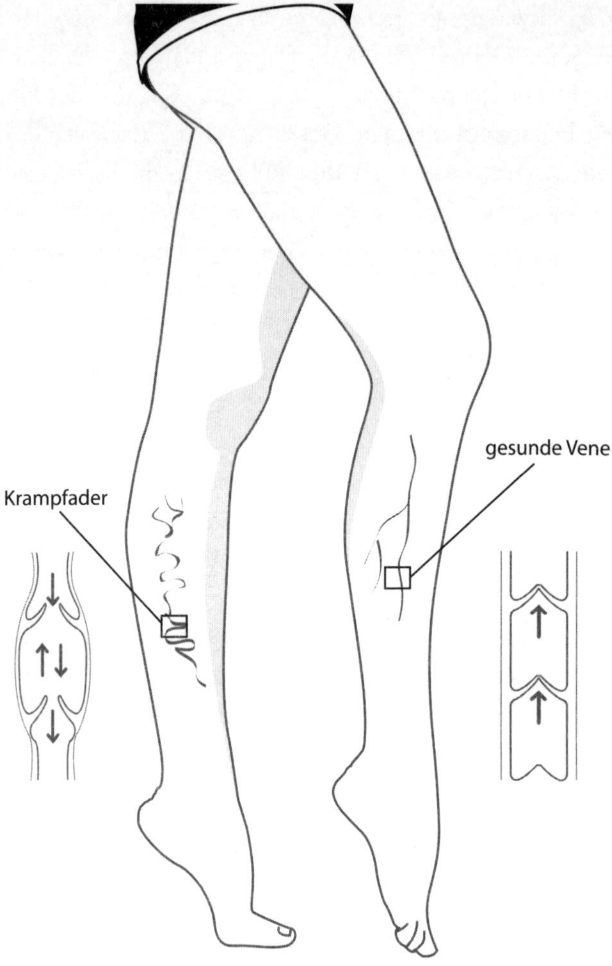

Auch Krampfadern haben mit einer Bindegewebsschwäche zu tun.

nach unten, überfüllt die darunterliegenden Gefäßabschnitte und dehnt die Innenwände der gestauten Adern weiter auseinander. So setzt sich das Krampfaderleiden immer weiter fort. Durch Sport kann man diese Bindegewebsschwäche nicht heilen, sondern allenfalls die Beschwerden lindern.

Sollten Sie *Besenreiser* auf Ihrer Haut sehen oder mit Unterschenkel- oder Fußproblemen (an Haut, Gelenken oder Knochen) zu tun haben, lohnt immer ein Krampfader-Check. Besenreiser können ein Hinweis sein, wenngleich man in der Tiefe nicht immer auf Krampfadern stößt. Das Tückische an Krampfadern ist, dass sie oft mit bloßem Auge gar nicht sichtbar sind und so im Verborgenen ihr Unheil treiben können: Sie gehen häufig einher mit hartnäckigen Warzen, Fuß- und Nagelpilz, übermäßiger Hornhautbildung, Ekzemen, Verfärbungen, Wund- und Knochenheilungsstörungen bis hin zur Venenentzündung, Betroffene neigen zu Thrombosen oder offenen Beinen. Auch Schuppenflechte an den Unterschenkeln kann verstärkt werden. Krampfadern entwickeln sich mitunter über Jahrzehnte, ohne Schmerzen oder andere Symptome zu verursachen, während das Gewebe weiter gnadenlos vor sich hin altert.

Man kann sie einfach mit Ultraschall entdecken. Bereiten sie Probleme, müssen die Venen operativ entfernt oder – moderner und minimalinvasiver – mit Hitze oder Schaum verödet werden. Das Blut sucht sich dann den Weg über die gesunden Gefäße und versackt nicht mehr in den ausgeleierten. Besenreiser lassen sich mit eingespritztem Verödungsmittel als Schaum oder Lösung oder mittels Speziallaser durch die Haut veröden.

Ein schwaches Herz, das die Flüssigkeit aus den Beinen während der Pumpaktivität nicht mehr ausreichend ansaugen kann, Nierenkrankheiten mit Eiweißverlust, Lebererkrankungen, selten Tumore oder auch Lähmungen der Beine können ebenfalls zu Wasser in den Beinen führen. Bei Frauen sind es oft die Hormone, prämenstruell, in der Schwangerschaft oder einfach so. Auch Bewegungsmangel, Übergewicht, Alkoholmissbrauch oder der übermäßige Genuss von Salz kann unsere Unterschenkel zu wandelnden Wassertürmen machen. Das passiert auch, wenn der häufige Gebrauch von Entwässerungstabletten oder Abführmitteln zu Kaliummangel führt.

Wenn Sie häufig Probleme mit geschwollenen, schweren Beinen haben, sollten Sie die Ursachen untersuchen lassen.

Tipps bei schweren & geschwollenen Beinen

- Das Hochlagern der Beine kann eine erste Hilfsmaßnahme sein; nachts führt das dann zu mehr Wasserlassen.
- Kompressionsstrümpfe der Klasse eins oder besser zwei pressen von außen das Gewebe zusammen und helfen, das Blut zum Herzen zurückzumelken.
- Reichlich Bewegung in flachen, festen Schuhen, in denen die Abrollbewegung gut stattfinden kann, macht knackige Waden; sie sind eine Art innerer Kompressionsstrumpf mit effektiver Pumpwirkung bei jedem Schritt.
- In der Apotheke und im Reformhaus werden vielfach Extrakte aus Rosskastaniensamen, roten Weinrebenblättern und Präparate mit Oxerutin angeboten. Diese sekundären Pflanzenstoffe der Gruppe der Rutoside wirken gefäßabdichtend. Ihr Effekt ist jedoch wissenschaftlich nicht abschließend belegt. Wenn überhaupt, funktionieren sie nur unterstützend, aber nicht als alleinige Therapie und dann auch nur oral zugeführt, nicht als Creme oder Gel.
- Beliebt zur Entwässerung sind auch der harntreibende Brennnesseltee oder entwässernde Nahrungsmittel wie Spargel, Ananas oder Melonen mit wenig Natrium. Bei der Entwässerungstablette ist Vorsicht geboten; sie führt zwar schnell zu einer Austreibung von Wasser aus den Blutgefäßen, weniger zügig aber aus dem Gewebe. Dadurch kann es zu Kreislaufproblemen kommen und vor allem zu einem Mangel an Kalium, was für das Herz gefährlich sein kann. Diese Therapie gehört in die Ecke der Bluthochdruck-Behandlung und damit ausschließlich in die Hände von Ärztinnen und Ärzten.

Brüste: Natur oder Silicon Valley?

Die Erdanziehung gibt uns Bodenhaftung, zeigt uns aber auch gnadenlos den Abwärtstrend. Und das gilt auch für die Brüste. Während sie einst noch ohne BH durchs T-Shirt drückten wie halbe Äpfel oder anderes pralles Obst, verlieren sie nach und nach an Fülle, Form und Stehkraft. Die Erdanziehung kann man im fortgeschrittenen Alter nur noch in Rückenlage für sich nutzen. Im Stehen dagegen zieht es das Gewebe gnadenlos nach unten. So erklärt sich auch die böse Legende des Knieschusses, den eine Dame reiferen Alters beging, obwohl sie eigentlich ins Herz treffen wollte. Das, so meinte sie, befände sich doch unter der Brust. Aber Scherz beiseite: Ginge es bei der Alterung der Brust nur um Form und Prallheit, wäre es nicht so ein wichtiges Thema. Brüste bestehen aus Drüsen, Fett und Bindegewebe, umhüllt von Haut. Brustdrüsengewebe ist bei Frauen und Männern gleichermaßen vorhanden, bei Männern ist nur weniger da. Daher können auch sie Brustkrebs entwickeln, allerdings hundert Mal seltener als Frauen.

Die weibliche Brust wächst unter dem Einfluss der weiblichen Hormone in der Pubertät heran und unterliegt den Zyklusveränderungen. Im Laufe des Lebens wechselt sie gefühlt alle zehn Jahre das Erscheinungsbild: In den Zwanzigern schwellen die Brüste im Zyklus an und ab. Ab Zyklusmitte wird mehr Flüssigkeit eingelagert, die Brust wirkt größer und spannt et-

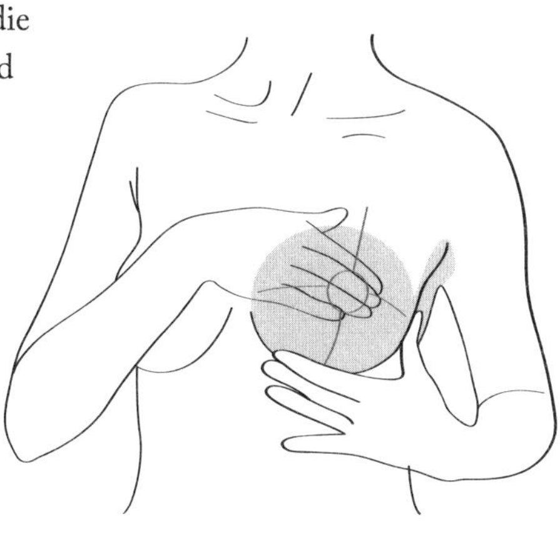

Das Abtasten der Brust ist eine wichtige Präventionsmaßnahme.

was. Verantwortlich für die Wassereinlagerung ist Östrogen; je nach Menge kann das in der ersten Zyklushälfte schon mal eine Körbchengröße mehr bedeuten. Außerdem fühlt sich das Gewebe oft knubbelig an. Nach der Menstruation ist die Brust wieder weicher und weniger knotig.

Während einer Schwangerschaft fühlt sich frau oftmals wie nach einer Silikonimplantation: pro Brust ein Plus von rund 400 Gramm an Volumen, um sich auf das Stillen vorzubereiten. Schnelles und starkes Brustwachstum kann zu Dehnungsstreifen führen, zu Rissen in der Lederhaut, die dann vernarben. Daher sind von nun an manche Brüste gewebetechnisch bereits etwas strapaziert und schauen manchmal schon nach unten. Die Haut kommt nicht immer mit, und ehemals kleine Brustwarzen bleiben größer und dunkler. Immerhin klappt Stillen unabhängig von der Optik.

Ab den Vierzigern zieht sich das Geschlechtshormon Progesteron in Vorbereitung auf die Menopause langsam zurück, die meist um die fünfzig herum einsetzt. Der anfänglich noch vorhandene Östrogenüberschuss führt zu vermehrtem Brustspannen. Gleichzeitig können im Dekolleté Falten sichtbar werden, besonders wenn viel Sonne oder Zigaretten genossen wurden.

In den Fünfzigern sind die Wechseljahre dann in vollem Gange. Wassereinlagerungen, Spannungsgefühle, Fett verdrängt Drüsengewebe, manchmal entstehen Knubbel – all das sollte zu regelmäßigen Checks bei der Frauenärztin veranlassen.

Ab den Sechzigern verkleinern sich die Brustdrüsen. Die Brust kann schrumpfen, wird weicher und faltig und rutscht weiter ab. Ein ästhetisches Problem für viele Frauen, dabei sollte die Devise lauten: Hauptsache gesund. Denn Forscher fanden heraus, dass es anhand des epigenetischen DNA-Methylierungsalters Hinweise darauf gibt, dass das weibliche Brustgewebe schneller altert als andere Körperteile bzw. Blutzellen. Daran sind vermutlich die Hormone schuld. Denn bei Frauen mit Brustkrebs hat man stark vorgealtertes methyliertes Erbgut entdeckt.

Um das Tragen eines Büstenhalters ranken sich zwei Theorien:

Die eine lautet, dass Frauen, die keinen BH tragen, auf diese Weise ihren Brustmuskel mehr anspannen und damit optisch die Brust heben, was sie länger jung erscheinen lässt. Die zweite lautet, dass Frauen mit BH das Ausleiern der Brüste verlangsamen. Bei großen Brüsten können BHs in der Tat eine wichtige Stützfunktion für das Gewebe haben und Rückenverspannungen und Brustschmerzen verringern. Dass der BH ein Krebsauslöser wäre, gilt aktuell immerhin als ausgeschlossen. Ob Sie nun der Devise »free the nipple« folgen oder die Brust lieber in Körbchen packen, ist letztlich also eine Frage des persönlichen Geschmacks.

Bei Männern kann es im Laufe des Lebens ebenfalls zu einem ein- oder beidseitigen Anwachsen des Brustdrüsengewebes kommen, vor allem nach der Geburt, während der Pubertät – und im Alter. Dieses Phänomen nennt man *Gynäkomastie*. Auch Männer haben kleine Mengen Östrogen, das, wie bei Frauen, die Knochen stärkt. Die männlichen Brustdrüsen wachsen, wenn es phasenweise ein Ungleichgewicht zwischen männlichen und weiblichen Hormonen gibt, also ein Östrogenanstieg vorliegt. Auch krankhafte Ursachen wie Fehler in der Erbsubstanz, chronische Erkrankungen, Krebs oder die äußere Zufuhr von Hormonen durch Medikamente können zu vermehrtem Wachstum führen.

Die Altersgynäkomastie hängt damit zusammen, dass die Produktion von Testosteron abnimmt, während das Fettgewebe zunimmt. In Fettgewebe kommt das Enzym Aromatase vor, das Testosteron zu Östrogen umbaut und so für ein hormonelles Ungleichgewicht sorgt. Dieses Phänomen ist nicht zu verwechseln mit der *Pseudogynäkomastie,* einer vermehrten Bildung von Fettgewebe im Brustbereich bei starkem Übergewicht.

Tipps für die Brüste

- Regelmäßig zur Krebsvorsorge und die Brust abtasten: Das geht besonders gut nach der Periode, denn da ist die Brust weicher. Vor der Periode wirkt sie knotiger und hat mehr Wasser eingelagert. Das Gewebe fühlt sich dann bei manchen Frauen knotig und klumpig an. Beim Abtasten alle vier Quadranten der Brust einzeln checken, außerdem die Brustwarze und die Achseln, um eventuell versprengtes Drüsengewebe aufzuspüren.
- Auch Männer sollten die Brust untersuchen lassen, wenn sie eine Verhärtung ertasten, eine Einziehung der Brusthaut oder Brustwarze auftritt und eine Brustdrüse entzündet wirkt oder Flüssigkeit austritt. Denn auch sie können in seltenen Fällen Brustkrebs entwickeln.
- Sport und das Vermeiden von Übergewicht wirken der Alterung des gesamten Körpers entgegen. So auch der Brust. Ein wohlgeformter muskulöser Oberkörper bietet einen gewissen Halt und vor allem Haltung für die ansonsten natürlich autonom hüpfenden, baumelnden, schwingenden oder aufsitzenden Hautanhangsgebilde, die Brüste.
- Hormone haben auch einen Anteil an der Alterung der Brust. Dennoch sind sie nur ein Aspekt von vielen. Wer als Frau in der Menopause Hormone nimmt, spürt gelegentlich ihr Andocken im Brustgewebe mit Spannungsgefühl und Brustwachstum von bis zu 30 Prozent durch mehr Fett, Drüsengewebe und Wassereinlagerung. Das Risiko für Brustkrebs erhöht sich dadurch leicht, weshalb die jährliche Vorsorge so wichtig ist.

KAPITEL 5

Sexualität, Geschlechtsteile & -organe

Na klar haben »alte Leute« auch Sex. Vielleicht weniger, langsamer oder anders, aber in jedem Fall ist es gut, wenn sie Sex haben. Denn Sex ist ein absoluter Vitalitätsfaktor. Wer Spaß an Liebe, Lust und Körperlichkeit hat, der kann von den zahlreichen präventionsmedizinischen verjüngenden Effekten profitieren – und zwar in jedem Alter.

Paare, die lange zusammen sind, verlieren jedoch manchmal das brennende Interesse am Sex mit dem Langzeitpartner. Manche wählen daher zwischendurch auch mal andere Sexualpartner, damit dieser schöne Bereich des Lebens eine Frischekur erhält. Eine Affäre führt klassischerweise dazu, dass die Herren sich ihre Plauze plötzlich abtrainieren, Salat statt Schnitzel auf dem Teller landet und den frisch »Umverliebten« positive Stimmung und Energie wie zu alten Zeiten beflügeln. Nicht selten wird zur Kompensation dem betrogenen Altpartner dann besonders viel Freundlichkeit oder Aufmerksamkeit zuteil, den Schuldgefühlen sei Dank.

Einen neuen oder auch jüngeren Liebespartner zu beeindrucken, kann natürlich subjektiv Stress bedeuten, denn der eigene Körper könnte hier und da ja bereits Gebrauchsspuren aufweisen. Andererseits punkten die Älteren dafür vielleicht mit mehr Erfahrung und Körperkenntnis für eine bessere Performance bei der Liebe. Mit ihrer Sexweisheit sozusagen. Oder mit ihrem Geldbeutel, wer weiß das schon. Man muss aber nicht gleich Kirschen aus fremden Gärten naschen, sondern kann auch in einer Langzeitpartnerschaft die sexuelle Freude aneinander bewahren. Klar, zu einer erfüllten Beziehung gehört mehr als Sex, aber warum nicht mal den Urlaub an der Mecklenburgischen Seenplatte mit einem Tantrakurs verbinden? Bewahren Sie sich die Freude am Experimentieren, denn Sex und

Berührungen haben biochemisch und neurowissenschaftlich messbaren Einfluss auf unsere Gesundheit und unser Gemüt.

Unabhängig vom Alter sind es folgende Effekte beim Sex, die uns jung halten:

Hormoncocktail: Beim Sex und bei Berührung der Haut wird im Gehirn Oxytocin ausgeschüttet, das Ängste löst, Schmerzen lindert und beruhigt. Auch Dopamin, Endorphine, Serotonin und Prolaktin steigen beim Sex an. Dieser Hormoncocktail macht glücklich und entspannt, ausgeglichen und erfüllt.

Der Östrogenanstieg durch Sex bekämpft bei Frauen Pickel, macht das Haar dichter und sorgt für eine glattere Haut. Testosteron wiederum fördert die männliche Muskulatur, den Bartwuchs, aber auch den Haarausfall am Kopf. Sex vermindert das Risiko für Herzinfarkt und Osteoporose, reduziert Depressionen, formt den Körper schön und macht Frauen weiblicher und Männer männlicher.

Fitnessfaktor: Sex kurbelt den Kreislauf an, man ist in Bewegung und kommt ins Schwitzen. Lassen Sie doch mal Ihre Fitnessuhr an und schauen, welche Effekte die misst …

Spermidin: eine Geheimwaffe des Anti-Agings aus dem Sperma. Ob es als Gesichtsmaske bereits verjüngend wirkt, ist nicht belegt. Die orale Aufnahme hingegen mag einem Nahrungsergänzungsmittel gleichen. (Mehr dazu in Teil II dieses Buches)

Sperma: Intravaginal »appliziert«, vermutet man einen antidepressiven Effekt bei Frauen, durch die Aufnahme antidepressiver Stoffe aus dem Sperma über die Vaginalschleimhaut. Die Medien schlachten diesen Funfact gnadenlos aus, seither ist es in aller Munde …

So schön dieser Jungbrunnen Sex auch ist, im Alter kommt es zu einer Reihe echter oder vermeintlicher Störfaktoren, die das Liebesleben beeinträchtigen können. Die Genitalien werden länger und loser, die körperliche Schwungmasse oft mehr, die einst straffe Haut schlabbriger. Dies betrifft immerhin beide Partner, sofern sie etwa gleich alt sind. Aber zum Glück wird ja auch die

Sehkraft mit der Zeit schwächer, der Weichzeichner des alternden Auges stärker. Die wirklichen Knackpunkte sind allerdings selten rein kosmetisch-ästhetischer Natur. Schwerer wiegen die trockenere Scheide und die schlappere männliche Erektion.

Vagina: Saftig bleiben

Der Mangel an weiblichen Hormonen in der Zeit nach der Menopause lässt Vulva und Vagina trockener und empfindlicher werden. Schmerzen und Risse und das Gefühl von Sandpapier im Schritt machen Sex für manche Frauen nun zu einer unerfreulichen Sache. Weil der aber auch ein wichtiger Teil guter Lebensqualität ist, kann und sollte man hier gegensteuern. Der Rückgang an Hormonen verändert auch das Scheidenmikrobiom. Der Mangel an Lactobazillen führt schnell zu Rötung, Juckreiz, Brennen, Ausfluss und Infektionsneigung. Mit einem nach Aufwand und Auswirkung der Maßnahmen gestaffelten Stufenplan tunen Sie Ihre Vagina:

Tipps für eine Scheide im Glück

– **Gleitmittel:** Am unkompliziertesten und immer vorhanden ist Speichel, am besten liebevoll appliziert. Eine trockene Schleimhaut kann man auch mit frei verkäuflichen Hyaluronsäure-Gelen oder – für die Ökos unter uns – dem glitschigen Überstand ausgekochter Leinsamen pflegen. Und auch Fettpflege ist eine Option, zum Beispiel mit Kokosöl. Außerdem gibt es Gleitgel aus der Tube und Intimpflegecremes, auf denen ganz harmlos-asexuell vermerkt ist: »vor und nach mechanischen Belastungen«.
– **Hormone:** Sie können lokal als Creme oder Zäpfchen angewandt werden, etwa Estriol-Creme oder DHEA-Zäpfchen. Sie wirken in erster Linie nur vor Ort. Den ganzen Körper erreicht

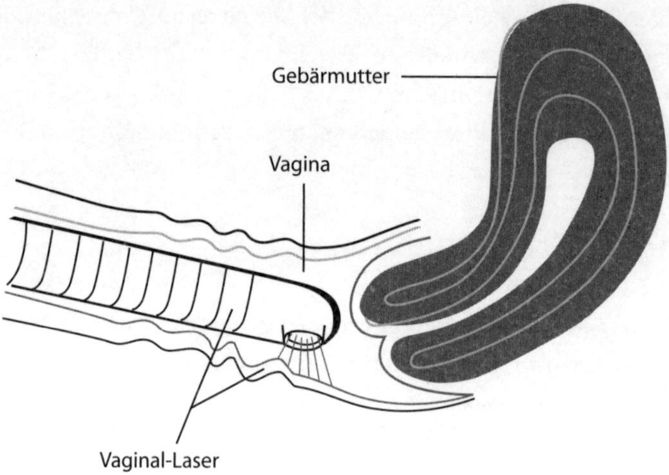

Ein Vaginal-Laser im Einsatz

hingegen eine Hormontherapie, die aber nicht immer erwünscht oder notwendig ist.

- **Laser:** Vulva und Vagina werden mit einer Betäubungscreme auf die Behandlung vorbereitet. Danach wird die Schleimhaut mit einem fraktionierten CO_2-Laser mit Hitzeimpulsen behandelt. Jeder so gesetzte Hitzeschaden muss repariert werden, weshalb dieser Vorgang zu einer Regeneration des ausgedörrten Gewebes führt: Der Stoffwechsel der Schleimhaut und der gesamten Region sowie die Durchblutung werden hochgefahren. Das mürbe Gewebe wird wieder dick, rosig und saftig. Nebenbei lassen sich sogar leichte bis mittelgradige Formen der Harnblaseninkontinenz abmildern. Sex ist meist nach ein bis drei Behandlungen in der Regel wieder ganz normal, also wie in jungen Jahren, möglich. Diese Therapie wird von den Krankenkassen allerdings nicht übernommen und schlägt mit mehreren Hundert Euro als Selbstzahlerleistung zu Buche.
- Die **Vaginalflora** lässt sich auch durch eine gesunde Darmflora pimpen. Weitgehender Verzicht auf Zucker hält Hefepilze ge-

ring, außerdem kann frau eine Trink-Kur mit Milchsäurebakterien machen oder auch welche einführen. Die wandern dann beim nächsten Stuhlgang ein Tor weiter zum wahren Ort ihrer Bestimmung und wappnen die Vagina gut gegen etwaige Keimeinschleppung von Besuchern. Der Scheiden-pH-Wert wird so wieder schön sauer wie ein guter Wein um die 4,5.
- **Hygiene:** Bitte im Schleimhautbereich der Vulva nur mit Wasser waschen, damit das empfindliche Bakterien-Bollwerk nicht mit Waschsubstanzen gestört und getötet wird. Intimwaschlotionen sind unnötig und sollten ebenfalls nicht innen drin benutzt werden. Vaginalspülungen sind sowieso tabu. Sie erhöhen das Risiko für Unterleibskrebs.

Penis: Standhaft bleiben

Während bei Frauen die Hormonproduktion rund um die Menopause ziemlich zügig absackt, geschieht dies beim Mann eher schleichend. Ab dem 35. Lebensjahr verliert er in jedem Jahr etwa 1 bis 2 Prozent seines Testosterons. Testosteron-Tuning gelingt mit gesunder Ernährung und körperlicher Fitness. Ein 65-jähriger Sportlehrer hat manchmal bessere Testosteronwerte als ein zwanzigjähriger Stubenhocker. Alkohol, Rauchen, Stress und Übergewicht tun ihr Übriges. Übergewichtige Männer mit relativ zu viel Östrogen neigen daher zur Verweiblichung: dichteres Haar und Brüste mit Körbchengröße B – C. Im Alter wird das im Blut herumschwimmende Testosteron leider zusätzlich durch das Testosteronfänger-Eiweiß SHBG (Sexualhormonbindendes Globulin) und Albumin weggebunden und steht daher der Männlichkeit nicht mehr in den gleichen Mengen zur Verfügung wie früher. Durch diese Abfangjäger schwindet das Testosteron nun um bis zu 3 Prozent. Außerdem sinkt das in der Nebenniere gebildete Hormon DHEA ab, besonders wenn viel Stress im Spiel ist. Das Steroidhormon ist eine Vorstufe unserer Sexualhormone.

Testosteron wird zu 95 Prozent im Hoden und zu 5 Prozent in den Nebennieren gebildet, übrigens aus dem Grundstoff Cholesterin. Ist der Testosteronspiegel im Blut messbar zu niedrig, kann die Gabe von DHEA oder Testosteron hilfreich sein. Denn ansonsten leidet der Fettstoffwechsel, die Muskelmasse geht zurück, der Betroffene entwickelt Symptome wie Müdigkeit und Antriebslosigkeit, ist nicht mehr so aufmerksam und schnarcht. Die Libido geht flöten, und die Knochen werden schwach. Testosteron stimuliert die Nervenbotenstoffe im Gehirn und unterstützt die Erregungsvorgänge direkt im Penis. Bei einem Mangel kann man sich die Folgen leicht ausmalen.

Der Testosteronspiegel wird praktischerweise morgens im Blut bestimmt, da er mit dem Tag-Nacht-Rhythmus schwankt. Sollte er zu niedrig sein, verschreiben Urologen und Urologinnen Testosteron, das als Gel auf der Haut aufgetragen oder in den Muskel gespritzt wird. Dabei muss beachtet werden, dass die roten Blutkörperchen nicht zu stark ansteigen und so Schlaganfälle, Herzinfarkte, Thrombosen oder Embolien begünstigen. Dies lässt sich jedoch leicht durch regelmäßige Blutkontrollen überprüfen. Die Dosis kann dann entsprechend reduziert werden.

Bei Testosterongaben verliert der Hoden während der Therapie unter Umständen seine beeindruckende Größe, denn die Testosteronbildung ist ab jetzt ja medikamentös ausgelagert. Wird das Präparat abgesetzt, nehmen sie bald wieder ihr früheres Format an. Ob Testosterongaben ein Prostatakarzinom auslösen können, wird aktuell eher verneint. Allerdings könnte ein verstecktes Karzinom durch Testosteron schneller getriggert werden.

Für einen jugendlich-fitten Liebhaber sind neben Testosteron noch andere Faktoren relevant. Denn auch das Steroidhormon DHEA sinkt ja mit den Jahren ab. Sechzigjährige haben im Vergleich zu jungen Menschen nur noch ein Fünftel der Ausgangsmenge. Es kann dem alternden Mann (und auch postmenopausalen Frauen) ärztlich verabreicht werden. Durch Verstoffwechslung kann daraus Testosteron entstehen (aber auch Östrogen), es kann

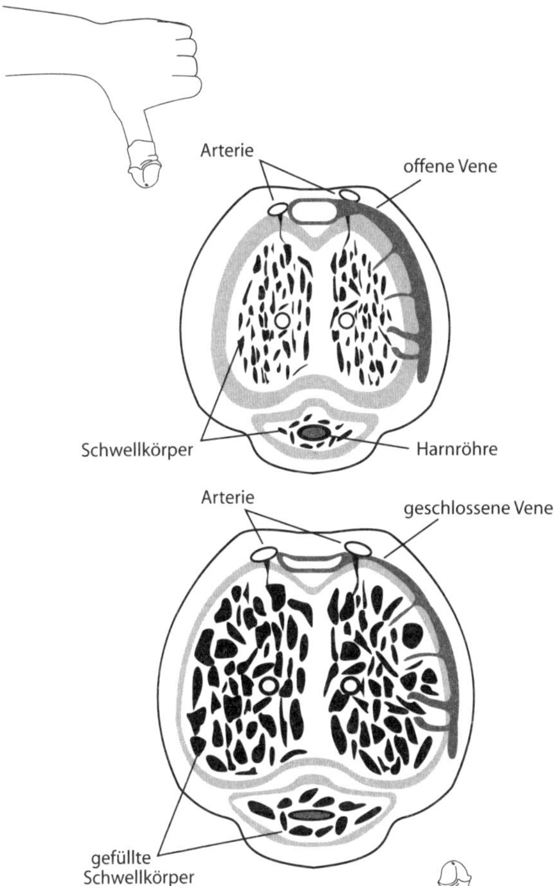

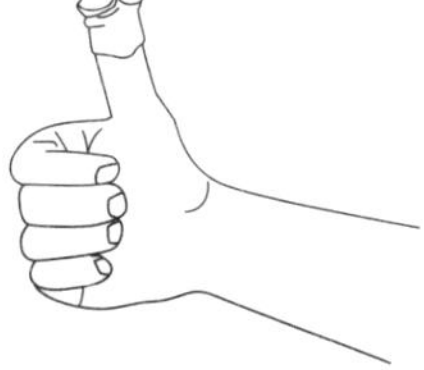

Füllen sich die Schwellkörper, erigiert der Penis.

auch selbst als männliches Hormon wirken und so – als unangenehme Nebenwirkung – fettige Haut, Akne und Haarausfall hervorrufen. Steuerbar ist der Prozess, ob sich DHEA nun in Testosteron oder Östrogen wandelt, nicht. Bei einem messbaren Testosteronmangel kann es dennoch als Vorstufe hilfreich sein, die Gabe (meist 15 bis zu 75 mg DHEA pro Tag) sollte jedoch auf jeden Fall ärztlich überwacht und im Blut überprüft werden. Offizielle Empfehlungen fehlen bislang, die Forschung betont indessen positive Effekte bei Vitalitätsverlust, Depressionen, Stressresistenz, aber auch bei der Gesundung einer verfetteten Leber, dem Muskelaufbau und Fettabbau, der Knochendichte, Durchblutung, Hautbeschaffenheit und auf das Immunsystem.

Eine beeindruckende Erektion ist jedoch nur bis zu einem gewissen Grad vom Hormonspiegel abhängig. Bis vierzig spielen bei Erektionsstörungen häufig psychische Faktoren eine Rolle: Stress, Leistungsdruck, seelische Belastungen, Depressionen ... Ü40 kommen dann häufiger organische Faktoren dazu. Ein gutes Zeichen sind die drei bis fünf nächtlichen Trainings-Erregungen und die sogenannte Morgenlatte – die bedeutet, dass es kein schwerwiegendes grundsätzliches organisches Problem mit der Erektionsfähigkeit gibt. Bei einer anhaltenden Erektionsstörung, die länger als ein halbes Jahr andauert, ist es immer sinnvoll, einen Urologen und vielleicht auch einen Kardiologen oder Neurologen aufzusuchen. Die Erektion ist nämlich die Wünschelrute des Herzens. Damit sie sich entfalten kann, muss das Entspannungsnervengeflecht Parasympathikus aktiv sein. Bei Stress kann man es also eigentlich gleich bleiben lassen, denn dann hemmt das Stressnervensystem die Erektion durch die Freisetzung der Potenzkiller Noradrenalin und Adrenalin. In Ruhe jedoch wird vermehrt Stickstoffmonoxid freigesetzt, die Blutgefäße erweitern sich, die Schwellkörper füllen sich. Damit alles klappt, sind zusätzlich auch das Gehirn und das Nervensystem gefragt, es braucht schließlich noch sexuelle Erregung, anregende Bilder, Gedanken, Fantasien, Düfte, Berührungen ...

Der Botenstoff Stickstoffmonoxid entsteht aus der Aminosäure L-Arginin. Funktioniert die Erektion, kommt es zum Druckanstieg in den Schwellkörpern, ganz wie in einem aufgepumpten Reifen: Das Blut fließt nur noch langsam ab, denn die Rückflussvenen werden durch die prallen Schwellkörper, die in einer derben Hülle verpackt sind, abgedrückt. Genug Zeit also auch für Stellungswechsel und längere Liebesspiele. Alle Faktoren, die die Blutgefäße im Körper insgesamt beeinträchtigen, können auch die Qualität der Schwellkörper verschlechtern: Übergewicht, erhöhte Blutfettwerte, Bluthochdruck, Rauchen, Diabetes mellitus und Stress sind wahre Potenzkiller. Der Penis zieht dann den Kürzeren.

Zum Abschluss noch ein Wort zur Vorhaut: Falls Sie mit den Jahren häufiger Probleme mit Ihrer Vorhaut haben – etwa, dass sie sich entzündet, rot oder verengt ist (auch die Eichel kann rote Flecken zeigen) –, dann lassen Sie sofort alle Waschsubstanzen weg und reinigen nur noch mit warmem Wasser, um dem Mikrobiom bei der Regeneration zu helfen! Starten Sie dann zunächst mit Olivenöl-Behandlungen oder Intimöl mit Vitamin E; manchmal hilft auch eine milde Kortisoncreme oder ein Antipilzmittel – aber bitte nur nach Rücksprache mit dem Arzt! Denken Sie an Vitamin D, Zink, Selen, Omega-3-Fettsäuren, auch an das Beheben eines potenziellen Mangels an B-Vitaminen und an eine vielfältige Darmflora. Lassen Sie Ihren HbA1c-Spiegel (Langzeitblutzuckerparameter) messen, denn manchmal steckt auch ein Diabetes hinter einer chronisch entzündeten Vorhaut und/oder Eichel. Manche Männer profitieren auch von einer operativen Vorhautentfernung. Wenn es immer zu eng und entzündet war, bringt diese Prozedur meist die Heilung und endlich wieder eine gute Lebensqualität mit Freude am Sex. Die Vorhaut gleitet beim Sex ohnehin hinter die Eichel zurück, wird daher in der Regel nicht sehr vermisst.

Tipps für einen Performer-Penis

- Meiden Sie größere Mengen an Alkohol und Zigaretten und achten Sie auf Ihr Gewicht.
- Treiben Sie Sport und lassen Sie hin und wieder Ihr Blut checken, etwa auch mal die Aminosäure Homocystein. Sie schädigt die Blutgefäße und kann ein Warnzeichen für Bluthochdruck,

Herzinfarkt, Thrombosen, ein erhöhtes Schlaganfallrisiko und Demenz sein, aber auch für erektile Dysfunktion. Homocystein kann man etwa mit guten Blutspiegeln an Folsäure, Vitamin B6 und 12 sowie wohl auch durch sexuelle Aktivität senken.

- Gefäßschäden verursacht auch Lipoprotein (a), ein Fett-Transporter, der genetisch bedingt erhöht sein und Blutgefäße verkalken lassen kann. Der Wert lässt sich ebenfalls im Blut bestimmen.
- Eine Hormongabe bei Männern mit nachlassendem Testosteronspiegel kann mit der Fachärztin abgewogen werden. Hier sollten eine genaue Messung der Blutwerte und eine Risiko-Nutzen-Prüfung am Anfang stehen.
- Weil eine mangelnde Stehfähigkeit des Penis stark mit Versagensängsten zusammenhängen kann, haben einfühlsame Partnerinnen und Partner eine erektionsfördernde Wirkung, die bis zu 30 Prozent gegen die schlappe Rute hilft.
- Die stickstoffreiche Aminosäure L-Arginin kann Mann bei Bedarf auch oral zuführen, zwischen 3 und 5 g/Tag. Bitte unbedingt vorher aber bei so hohen Dosen ärztlichen Rat einholen, damit es keine Wechselwirkungen mit anderen Medikamenten oder Nebenwirkungen gibt.
- Viagra und Co. können eine Erektion verstärken und verlängern. Die Wirkstoffe heißen Sildenafil, Tadalafil, Vardenafil und Avanafil. Für welchen man sich gemeinsam mit seinem Urologen entscheidet, hängt vom Sexualverhalten ab: *Tadalafil* wird in niedriger Dosis (5 mg täglich) für eventuell anstehende Sponteneinsätze verabreicht oder mit einer Dosierung von 20 mg als »Weekend Pill«. Der Wirkstoff bleibt nämlich lange im Blut. *Sildenafil* nimmt man hingegen erst eine Stunde vor dem Happening, das dann aber mindestens vier oder fünf Stunden dauern darf. Diese Mittel hemmen ein Enzym, das den Abbau von Erregungsstoffen fördert. Die Erregungsstoffe können dadurch länger wirken.
- Natürliche Potenzmittel wie Zwiebel und Knoblauch sollen im Organismus übrigens eine Art Natur-Viagra freisetzen: Schwe-

felwasserstoff, der senkt den Blutdruck und erweitert die Penisgefäße. Studien haben gezeigt, dass Frauen den Schweiß von Knoblauch essenden Männern lieben, denn der soll verraten, dass der Mann wohl gut im Bett ist und auch länger als Vater zur Verfügung steht, da sein Herz-Kreislauf-System mutmaßlich gesund ist. Allerdings wurde nicht untersucht, wie die Frauen den Atem des Mannes bewerten …
- Eine neue Methode für einen dynamischen Penis ist die Stoßwellentherapie, die sowohl den männlichen Beckenboden für die Sprungkraft als auch den Stoffwechsel im Schwellkörper optimieren kann; sie wird aber auch bei der Behandlung von unerwünschten Gewebeverhärtungen und Penisverkrümmung herangezogen. Die Stoßwellentherapie kommt über etwa sechs Wochen ein- bis zweimal die Woche für 10 bis 15 Minuten zur Anwendung und kostet etwa 200 Euro pro Sitzung. Ihr Urologe kennt außerdem noch eine Reihe weiterer Therapieoptionen.
- Und zu guter Letzt gilt die Devise: »Use it or lose it!« Regelmäßige Nutzung bringt frisches sauerstoffreiches Blut als Frischekick in den Penis. Den Bizeps trainiert man ja schließlich auch.

Eierstöcke & Gebärmutter

Die Eierstöcke eines weiblichen Babys enthalten etwa ein bis zwei Millionen Eizellen. Bis zum Beginn der Pubertät bleiben davon etwa 400000 erhalten. Da neue nicht mehr hergestellt werden, sinkt die Reserve an befruchtungsfähigen Eizellen stetig.

In jedem Menstruationszyklus reifen 500 bis 1000 Eizellen heran. 300 bis 500 Mal kommt es in einem Frauenleben zum Eisprung. Am fruchtbarsten sind Frauen im Alter zwischen zwanzig und dreißig Jahren. Ab 35 nimmt die Fruchtbarkeit rapide ab. Die ab Mitte vierzig folgende *Perimenopause*, also die Zeit vor den Wechseljahren, ist gekennzeichnet durch Zyklusstörungen: Es gibt zunehmend Zyklen ohne Eisprung, Zykluslänge und Blutungsdauer schwanken, es kann auch zu Phasen mit einem völligen Ausbleiben der Regelblutung kommen.

Während der fruchtbaren Jahre der Frau reifen allmonatlich Follikel heran, stimuliert durch die Steuerungshormone LH *(Luteinisierendes Hormon)* und FSH *(Follikel stimulierendes Hormon)* aus der Hirnanhangsdrüse. In der ersten Zyklushälfte steigt das Östrogen an, und es folgt der Eisprung; in der zweiten Zyklushälfte übernehmen die Eierstöcke dann die Produktion von Progesteron. In der Perimenopause nimmt die Eierstockfunktion ab. Darauf reagiert die Hirnanhangsdrüse und versucht, noch einmal alles rauszuholen, was geht: Sie vermehrt die Bildung von LH und noch mehr von FSH. In der Folge steigt der Östrogenspiegel ab der dritten Zykluswoche stark an, was Frauen mit Brustspannen wahrnehmen. Das Östrogen sorgt dafür, dass wieder mehr Gebärmutterschleimhaut aufgebaut wird. Weil aber das Progesteron, verantwortlich für den Abbau der Gebärmutterschleimhaut, in der zweiten Zyklusphase nun nur noch gering ansteigt, muss die Gebärmutterschleimhaut

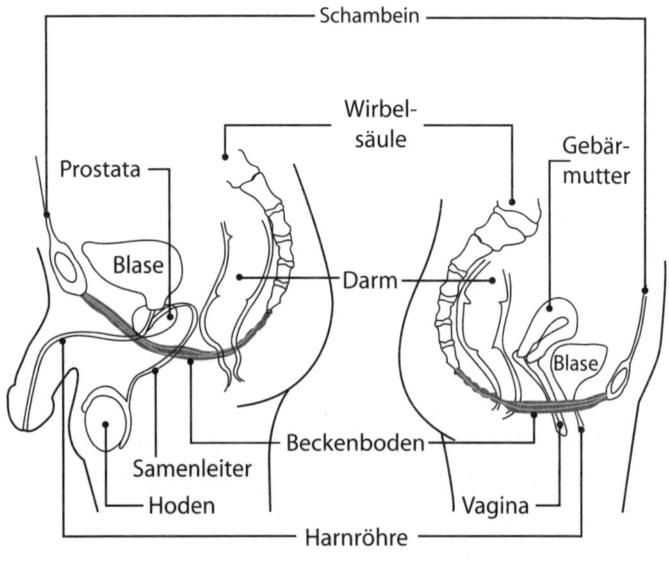

Der Beckenboden bei Mann und Frau

mit starken Blutungen, manchmal auch Vorblutungen, abgestoßen werden.

Dieser Progesteronmangel in der Perimenopause führt zu einer Phase der Östrogendominanz. Fällt der Östrogenspiegel dann von sehr hoch auf ganz tief ab, bemerken viele Frauen Hitzewallungen. Durch das plötzliche Absinken erweitern sich die Blutgefäße, mehr Blut fließt unter die Hautoberfläche.

Nach der Phase der Östrogendominanz geht die Anzahl der stimulierbaren Follikel (Bläschen, in denen die Eizellen heranreifen) weiter zurück. Nun kommt es neben dem bereits vorhandenen Progesteronmangel auch zu einem Östrogenmangel, bis in der Menopause der Stillstand eintritt. Wenn ein Jahr lang keine Menstruationsblutung mehr erfolgt, ist die Menopause mit höchster Wahrscheinlichkeit erreicht.

Auch wenn die Gebärmutter nun quasi außer Dienst ist, hat sie dennoch ihre Berechtigung: zur Stabilisierung nämlich. Sie hält die Beckenorgane und den Beckenboden durch ihre Bänder in Balance. Da im Alter allerdings Muskel- und Bindegewebsmasse zurückgehen, Bänder und Beckenboden ihre Spannkraft verlieren, kann es zu einer Gebärmuttersenkung kommen.

Wechseljahrbeschwerden: Heiße Zeiten

Ein Drittel der Frauen leidet während der Wechseljahre stark unter Beschwerden, ein Drittel mäßig und ein Drittel gar nicht. Klassische Symptome des Klimakteriums sind Hitzewallungen, die mehrere Minuten andauern können und bei denen frau das Gefühl hat, sie müsse sich sofort die Klamotten vom Leib reißen. Kaum hat man sich tatsächlich der Strickjacke entledigt, muss man sie auch schon wieder anziehen, denn nicht selten folgt auf die Wallung ein Frösteln. Nachts führen die Hitzewallungen zu häufigem Aufwachen, die Tiefschlafzeit verkürzt sich, der Schlaf-wach-Rhythmus wird gestört. Das hat Auswirkungen auf die Leistungsfähigkeit und trübt die Stimmung, die ebenfalls stark schwanken kann. Depressive Verstimmungen, Antriebslosigkeit, Reizbarkeit und Nervosität nehmen zu. Auch Konzentrations- und Gedächtnisstörungen können auftreten.

Weil der Östrogenmangel eine verminderte Durchblutung der Muskeln und Gelenke sowie eine Abnahme der Kollagenproduktion mit sich bringt, nimmt die Gelenkflüssigkeit ab, das Knorpelgewebe wird dünner. Bei vielen Frauen macht sich das durch Schmerzen bei der Bewegung bemerkbar. Deren Wahrnehmung kann zusätzlich verstärkt werden, weil zum Abfall der Östrogene eine verminderte Freisetzung von Endorphinen kommt, die wichtig für die Schmerzregulierung sind. Das kann zu einem Absinken der Schmerzgrenze und damit zu einer erhöhten Schmerzempfindlichkeit führen.

Zu diesen Symptomen gesellen sich neben den Problemen im Vaginalbereich auch erhöhte Risiken wie das für Osteoporose, die an anderer Stelle thematisiert werden. Gerade bei Frauen mit massiven Beschwerden ist die Lebensqualität teils über viele Jahre eingeschränkt. Kein Wunder, dass frau nach einem Ausweg aus dieser Lage sucht. Eine Hormontherapie ist ganz sicher sinnvoll, wenn die Menopause sehr früh einsetzt, also schon um die vierzig, da dann ein deutlich erhöhtes Risiko für Osteoporose, Herz-Kreislauf-Erkrankungen oder Demenz besteht. Haben Frauen in der Menopause sie belastende Beschwerden wie Schlaf-, Konzentrationsstörungen, hoher Blutdruck, Herzrhythmusstörungen, starke Hitzewallungen, quälende Schweißausbrüche, Gelenkschmerzen, Scheidentrockenheit und Libidoverlust, kann eine Hormontherapie heilsam sein. Besonders elegant ist es, die Hormoneinstellung auf Basis der Messung der Blutwerte durchzuführen, damit die Dosis individuell angepasst werden kann. Umfassend ist die Hormonanalyse nur im Blut möglich, Speicheltests sind hierfür nicht ausreichend. Ob eine generelle Hormongabe ab der Menopause zur Vorbeugung von Osteoporose, Demenz oder Herz-Kreislauf-Erkrankungen (sie erhöht die Gefäßelastizität und wirkt LDL-Cholesterin-senkend) angezeigt ist, dazu ist die Ärzteschaft gespalten: Hormonbefürworter, darunter viele Gynäkologen, Internisten, Orthopäden und Kardiologen gehen davon aus, dass Frauen mit Hormontherapie länger und gesünder leben und insgesamt weniger Krebs entwickeln.

Nicht wenige Gynäkologinnen und Gynäkologen sehen das anders, bei ihnen ist die Hormontherapie wegen potenzieller, wenn auch geringer Risiken (Brustkrebs und Thrombosen) umstritten. Für sie gilt daher also weiterhin der Kompromiss »so niedrig dosiert wie möglich und so kurz wie nötig« und als individuelle Abwägung von Nutzen und Risiko.

Bei der klassischen Hormon(ersatz)therapie verordnen Ärztinnen und Ärzte Fertigpräparate oder übergeben eine individuelle Rezeptur an eine spezialisierte Apotheke, die das dann anmischt: Progesteron hat neben dem Schutzeffekt auf die Gebärmutterschleimhaut und Blutungsstörungen auch einen Nutzen gegen Bauchfett, verbessert die Stimmung, das Immunsystem und die Knochengesundheit. Es wirkt auch am Brustgewebe. Manchmal wird Progesteron zu Beginn der Wechseljahre allein verabreicht, etwa als Gel gegen Brustspannen oder als Kapsel innerlich. Es ist das erste Hormon, das ab vierzig absinkt. Um keine Akne oder Haarausfall zu provozieren, was bei manchen Gelbkörperhormonen und auch durch das körperidentische Progesteron passieren kann (es wirkt teilweise wie das männliche Hormon Testosteron), kann man stattdessen ein anti-männliches Gelbkörperhormon verabreichen.

Progesteron nimmt man vorzugsweise abends: oral als Kapsel oder flugs hineingeschoben in die Vagina, da es auch schlaffördernd wirkt. Östrogene appliziert man gern über die Haut, um das Thromboserisiko zu umgehen: Sie werden über die Haut gut aufgenommen und umschiffen so die Leber, die bei einer Aufnahme über den Magen-Darm-Trakt verstärkt Gerinnungsfaktoren produzieren würde.

Der Trend geht aktuell dahin, eher bioidentische Hormone zu nutzen. Bio klingt irgendwie nett und natürlich, aber auch diese

Hormone werden synthetisch hergestellt (das ist aber kein Problem!). Allerdings, und da bleibt Hormon nun mal Hormon: Im Fall eines hormonabhängigen Brustkrebses können auch naturidentische Hormone den Brustkrebs stimulieren, sind daher dann kontraindiziert und sollten auch bei einer familiären Vorbelastung nur nach einer sorgfältigen Abwägung und ärztlicher Rücksprache zum Einsatz kommen.

Zu den bio- bzw. naturidentischen Hormonen gehört *Östriol/Estriol (E3)*. Es wird als Creme oder Zäpfchen vaginal gegen Scheidentrockenheit eingesetzt. Das Risiko für die Entstehung von Brustkrebs gilt als gering. Auch *Estradiol (E2)* wird gerne als Creme verabreicht, um in der Leber die Gerinnungsfaktoren nicht zu triggern. Bei Brustkrebs oder einer entsprechenden Vorbelastung kann es kontraindiziert sein! Wer seine Gebärmutter hat, darf natürliches Estradiol, genau wie synthetisches Östrogen, nur in Kombination mit Progesteron bekommen, oral oder vaginal. Andernfalls könnte der Estradiol-Überschuss Gebärmutterschleimhautkrebs provozieren – Progesteron wirkt dieser Gewebewucherung entgegen.

Und wie sieht es mit *Phytoöstrogenen,* also sekundären Pflanzenstoffen, aus? Sie erhöhen das körpereigene Östrogen, sollen Brustkrebs vorbeugen und Wechseljahrbeschwerden lindern. Aber auch sie könnten in konzentrierter Form bei einer entsprechenden Disposition schaden! Eine Ausnahme ist hier die Traubensilberkerze *(Cimicifuga):* Der Pflanzenwirkstoff wirkt hormonartig, ohne ein Hormon zu sein, und wirkt auf Steuerzentren im Gehirn, die die Funktion der Eierstöcke beeinflussen. Er kann so die Wechseljahrbeschwerden reduzieren – ohne eine östrogenartige Wirkung bzw. Nebenwirkung zu haben. Selbst bei hormonabhängigem Brustkrebs, bei dem Pflanzenöstrogene etwa aus Soja, Rotklee oder Rhabarber nicht angewendet werden sollten, gilt die Traubensilberkerze auch nach den medizinischen Leitlinien als erlaubt und recht sicher. Selten ist eine Leberschädigung möglich. Hitzewallungen, Schweißausbrüche und Schlafstörungen können damit bei vielen gut beeinflusst werden.

Tipps in heißen Zeiten

Ob man in den Wechseljahren Hormone nimmt, bleibt eine individuelle Entscheidung, die man mit der Frauenärztin abwägen sollte: Sie hängt vom eigenen Risikoprofil sowie den Beschwerden ab. Anstatt einer Hormontherapie können zunächst andere Maßnahmen versucht werden:

- Legen Sie verstärkt den Fokus auf Sport und gesunde Ernährung.
- Nachweislich wirken Achtsamkeit, kognitive Verhaltenstherapie, das pflanzliche Mittel Traubensilberkerze und Johanniskraut gegen klimakterische Beschwerden.
- Weitere Phytoöstrogene und Pflanzenstoffe spielen im Bereich der Naturheilkunde eine Rolle: Soja-Isoflavone, Wilde Yamswurzel, Katzenbartblätter, chinesischer Brustwurz, Lignane, wie z. B. aus Eibenrindenextrakt, Rotklee, Baldrian, Damiana. Verabreicht zur optimalen Tageszeit, wirken sie regulierend, aktivierend oder beruhigend.
- 300 mg Magnesium am Abend entspannen vorzüglich.
- Die trockene Vagina profitiert von lokaler Östrogencreme oder dem Vaginal-Laser.
- Falls die Entscheidung zugunsten einer Hormontherapie gefallen ist, sollte diese zu Beginn der Menopause – also um die fünfzig – erfolgen. Wartet man zu lange, dann steigt das Risiko für Herz-Kreislauf-Ereignisse, weil die Elastizität der Gefäße nachlässt.

Prostata: Nachtaktiv, auch im Alter

Die Prostata ist eine Drüse des Mannes, die, groß wie eine Kastanie oder ein Golfball, direkt unter der Harnblase sitzt. Die Harnröhre läuft durch sie hindurch. Die Prostata produziert einen großen Anteil der Samenflüssigkeit, die auch Anteile aus den Samenbläschen erhält, quasi der Dip, in dem sich dann die Spermien auf den Weg machen. Sie wiegt normalerweise 20 bis 25 Gramm, kann bei einer Vergrößerung aber ein Gewicht von bis zu 100 Gramm erreichen.

Eine gutartige Vergrößerung *(Prostatahyperplasie)* tritt insbesondere bei Männern Ü60 auf. Die genaue Ursache dafür ist noch unbekannt, man kann aber davon ausgehen, dass hormonelle Faktoren wie Testosteron, Dihydrotestosteron und Östrogen eine Rolle spielen. Eine vergrößerte Prostata kann die Harnröhre abdrücken, sodass der Abfluss des Urins erschwert wird. Eine Schwächung der Blasenmuskulatur und manche Medikamente, etwa Antidepressiva, können die Lage weiter verschärfen. Restharn verbleibt in der Harnblase, das Risiko von Harnwegsinfektionen und Blasensteinen steigt. Ist der Harnabfluss total blockiert, staut sich der Harn zurück und kann so theoretisch sogar die Nieren schädigen.

Männer mit erschwertem Harnabfluss und Restharn in der Blase müssen nachts häufiger aufstehen und Wasser lassen. Auch das Gefühl des ständigen Harndrangs kennen viele Betroffene. Am Ende des Wasserlassens tröpfelt der Urin möglicherweise etwas nach. Bleibt die Harnstauung länger bestehen, kann es zu einer *Überlaufinkontinenz* kommen, also dem unvermittelten Wasserlassen. Die Blase kann nicht mehr zuverlässig melden, dass sie voll oder halbwegs voll ist und geleert werden möchte. Andererseits ist es auch möglich, dass die Blase den Urin ganz behält und sich nach und nach immer mehr dehnt. Diese Dehnung betrifft die Muskulatur und das Nervengeflecht, weshalb die Blase sich nicht mehr gut zusammenziehen kann. Auch Krampfadern können um die

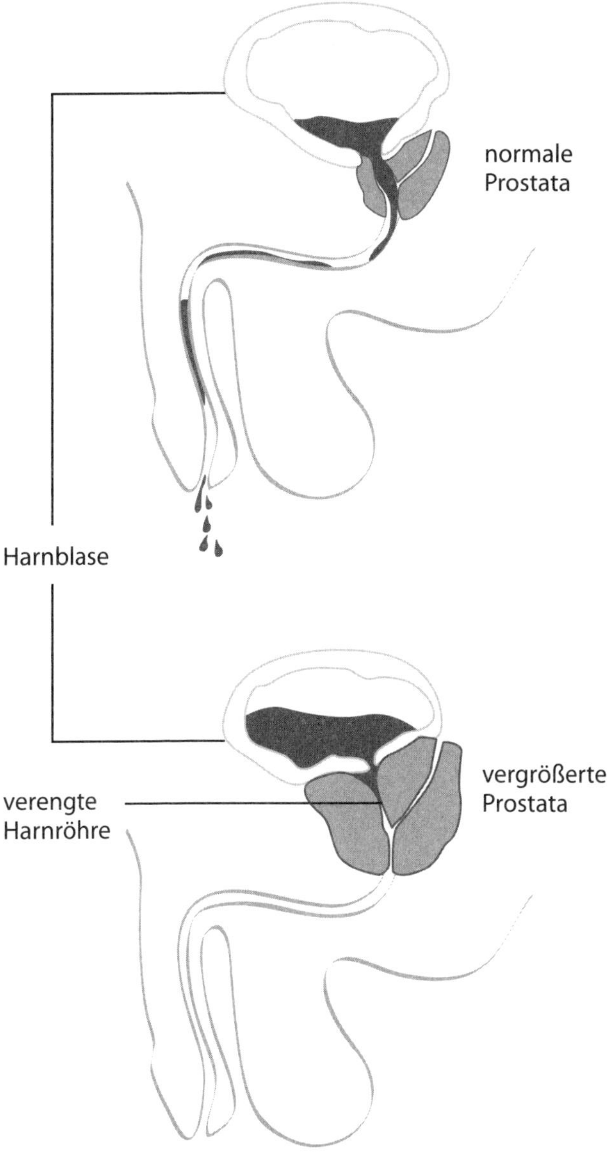

Die Prostata im Normalzustand (oben) und vergrößert

Harnröhre entstehen, die platzen und in die Blase bluten. Also auf zur Urologin oder dem Urologen!

Neben der beliebten »kleinen Hafenrundfahrt« – dem Austasten des Rektums – kann das medizinische Fachpersonal einen Ultraschall vornehmen, Harnfluss und Urinstatus messen und den PSA-Wert im Blut. PSA ist das Prostataspezifische Antigen, ein Enzym, dessen Konzentration im Blut etwas über die Aktivität des Prostatagewebes aussagt (normal: PSA < 4 ng/ml). Es ist wichtig, einen Prostatakrebs rechtzeitig zu erkennen oder auszuschließen. Ein Karzinom kann durch einen erhöhten PSA-Wert angezeigt werden, aber auch durch eine im Tastbefund harte oder knotige Prostata. Auch manche gutartig vergrößerte Prostata scheidet PSA ab. Daher ist dieser Wert zwar hilfreich, jedoch nicht sicher zu interpretieren. Besteht ein Verdacht, kann eine MRT-Untersuchung oder eine Biopsie erfolgen.

Die gutartige Vergrößerung wird medikamentös mit einem Wirkstoff behandelt, der die Umwandlung von Testosteron zum stärkeren Dihydrotestosteron verringert, um die Zellvermehrung zu drosseln; zudem können sogenannte Alphablocker den Harnblasenschließmuskel und die Harnröhre entspannen und so die Blasenentleerung erleichtern.

Prostatakarzinom

Das Prostatakarzinom ist der häufigste Krebs bei Männern. Warum es entsteht, ist eigentlich immer noch nicht ganz klar. Es gibt aber einen direkten Zusammenhang mit dem Lebensalter. Vor dem fünfzigsten Lebensjahr tritt Prostatakrebs nur sehr selten auf, ab dem siebzigsten steigt jedoch die Gefahr. Bei Männern ab 79 sind 59 Prozent von einem Prostatakarzinom betroffen, aber in den meisten Fällen ist es die harmlose Variante und führt nicht zum Tod.

Das Auftreten von Prostatakrebs könnte neben dem fortgeschrittenen Alter auch mit dem Absinken der Testosteronwerte in dieser Lebensphase zusammenhängen. Allerdings sollte bei Männern, die aufgrund eines niedrigen Spiegels mit Testosteron als Medikament behandelt werden, in Betracht gezogen werden, dass dadurch möglicherweise ein Prostatakrebs stimuliert werden könnte.

Ein Prostatakarzinom kann gerade bei jüngeren Männern sehr aggressiv und lebensgefährlich verlaufen, bei älteren gibt es häufiger mildere Formen, mit denen die Männer gemeinsam alt werden können. Wie aggressiv ein Prostatakarzinom ist, kann anhand von Gewebeparametern festgestellt werden. Dafür müssen aus der Prostata Gewebeproben entnommen und histologisch untersucht werden. Mit den dabei erhobenen Werten kann auch eine Entscheidung für eine Therapie bzw. die Art der Therapie getroffen werden: »Watch and Wait«, Operation, Bestrahlung, Chemotherapie, Hormontherapie oder diverse andere Verfahren, die gerade in Studien erprobt werden.

Wie bei den meisten anderen Krebserkrankungen auch ist bei einem rechtzeitig erkannten Prostatakrebs medizinisch noch viel möglich. Deshalb sind regelmäßige Früherkennungsuntersuchungen – ab 45 Jahren – so wichtig. Zumal, falls Sie familiär vorbelastet sind oder eine BRCA-Genmutation bekannt ist: Die Bezeichnung setzt sich zusammen aus »BReast« und »CAncer«, also Brust und Krebs. Bei Frauen führt diese Mutation zu Brust- und Eierstocktumoren, bei Männern erhöht sie das Risiko für Brust- und Prostatakrebs. Auch das Bauchspeicheldrüsenkrebsrisiko ist erhöht. Und wie bei allen Krebsarten gilt auch beim Prostatakarzinom: Ein verschlepptes Leiden erhöht das Risiko, dass der Krebs streut, und verschlechtert dadurch die Prognose.

Tipps für eine prima Prostata

- Fünf Mal Sex mit Ejakulation die Woche (auch Handbetrieb zählt) spült das Gewebe schön durch, leitet Umweltgifte aus und soll das Karzinomrisiko um 30 Prozent senken können. Ob das wirklich stimmt, ist nicht ganz bewiesen. Manchmal schwindeln die Befragten einer Studie auch, wie viel Sex sie in Wahrheit haben oder hatten.
- Körperliche Aktivität schützt! Sport gilt als so effektiv wie ein vorbeugendes Medikament und ist auch wichtig, wenn der Krebs gerade behandelt wird oder überstanden ist. Dann allerdings nicht gleich losbolzen, sondern langsam starten.
- Die Darmflora spielt eine Rolle bei der Entstehung und dem Fortschreiten von Prostatakrebs: Fettreiche Ernährung stört die Balance im Darm, Darmbakterien-Stoffwechselprodukte wie kurzkettige Fettsäuren und Phospholipide, die in den Blutkreislauf gelangen, fördern das Wachstum von Prostatakrebs. Die Darmflora kann außerdem als Quelle für Testosteron dienen, die das Fortschreiten des Prostatakrebses beeinflusst.
- Präbiotische und probiotische Kost können die Entwicklung von Prostatakrebs verhindern oder verzögern. Pflanzenfresser sind auch hier im Vorteil: Leichte vorbeugende Effekte gegen Prostatakarzinom haben Gemüse- und Gewürzpflanzen, die zu den Kreuzblütengewächsen zählen: darunter diverse Kohlsorten (etwa Brokkoli), Radieschen, Steckrüben, Rettich, Kresse, Senfsamen oder Raps. Die in den Kreuzblütengewächsen enthaltenen Senföle hemmen die Teilung von Tumorzellen. Auch Phytoöstrogene aus Soja, Lycopin aus Tomaten, Wassermelonen, Erdbeeren sowie Fisch und Olivenöl werden als schützend eingestuft.
- Übergewicht, hoher Zuckerkonsum und knapp zwei Tassen Kuhmilch am Tag oder mehr steigern das Karzinom-Risiko um 25 Prozent.
- Kürbiskernextrakte und Sägepalme in Kapseln helfen in den Anfangsstadien der gutartigen Prostatavergrößerung, Langzeit-

effekte sind aber noch nicht abschließend belegt: Die darin enthaltenen Phytohormone drosseln die Bildung von Dihydrotestosteron aus Testosteron.

- Fahrradfahren kann durch Druck und Kälte die Prostata stressen. Man kann Prostata-freundliche Fahrradsättel kaufen.

KAPITEL 6

Unser Bewegungsapparat

Unser Bewegungsapparat besteht aus einem aktiven und einem passiven Teil: Letzteren bilden Knochen, Gelenke, Bänder und Knorpel, sozusagen die Stützpfeiler und Scharniere unseres Körpergebäudes. Und damit wir diesen ganzen Haufen an Knochen (immerhin rund 200 Stück!) durch die Gegend bewegen können und er in sich zusammengehalten wird, braucht es den aktiven, beweglichen Teil aus Muskeln, Faszien und Sehnen.

Muskulatur: Hält den Laden zusammen

Die Muskulatur unseres Bewegungsapparats heißt »Skelettmuskulatur«, weil die Muskeln am Skelett entspringen und am Skelett ansetzen. Sie gehören zur quergestreiften Muskulatur, die im Gegensatz zur glatten Muskulatur in den Wänden aller Hohlorgane willentlich gesteuert werden kann. Unter dem Mikroskop wirken diese Muskelzellen wie der geniale Wurf eines Musterdesigners: Sie besitzen eine elegante Spindelform und sind von spiraligen Eiweißstrukturen durchzogen, die sich bei Bedarf zusammenziehen können. Unser Bindegewebe verpackt und gruppiert sie in liebevolle Bündel, wie längliche Schokoriegel in einer Box. Ihre rote Farbe rührt vom Myoglobin her, dem Kollegen des roten Blutfarbstoffs Hämoglobin; genau wie dieser bindet Myoglobin Sauerstoff. Außerdem lagert in den einzelnen Zellen noch ein Zuckerreservoir, das Glykogen.

Aus starken Eigenbedarfsgründen haben Muskelzellen besonders viele Mitochondrien. Diese Energiefabriken stellen im Akkord ATP *(Adenosintriphosphat)* her. Dieses chemische Molekül ist

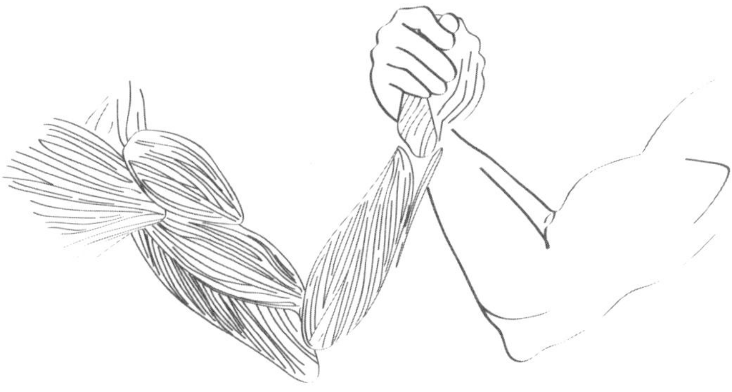

Muskelfasern geben uns Stabilität bis ins hohe Alter.

der Energieträger und wird in der Muskelzelle direkt in mechanische Energie umgesetzt – erlebbar durch die Verkürzung der Muskelzelle in Aktion.

Die Muskelfasern unserer Skelettmuskulatur lassen sich, je nach Aufgabe, die sie zu erfüllen haben, in zwei große Gruppen einteilen:

Fasertyp 1: Diese Fasern werden auch S-Fasern genannt, vom Englischen »slow«. Sie ziehen sich relativ langsam zusammen, entfalten punktuell weniger Kraft und sind dafür ausdauernder. Durch das Muskelprotein Myoglobin können sie viel Sauerstoff speichern, der für die Dauerbelastung – etwa beim Stehen – notwendig ist. Daher finden wir diesen Muskelfasertyp zum Beispiel auch im Rückenstrecker. Menschen, bei denen dieser Typ überwiegt, sind besonders für Ausdauersportarten geeignet.

Fasertyp 2: Diese Fasern ziehen sich sehr schnell und bei hoher Kraftentfaltung zusammen, weshalb sie auch F-Fasern genannt werden, abgeleitet vom Englischen »fast«. Sie sind für punktuelle Höchstleistungen zuständig und verbrauchen dabei jede Menge Energie, weshalb ihre Performance auch nicht allzu lange währt. Bei 100-Meter-Cracks sind sie zuständig für die kurze Höchstleistung.

Wir haben um die 600 Muskeln, wobei jeder von uns genetisch mit einer anderen Zusammensetzung der Fasertypen ausgestattet ist. Im Alter zwischen zwanzig und dreißig Jahren erreicht der menschliche Körper sein Maximum an Muskelmasse. Danach reduziert sie sich allmählich. Aktiviert werden unsere Muskeln durch einen Befehl unseres zentralen Nervensystems, der über elektrische Impulse an Nervenfasern weitergegeben wird, die wiederum die Muskelfasern aktivieren. Das Problem ist: Wenn unsere Nerven altern, schwindet nach und nach auch die Kraft, ausreichend Signale an die Muskulatur zu senden. Und wenn Muskeln nicht beansprucht werden, dann bilden sie sich schnell zurück, das weiß jeder, der schon mal längere Zeit krankheitsbedingt ans Bett gefesselt war. Unseren Organismus an sich ficht das zunächst nicht weiter an – der freut sich, dass der Energiefresser Muskulatur nicht mehr dauernd Nachschub fordert.

Das Gemeine ist nun, dass die Muskulatur sich im Laufe der Zeit nicht nur abbaut, sondern auch noch durch Fett ersetzt wird! Ab dem vierzigsten Lebensjahr mehren sich bei vielen Menschen die unerfreulichen Begegnungen mit Personenwaagen. Sie nehmen langsam, aber stetig zu und rätseln über die Gründe. Wenn Sie nicht zu denjenigen gehören, bei denen die Vier vor der Null am Geburtstag Frustfressattacken auslöst, sondern den bisherigen Lebensstil beibehalten haben, liegt hier eine Erklärung: Ihre Muskulatur schwindet, wenn Sie nicht gegensteuern, zugleich sinkt geringfügig auch der Grundumsatz in Ruhe, doch vor allem sinkt der Kalorien-Umsatz bei Bewegung. Das heißt im Gegenzug: Mehr Muskelmasse ermöglicht härteres Training, das verbraucht mehr Kalorien und betrifft natürlich auch jede andere normale körperliche Aktivität. Mehr Muskeln steigern also den Gesamtumsatz an Energie pro Tag. Die gute Nachricht lautet also: Man kann Muskeln nicht nur erhalten und auch in fortgeschrittenem Alter noch aufbauen – sondern damit ganz nebenbei auch die Polsterbildung beeinflussen.

Sich eine gute Muskulatur zu erhalten, ist aber vor allem aus anderen Gründen entscheidend: Zum Gehen etwa braucht man nicht nur die ausdauernde Kraft des Muskeltyps 1, sondern auch das prompte Gegensteuern mit den schnellen Fasern von Typ 2, sonst würden wir das Gleichgewicht verlieren. Weil diese Fasern stärker vom Alterungsprozess betroffen sind, steigt bei älteren Menschen die Gefahr, unvermittelt oder leichter zu stürzen. Das böse Wort »hinfällig« ist da schnell bei der Hand. Die Sturz- und Stolpergefahr im Alter steigt nicht nur, weil unsere Reaktionsfähigkeit nachlässt, sondern auch zu wenig Muskulatur vorhanden ist, die uns stützt und uns bei der Bewegungskoordination hilft.

Doch auch wenn wir im Laufe unseres Lebens zwischen einem Drittel bis zur Hälfte an Muskelmasse verlieren und in der zweiten Lebenshälfte Fett einlagern, ist es auch mit neunzig Jahren noch möglich, gegenzusteuern: durch regelmäßige Bewegung und die richtige Ernährung. Beides zusammen beugt einem übermäßigen Verlust an Muskulatur vor, der zu Einschränkungen im Alltag führt. Diese sogenannte *Sarkopenie,* wie der degenerative altersbedingte Muskelschwund medizinisch genannt wird (aus den altgriechischen Begriffen sarx – Fleisch – und penia – Mangel), ist einer der häufigsten Gründe für Immobilität und Pflegebedürftigkeit im Alter. Der gleiche Effekt tritt bei langen krankheitsbedingten Liegezeiten ein. Wenn neben der Muskelmasse auch Speicherfettdepots abgebaut werden und andere wichtige Gewebe schwinden, etwa durch eine zehrende Krebserkrankung, spricht man von *Kachexie,* einer extremen Form der Auszehrung, die allerdings altersunabhängig ist und auch bei Esstörungen zu beobachten ist.

Natürlich gilt auch in Sachen Muskulatur die Binsenweisheit »Früh übt sich …«. In einer Studie aus dem Jahr 2015 kommen Ärztinnen und Ärzte der Berliner Charité zu dem Ergebnis, dass Männer weniger Muskelschwund erleiden, wenn sie schon in ihrer Jugendzeit aktiv Sport getrieben haben. Sollten Sie also vor dem Erreichen der hundert mit dem Training anfangen, wird sich das definitiv positiv auf Ihre motorische Leistungsfähigkeit auswirken! Bewegung und Sport wirken sich nicht nur auf die Muskulatur aus, sie aktivieren und trainieren auch die Nerven, die diese ansteuern.

Dadurch kann sie effizienter arbeiten, und auch die muskulären Gegenspieler greifen besser ineinander. Wer gegen seine Hinfälligkeit antrainieren will, sollte also nicht nur seine Kraft stabil halten, sondern auch schnelle Bewegungen, Koordination und Rhythmus in sein Programm einbeziehen. Dazu eignen sich hervorragend etwa Tanz oder Tai-Chi. Tanzende Alte haben übrigens die erfreuliche Aussicht, ihr Demenzrisiko um 80 Prozent zu senken. Wobei das natürlich ein Stück weit auch an der Musik liegen mag. Dazu mehr hinten in den Vital-Hacks.

Um muskulär erfolgreich zu sein, müssen Sie noch nicht einmal von der Couch-Potato zum Supersportler mutieren. Nach Untersuchungen der Deutschen Herzstiftung zeigen schon fünf Mal dreißig Minuten Bewegung pro Woche positive Effekte bei der Vorbeugung gegen Krebs, Herz-Kreislauf-Erkrankungen und in der Gesamtsterblichkeit. Mäßig (zumindest nicht extrem), aber regelmäßig lautet die Devise, und zwar in jedem Alter.

Im Alter baut sich die Muskulatur auch deshalb ab, weil Wachstums- und Geschlechtshormone allmählich ermatten. Hier hat Bewegungsmangel ebenfalls massive Konsequenzen, die sich nicht nur im Rückgang der Leistungsfähigkeit von Herz und Lunge niederschlagen, sondern vor allem in der weiteren Abnahme der Muskelmasse und einer verminderten Muskeldurchblutung. Die abnehmende Körperkraft im Alter führt natürlich auch dazu, dass viele Tätigkeiten plötzlich als zu belastend empfunden und deswegen vermieden werden. Ein Teufelskreis, denn die weitere Reduzierung der körperlichen Aktivität beschleunigt wiederum den Alterungsprozess. Ganz nebenbei steigt auch das Risiko für Osteoporose.

Aber auch hier gibt es eine gute Nachricht: Studien zeigen, dass es auch im fortgeschrittenen Alter von 86 bis 96 Jahren (so alt waren die Teilnehmenden) möglich ist, in nur acht Wochen Training eine Verbesserung der Beinkraft von durchschnittlich 175 Prozent zu erzielen – und das, selbst wenn man vorher keinen Sport getrieben hat! Hinzu kommt, dass während des Ausdauertrainings die Muskeldurchblutung intensiviert wird – auch durch die Produktion von neuen Blutgefäßen im Muskel. Das schützt vor peripheren Gefäßerkrankungen und Herzinfarkt. Das Immunsystem wird gestärkt, und bereits nach dreißig Minuten Ausdauertraining wächst die Zahl der Killerzellen um ein Drittel an. Diese emsigen Wächter erkennen von Krankheit oder Krebs befallene Zellen und machen sie zügig platt. Und auch der Schlaf wird besser und erholsamer. Direkt vor dem Schlafengehen sollte man es – egal in welchem Alter – mit dem Trainingseifer allerdings nicht übertreiben, weil dann erst noch Adrenalin, Noradrenalin, Serotonin und Dopamin zu Bett gehen müssen, bevor man selbst entspannt einschlafen kann.

Muskulatur formt unseren Körper und gibt alternder Haut und schlafferem Gewebe immerhin eine ansehnliche Grundlage und Aufhängung. Ausreichend Bewegung hat aber auch einen Einfluss auf unser seelisches und soziales Wohlbefinden, die psychische Belastbarkeit wächst, und das Glückshormon Serotonin wird ausgeschüttet – mit einem antidepressiven Effekt! Wem es dennoch schwerfällt, sich trotz all dieser positiven Wirkungen aufzuraffen, dem kann ein Schrittzähler bei der Motivation helfen. Viele Fitnesstracker oder Smartwatches sind damit ausgestattet. Die lange empfohlene Marke lag bei 10 000 Schritten am Tag, was ungefähr acht Kilometern entspricht, wurde aber inzwischen nach unten korrigiert. Eine Studie belegte, dass hinsichtlich des Sterberisikos ab 7000 Schritten kein statistischer Mehrnutzen mehr messbar war. Daher liegt der neue Richtwert nun auch zwischen 7000 und 8000 Schritten am Tag.

Tägliche Bewegung und je zwei Mal pro Woche gezieltes Kraft- und Ausdauertraining gelten als optimal. Ein besonderer Geheimtipp ist das HIIT, das *High Intensity Intervalltraining*. Hier wird in kürzester Zeit alles gegeben, was geht, und zwar im schnellen Wechsel von intensiven Belastungs- und kurzen Erholungsphasen. Die Herzfrequenz schnellt so in kurzer Zeit in die Höhe, und der Körper verbrennt flott Kalorien. Bei älteren Menschen ist, wie gesagt, auch das Koordinationstraining wichtig, um die Ansteuerung der Muskulatur zu erhalten. Am meisten Vielseitigkeit und Spaß bringt ohnehin die Kombination aus verschiedenen Disziplinen und der Wechsel der Sportarten.

Sport, Bewegung und Fitness können allerdings nur effizient sein, wenn sie mit der richtigen, auch altersentsprechenden Ernährung einhergehen. So ist es im Alter sinnvoll, mehr Eiweiß zu essen, um dem Muskelabbau entgegenzuwirken und den Muskelaufbau zu ermöglichen. Weil wir im Alter Körpereiweiß schlechter verwerten, brauchen wir mehr davon, und das möglichst auf drei Mahlzeiten verteilt. Besonders hilfreich beim Muskelaufbau ist die Aminosäure Leucin, aber auch Isoleucin und Valin.

Dehnübungen nach der Belastung, ob gehalten oder in Bewegung, können zur Erweiterung der Beweglichkeit führen und so Verletzungen vorbeugen. Wer sich dehnt, bei dem kracht es schon mal hier und da, was aber nicht schlimm ist: Man »entblockiert« sich quasi selbst und begegnet so Verkürzungen und Dysbalancen im Muskel. Doch auch richtiges Dehnen will gelernt sein:

- gut aufgewärmt und auf jeden Fall nach der Sporteinheit
- langsam und kontrolliert, nicht federn
- sanft ran an die Schmerzgrenze
- weiteratmen
- mindestens 20 bis 30 Sekunden durchhalten (effektiver sind ein bis zwei Minuten) und zwei bis drei Mal wiederholen.

Im Muskel werden durch die Dehnung Überlappungen entzerrt, zu denen es bei Anspannung durch sich aufeinander zubewegende Elemente kommt. Die Aktin- und Myosinelemente, also die Struktur- und Motorproteine in der Muskelzelle, haben so wieder mehr Spiel.

Wissenschaftler haben auch den Effekt von Massagen auf die Muskulatur betrachtet – mittels Entnahme von Muskelgewebe nach dem Sport. Nach dem Fahrradergometer-Training wurde zehn Minuten lang der eine Oberschenkel massiert, der andere dagegen nicht. Und siehe da: Wo massiert wurde, reduzierten sich die Ent-

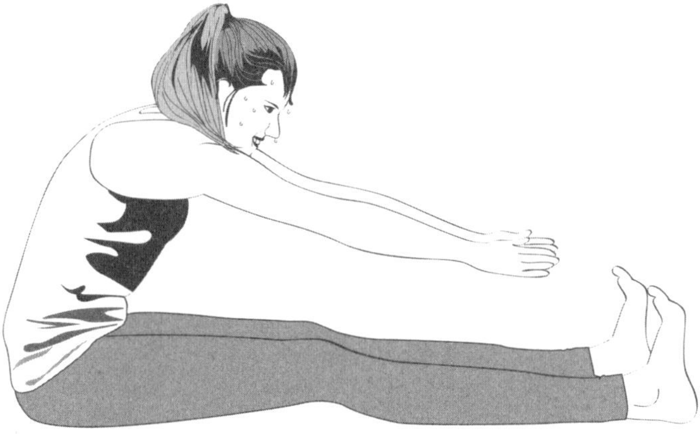

Richtiges Dehnen ist wichtig.

zündungsbotenstoffe, die Zahl der Mitochondrien, der innerzellulären Kraftwerke, wurde gesteigert. Der glückliche wohlhabende Sportprofi gönnt sich daher einen privaten Masseur, in Hollywood schmücken sich Masseure mit Titeln wie »der Physiotherapeut der Stars«. Auch Fitness und Gesundheit sind inzwischen zu Statussymbolen geworden, wer es sich leisten kann, kauft sich einen luxuriösen Massagestuhl, der einen beim entspannten Fernsehgucken ganz nebenbei durchknetet; der weniger Wohlhabende, aber trotzdem hoffentlich Glückliche kann zumindest den Partner oder die Partnerin mal ran an die Muskeln lassen.

Tipps für muntere Muskeln

- Proteine gegen den Muskelabbau! Die falsche Ernährung ist – neben Bewegungsmangel – einer der Hauptfaktoren für den Muskelschwund im Alter.
- Vitamin-D3-Mangel führt zu Muskelschwäche. Es macht nicht nur den Knochen stark, sondern verbessert die Muskelfunktion. Beginnen Sie damit nicht erst, wenn es zu spät ist, sondern

schon in jungen Jahren: die Dosis am besten mit den Blutwerten abgleichen (Ziel: 30 bis 50 ng/ml), da die Aufnahme individuell variabel sein kann. Täglich 1000 bis 4000 IE Vitamin D3. Dazu kann es sinnvoll sein, Calcium, Magnesium und Vitamin K2 zu kombinieren; bei Osteoporose auch auf den Borspiegel achten.
- Bewegung und Krafttraining steuern dem Muskelabbau entgegen: Trainieren Sie Kraft, Ausdauer, Koordination, Schnelligkeit und Rhythmik.
- Dehnen, Massagen und physikalische Reize, etwa Wärme in der Sauna und kalte Güsse, kaltes Abduschen oder Wassertreten, helfen ebenfalls. (Mehr dazu in Teil II dieses Buches.)

Knochen: Jede Menge Individualisten

Ist Ihnen das auch schon mal passiert? Sie haben sich gereckt oder eine Verspannung diskret weggedehnt, und ein lautes Knacken aus Ihrem Körper durchdrang die Stille des Raums. Alle konnten es sehen und hören – Sie sind ein (alter) Knacker! Warum aus jung und knackig der alte Knacker wird, erschließt sich nach Lektüre dieses Kapitels. Denn auch wenn sich rund um die Herkunft dieses Begriffs verschiedene Erklärungen finden, eine hat mit dem knackenden Geräusch zu tun, das wir gehäuft aus dem Knochengerüst älterer Mitmenschen vernehmen.

Knochen ist lebendig, und er passt sich den Anforderungen des Alltags gern an. Er liebt es, gefordert zu werden und zeigen zu können, dass er fest ist gegen Zug, Druck, Biegung und Verdrehung. Und wenn es dann mal knackt, kommt das von den Gelenken, den beweglichen Verbindungsstellen zwischen verschiedenen Knochen. In unserem Skelett stecken ganz unterschiedliche Knochen: lange Röhren, kurze und flache, lufthaltige, solche, die so individuell geformt sind, dass sie sich nicht in eine Schublade stecken lassen. Die Evolution hat dafür gesorgt, dass sie, den Anforderungen entsprechend, auch an den richtigen Stellen sitzen: die langen Röhren in den Extremitäten, die kurzen an Fingern und Zehen, die flachen, kompakten zum Beispiel in den Rippen, im Becken oder dem Schädel und die lufthaltigen in den Nasennebenhöhlen.

Unsere Knochen sind von einer straffen Bindegewebehaut umhüllt, die wiederum von Nerven und Blutgefäßen durchzogen ist und den Knochen ernährt. Darunter findet sich die kompakte Rindenschicht aus Kollagenfasern. Weiter innen folgt ein schwammartiges Gerüst aus Knochenbälkchen, in deren Hohlräumen das Knochenmark sitzt, das für die Blutbildung zuständig ist und mit zunehmendem Lebensalter in den meisten Knochen durch gelbes Fettmark ersetzt wird.

Die Knochenzellen machen etwa 1 Prozent des Knochens aus, der Rest ist eine Zwischenzellsubstanz, die wir uns wie Mörtel denken können. 95 Prozent davon sind Kollagenfasern, also derbes Eiweiß, und eine schleimig-gallertige Zucker-Eiweiß-Matrix. Dort hinein gemischt ist ein Calciumphosphat-Salz, das einen hohen Härtegrad hat und den Knochen fest macht. Sinkt der Calciumgehalt im Knochen, reduziert sich die Knochendichte, die Gräten werden wie ein morscher Baumstamm.

Das ist der Anfang allen Übels der Knochenalterung, denn im Laufe der Lebensjahre schwindet nicht nur die Muskulatur, leiern nicht nur die haltenden Bänder aus: Schon bei Mittdreißigern nimmt auch die Knochendichte ab, und zwar jedes Jahr um rund 1 Prozent. Ab dem fünfzigsten Lebensjahr ist bereits ein Viertel aller Deutschen von Osteoporose betroffen – etwa jede dritte Frau und jeder fünfte Mann!

Unsere Knochen befinden sich in einem beständigen Auf- und Abbau. Sie sind aktives lebendes Gewebe, auch wenn man sich das kaum vorstellen kann, aber genau das macht sie so anpassungsfähig an die täglichen Anforderungen. Wird er belastet, baut er sich auf; wird er nicht belastet, baut er sich ab. Ganz nach dem Motto: Brauchen wir das noch, oder kann das weg? Das System Knochen arbeitet ziemlich ökonomisch und geht nicht gerade zimperlich mit seiner Substanz um.

Zuständig für diesen permanenten Umbau sind zwei Zelltypen: Die mehrkernigen *Osteoklasten,* die aus dem Knochenmark entstehen, fressen Knochen weg. Ihre Gegenspieler, die *Osteoblasten,* sind für den Aufbau und die Regeneration verantwortlich. Die Aktivität dieser Zellen wird durch Botenstoffe gesteuert. Gerät dieses Gleichgewicht aus dem Lot, stellt sich Osteoporose ein.

Osteoporose: Außen hart & innen ganz weich

Knochenschwund bleibt zunächst meist unbemerkt, später kann er zu Rücken- oder Knieschmerzen führen und gipfelt schließlich in Brüchen des Oberschenkelhalses, der Arme oder der Wirbelkörper durch Bagatelltraumen. So nennt der Mediziner Vorfälle, die uns mit gesundem Gewebe oder festen Knochen eigentlich nichts anhaben können. Manchmal kann ein heftiger Husten oder eine schwungvolle Umarmung ausgedünnte Knochen zum Bersten bringen. Die Betroffenen verlieren an Körpergröße und entwickeln einen Rundrücken, der äußerst ungalant »Witwenbuckel« genannt wird. Menschen mit Osteoporose geraten nicht selten in eine Spirale aus Schmerzen, die zu Schonhaltung und zum Vermeiden von Bewegungen führt, was wiederum Muskel- und weiteren Knochenabbau nach sich zieht und zu Gleichgewichtsproblemen führen kann. Der nächste Sturz ist quasi programmiert. Osteoporose verringert die Lebenserwartung und beeinträchtigt die Lebensqualität. Einer dänischen Untersuchung zufolge stieg die Sterblichkeitsrate nach einem Hüftbruch aufgrund von Osteoporose um fast 30 Prozent. Das ist eine verdammt hohe Zahl.

Schauen wir uns mal genauer an, was im Körper passiert: Wenn wir unter Osteoporose leiden, bedeutet das, dass ein den Knochenabbau förderndes Protein (ausgerechnet hergestellt in Osteoblasten) das Kommando übernommen hat. Es heftet sich an die Knochen fressenden Osteoklasten und macht sie fit und aktiv. Dieses Kriegstreiber-Protein nennt man RANKL *(Receptor Activator of*

NF kappa B-Ligand). Und anstatt diese RANKL-Randale zu beenden, zieht sich das Knochen beschützende Eiweiß *Osteoprotegerin* (ebenfalls hergestellt in Osteoblasten) geschlagen zurück! Im gesunden Gleichgewicht wäre es dafür zuständig, RANKL festzusetzen und zu inaktivieren. Das üble Protein schwächt übrigens auch Rheuma-Knochen, hier gebildet durch überaktive weiße Blutkörperchen.

Im Turbomodus vollzieht sich der Knochenabbau bei vielen Frauen ab der Menopause durch den sinkenden Östrogenspiegel. Östrogen fördert Wachstumsfaktoren, Osteoblasten und Osteoprotegerin. Sehr schlanke Frauen sind stärker von Knochenabbau betroffen als diejenigen, die mit etwas mehr Unterhaut-Fettgewebe punkten, weil das kleinere Mengen Östrogen produziert. Östrogen fördert die Aufnahme von Calcium über den Magen-Darm-Trakt, stimuliert die Ausschüttung von Calcitonin, das die Knochen abbauenden Osteoklasten hemmt, fördert die Durchblutung des Knochens und unterstützt zudem die Hirnfunktion für eine bessere Bewegungskoordination, um Stürze zu vermeiden.

Bewegung ist ein richtiger Knochenschützer. Auch Vitamin D braucht es nicht zuletzt für starke Knochen. Dieses Vitamin ist zugleich ein Hormon, da wir es in der Haut selbst bilden, wenn wir in die Sonne gehen und es aber auch – wie ein Vitamin – über die Nahrung aufnehmen können. Fetter Seefisch wie Hering, Lachs, Sardine oder Makrele enthält viel Vitamin D. Vitamin D hilft bei der Calcium- und Phosphataufnahme aus dem Darm und deren Einbau in die Knochen, reguliert deren Erneuerung und Mineralisierung und regt unsere Muskulatur an. Weil wir Calcium für viele Funktionen benötigen und es verstärkt aus den Knochen herausgeknabbert wird, darf es nicht fehlen.

Im Laufe des Lebens nimmt die Produktion von Vitamin D in der Haut durch die UVB-Strahlung der Sonne ab. Wenn wir altern, produzieren wir auch weniger Magensäure, wodurch die Resorption von Vitamin B12 eingeschränkt wird. Auch das schwächt die Knochen: Das Risiko für Knochenbrüche war bei Studienteilnehmern mit Vitamin-B12-Mangel um 70 bis 120 Prozent erhöht. Die Osteoklasten feiern Party!

30 Prozent der Frauen erkranken ab den Wechseljahren an Osteoporose. Doch auch Männer bleiben davon nicht verschont, es wird bei ihnen oftmals einfach nicht untersucht. Bei ihnen ist es vor allem der sinkende Testosteronspiegel, der das Risiko in die Höhe klettern lässt, Alkohokonsum, Medikamente, Fehlernährung, Bewegungsmangel und Vorerkrankungen. Der Knochen wird schwächer, die Muskulatur schrumpft. Das liegt an einem direkten Effekt des Testosterons auf die Osteoblasten, der jenen Botenstoffen Beine macht, die die Knochenbildung ankurbeln. Zwar wird ein Teil des Testosterons durch das Enzym Aromatase in Östrogen umgewandelt, das ebenfalls die Osteoblasten anfeuert und für Knochenstabilität sorgt, doch wo nicht mehr viel ist, kann auch nicht mehr viel umgewandelt werden. Hilfreich sind hier etwas Fettgewebe und ein gesunder Body-Mass-Index. Klapprige Männer neigen eher zu Osteoporose.

Tipps bei Osteoporose

– Lassen Sie Ihre Blutwerte überprüfen! Wichtig sind gute Werte von:
  Vitamin D3: Fördert die Calcium- und Phosphataufnahme aus dem Darm, sorgt für die Rückaufnahme von Calcium in den Nieren und Einbau in die Knochen. Die meisten haben einen Mangel, eine Supplementierung ist dann sinnvoll. Oft wird sie mit Vitamin K2 verbunden.
  Vitamin K2: Aktiviert Knochenaufbau-Proteine und Calciumtransporter und verhindert, dass Calcium in die Gefäße anstatt die Knochen eingebaut wird. Die Daten mehren sich, dass es als Supplement sinnvoll ist. Das Darmmikrobiom kann es übrigens auch bilden.
  Magnesium: Beteiligt am Knochenstoffwechsel – 60 Prozent

des Magnesiums unseres Körpers befindet sich in den Knochen. Magnesiumreiche Mineralwässer helfen bei der Versorgung, Supplemente können ebenfalls nützlich sein.

Bor: Erhöht den Östrogenspiegel und reduziert Calcium- und Magnesiumverlust über den Urin. Die meisten haben hier allerdings keinen Mangel.

- Vegetarier haben oft Protein- und Veganer zudem noch Vitamin-B12-Mängel; wird auch Fisch vom Speiseplan gestrichen, können zudem Vitamin D und Omega-3-Fettsäuren fehlen. Daher neigen sie verstärkt zu Hüftfrakturen.
- Weitere Infos: siehe Knochentipps und Vital-Hacks.

Knochenräuber

Der Alterungsprozess beschert uns nicht nur ein Nachlassen der körperlichen Aktivität, sondern auch chronisch entzündliche Erkrankungen wie Rheuma oder chronisch obstruktive Lungenerkrankungen – beides wirkt sich wiederum negativ auf die Knochensubstanz aus. Diese Erkrankungen mindern die Regenerationsfähigkeit des Knochens und schränken dessen Anpassungsfähigkeit an mechanische Belastungen ein. Leider fährt auch die Pharmaindustrie lustig im Knochenkarussell mit: Medikamente, die an oder in anderen Organen unseres Körpers Segensreiches bewirken, beeinträchtigen unser Skelett sozusagen bis ins Mark: Kortison, aluminiumhaltige Magensäuretabletten, Antibiotika, Blutdruckmittel, Wassertabletten, Blutverdünner, Schilddrüsenhormone oder Tamoxifen (ein hormoneller Wirkstoff, der das Tumorwachstum stoppen kann und vor allem bei Brustkrebs zum Einsatz kommt) können Knochenräuber sein. Auch Medikamente gegen Diabetes, Magensäureproduktion, Schmerzen beeinträchtigen den Knochenstoffwechsel.

Aber bevor wir nun mit dem Finger auf andere zeigen: Wie so oft haben wir vieles selbst in der Hand! Knochen und Knorpel brauchen zeitlebens Belastungs- und Bewegungsreize, um sich aufzubauen. Also runter vom Sofa. Rauchen ist ein Osteoporose-Macher erster Güte, es verstärkt nahezu alle Prozesse, die unsere Knochen schwächen. Und wo Zigaretten sind, ist auch der Alkohol nicht weit. Auch der ist ein Knochenräuber.

Natürlich spielt auch in Sachen Knochen unsere Ernährungsweise eine Rolle. Solange die sogenannte Altersosteoporose nur bei Kriegs- oder Nachkriegsjahrgängen beobachtet werden konnte, ging man davon aus, dass die damalige Unterversorgung mit Milchprodukten, vorwiegend mit Trinkmilch, zu Osteoporose im fortgeschrittenen Alter führe. Milch, das belegten auch Studien, galt über Jahrzehnte als bester Schutz gegen das Knochenleiden. Seit 2014 ist das Image der Milch allerdings leicht angesäuert. Forscher der Universität Uppsala stellten damals fest, dass regelmäßiger Milchgenuss keine vorbeugende Wirkung gegen Osteoporose garantiert. Im Gegenteil wiesen Probandinnen, die viel Milch tranken, sogar ein erhöhtes Risiko für Hüftfrakturen auf. Möglicherweise sind der hohe Gehalt an Lactose bzw. des Einfachzuckers Galactose in der Milch dafür verantwortlich, denn sie fördern Entzündungen und oxidativen Stress. Fermentierte Milchprodukte wie Joghurt, Käse, Kefir oder Buttermilch, bei denen der Milchzucker bereits abgebaut ist, zeigten hingegen einen schützenden Effekt gegen Osteoporose. Fermentierte Produkte sind zudem auch generell gesünder, weil darin probiotische Bakterien und Hefen wirken.

Prof. Bodo Melnik erklärt das Osteoporoserisiko durch Milch mit den darin enthaltenen Nanopartikeln. Die microRNA aus der Kuhmilch manipuliere Gene und führe zu einer Überaktivität der räuberischen Osteoklasten. Kuhmilch enthält 245 microRNA-Typen und dockt an 11 000 menschlichen Genen an. Auch andere Zivilisationskrankheiten wie Diabetes, Demenz, Übergewicht, Herz-Kreislauf-Erkrankungen, manche Krebsarten und Akne würden dadurch begünstigt. Wer nicht auf Milchschaum verzichten mag, kann pflanzliche Barista-Variationen probieren: »Milch« auf

Basis von Soja, Kokos, Reis, Mandeln, Cashewkernen, Hafer oder Erbsen.

Einige Calciumräuber reisen als blinde Passagiere an Bord unserer Nahrung mit: vor allem Salz, in phosphatreicher Nahrung wie zum Beispiel Wurst. Sogar vor Schmelzkäse und Instantkaffee muss diesbezüglich gewarnt werden und vor Cola und Fertigprodukten sowieso. Phosphate rauschen übrigens auch mit fantasievollen Aliasnamen auf der Zutatenliste der Lebensmittel an uns vorbei. Wer weiß schon, dass E338–341 oder E450 uns nicht so richtig guttun?

Ein Wort zum Salz in der Suppe: Wer hatte nicht schon Leute am Tisch, die ihr Essen nachwürzen, ohne es überhaupt vorher gekostet zu haben? Mit der Intensität eines Jazz-Schlagzeugers schwingen sie den Salzstreuer über ihren Teller. Das überdosiert eingesetzte Salz muss über die Nieren ausgeschieden werden, und dabei fließt viel Calcium mit ab, bevor es seine Wirkung überhaupt entfalten konnte. Erwachsene sollten am Tag nicht mehr als 5 Gramm Kochsalz zu sich nehmen, also einen Teelöffel voll. Dabei müssen wir im Hinterkopf haben, dass auch Brot, Käse, Wurst und Fertiggerichte Salz in viel zu hohen Mengen enthalten. Mit gesalzenen Folgen, nicht nur für die Knochen, sondern auch für das Mikrobiom im Darm, das Immunsystem oder den Blutdruck.

Wenn Sie wissen wollen, woran Sie in Sachen Knochen sind, können Sie eine Knochendichtemessung vornehmen lassen. Zu erwägen ist dieses radiologische Diagnoseverfahren besonders bei gehäuftem Auftreten von Osteoporose in der Familie, bei Frauen ab fünfzig oder beim Vorliegen von Risikofaktoren. Als solche gelten – siehe oben – etwa ein hohes Alter, der Mangel an Bewegung, Rauchen, Alkohol, Vitamin-D- und Calciummangel, eine längere Kortisontherapie oder andere Medikamente.

Werden eine Osteoporose oder die Neigung dazu diagnostiziert, gibt es verschiedene Therapieansätze: zum Beispiel mit Bisphosphonaten, Knochenabbau-Bremsern, mit speziellen Hormon- oder Anti-Hormontabletten, mit Pulvern oder Spritzen. Möglich ist auch der Einsatz von Antikörpern als eine Art Wurfwaffen gegen RANKL, um den Knochen fressenden Osteoklasten den Spaß zu verderben. Ihre Aktivierung bleibt dann aus.

Tipps für knusprige Knochen

- Bewegung, Bewegung, Bewegung! Vergessen Sie nicht, dass man in jedem Alter noch mit dem Training beginnen kann. Muskelkraft und Koordination stärken den Knochen und reduzieren das Sturzrisiko.
- Schließen Sie Frieden mit ein paar Gramm Unterhautfettgewebe und achten Sie darauf, dass Ihr Body-Mass-Index 20 kg/m^2 nicht unterschreitet.
- Sorgen Sie für eine Calciumzufuhr von 1000 mg pro Tag über die Nahrung oder, falls das nicht reicht, in Form von Nahrungsergänzungsmitteln. Calciumreiche Lebensmittel sind zum Beispiel Mineralwasser, Brokkoli, Grünkohl, Fenchel, Feldsalat, Mandeln und verschiedene Milchprodukte (nach Möglichkeit fermentiert). Mehr als 200 Milliliter reine Kuhmilch am Tag sollten Sie nicht zu sich nehmen.
- Wie schon bei der Muskulatur gilt: Wer gegensteuern will und täglich extra Vitamin D3 im Umfang von mindestens 800–1000 IE durch Nahrungsergänzungsmittel zu sich nimmt, reduziert die Gefahr, im Alter immer wieder zu stürzen. Man kann die Zufuhr bis zu 4000 IE pro Tag steigern, um im Blut einen Spiegel von 30 bis 50 ng/ml zu erzielen, der derzeit als Optimum gilt – auch zur Prävention und Therapie anderer Leiden. Nur wer unter Niereninsuffizienz leidet, muss hier vorsichtiger dosieren, sonst staut sich zu viel Vitamin D3 in den Nieren an. Am besten im Blut prüfen und die individuelle Dosis mit dem Arzt besprechen.
- Die fetten Fische Hering, Lachs, Makrele, Sardinen, aber auch Hühnerei, Pfifferlinge, Champignons, Rinder- und Kalbsleber,

Gouda und Butter liefern Vitamin D über die Nahrung. Auch Sonnenkonsum hilft bei der Vitamin-D-Bildung in der Haut, aber Achtung vor Hautkrebs …

- Vitamin K2 wird im Körper durch die Bakterien der Darmflora gebildet. In geringer Menge findet es sich vornehmlich in tierischen Produkten wie Fleisch, Eiern, Milch und Butter, aber auch in fermentierten Lebensmitteln wie gereiftem Käse, Sauerkraut oder fermentierten Sojabohnen. K2 ist als Co-Faktor am Einbau des Calciums in den Knochen beteiligt und wird daher in vielen Nahrungsergänzungsmitteln mit Vitamin D3 zusammen verabreicht.
- Weitere Nährstoffe und Mikronährstoffe sollten ausreichend im Blut vorhanden sein (meist über eine gesunde Kost erzielbar), da sie alle einen Einfluss auf die Knochendichte haben: der Vitamin-B-Komplex inklusive Vitamin B12, Folsäure, Vitamin E, Mangan, Kupfer, Zink, Silizium, Omega-3-Fettsäuren und Aminosäuren. Auch Bor soll die Knochendichte verbessern und zudem bei Gelenkproblemen (Arthrose) und vor Krebs, speziell Prostatakrebs, schützen. Bor verbessert den Calciumspiegel und scheint Vitamin D3 zu aktivieren. Allerdings ist Bor bei manchen Medizinern noch umstritten, da es sich bei zu hoher Aufnahme anreichern könnte und der Nutzen noch nicht ausreichend belegt ist. Bor kann man statt als Supplement in Form von Trockenpflaumen, Nüssen, Getreide u.a. aufnehmen. Auch Vitamin C verbessert die Calciumverwertung im Körper.
- Achten Sie auf verborgene Calciumräuber in industrieller Kost; Phosphate in Limonaden, Wurstwaren, Fast Food oder Schmelzkäse sorgen dafür, dass Calcium weniger aus dem Darm aufgenommen und verstärkt aus den Knochen abgebaut wird.
- Meiden Sie große Mengen an Salz (nicht mehr als 5 g/Tag), denn das fördert die Calciumausscheidung.
- Ein Zuviel an tierischen Produkten bedingt Entzündungen durch Arachidonsäure.
- Bei der Vorbeugung von Osteoporose ist auch die Gabe von 300

bis 600 mg/Tag Magnesium (es gibt verschiedene Verbindungen) hilfreich. Es ist in der Niere für die Aktivierung von Vitamin D notwendig und Bestandteil der Knochensubstanz. Auch die Muskelaktivität wird verbessert.
- Bei Frauen ist eine Hormonprophylaxe während der Menopause angeraten, wenn etwa die Menopause zu früh einsetzt. Östrogene hemmen die Knochen abbauenden Zellen, fördern die Aufnahme von Calcium aus dem Magen-Darm-Trakt, stimulieren die Ausschüttung von Calcitonin, das ebenfalls die Knochenabbauzellen hemmt; es steigert die Knochendurchblutung und verbessert die Koordinationsleistung des Gehirns zum Schutz vor Stürzen. Über eine Hormongabe muss im Einzelfall entschieden werden, denn sie hängt auch vom individuellen Risiko etwa für Brustkrebs ab.
- Achtung vor Stolperfallen: Im altersgerechten Haushalt sollten sie beseitigt und zudem Haltegriffe an neuralgischen Stellen wie Treppen oder in der Dusche angebracht werden, die ein gefahrloses Bewegen in der Wohnung erleichtern.

Gelenke & Knorpel: Gut geschmiert

In unserem Bewegungsapparat altern nicht nur rund 200 Knochen, sondern auch noch etwa 140 Gelenke. Damit sich die Gelenke elegant und sanft ineinander bewegen, sind sie mit einer Gleitfläche aus Knorpel überzogen. Knorpel ist ein geniales, einzigartiges Material, das industriell bisher nicht imitierbar ist. Das Geheimnis der optimierten Steifheit und Elastizität und der minimalen Reibung, Charakteristika des Knorpelmaterials, ist vielleicht theoretisch darstellbar. In Büchsen abgefüllt für die Vorratsschränke der Orthopäden ist es allerdings noch nicht zu haben. Der Reibungskoeffizient des Gelenkknorpels liegt zwischen 0,02 und 0,002 (hier gibt es keine Maßeinheit) und damit deutlich geringer als bei Stahl auf Stahl (0,6), Messing auf Stahl (0,3) oder etwa

Teflon auf Stahl (0,2). Demgegenüber steht eine enorme Fähigkeit zur Druckbelastung, die etwa am Bein bis zu 400 kg pro Quadratzentimeter betragen kann.

Knorpel besteht aus einem Stützgerüst aus derben Kollagenfasern, die eine wasserbindende Matrix enthalten. Diese »Wasserzieher« heißen *Proteoglykane;* sie bestehen zu gut 95 Prozent aus Kohlenhydraten und zu 5 Prozent aus Protein und sind in riesigen Molekülen organisiert. Eingestreut sind hier und da ein paar Knorpelzellen. Bei kleineren Verletzungen liefern sie neue Proteoglykane quasi aus heimischer Produktion nach.

Das Gelenk ist von einer Gelenkkapsel umgeben, die die Produktion des Gleitmittels, der sogenannten Gelenkschmiere, gewährleistet. Sie besteht zu großen Anteilen aus Hyaluronsäure. Wenn hier etwas klemmt, melden sich die Nerven aus der Gelenkkapsel. Der Knorpel selbst ist – anders als der Knochen – gefäß- und nervenfrei und daher auf die Ernährung durch Diffusion aus randständigen Kapillaren bzw. aus der Gelenkflüssigkeit angewiesen. Der Knorpel neigt dabei nicht zu überstürzten Aktionen. Er ist ausgesprochen lahm, weswegen man ihn auch langsam ernährend nennt.

Knorpel bildet sich überall dort, wo Zug- und Scherkräfte walten. Er ist mit einem Wassergehalt von 60 bis 70 Prozent feuchtfröhlich druckelastisch. Seine Regeneration nach Verletzungen verläuft mühsam und langwierig: Was weg ist, ist weg – wirklich regenerieren geht gar nicht, daher ist Knorpelersatz notwendig, wenn eine Verletzung sehr ausgeprägt ist (Grad 4).

Wenn im Alter der Wassergehalt des Knorpels abnimmt, verliert er dadurch auch an Druckelastizität. Die Grundsubstanz verabschiedet sich, es liegen nur noch störrische Kollagenfasern herum, im Knorpel bilden sich Höhlen und Verkalkungen. Aber alter Knorpel ist deshalb noch lange kein kranker Knorpel: Gesunder alter Knorpel kann immer noch hohen Belastungen widerstehen.

Arthrose

Zwar hat man im Alter nicht selten mit Gelenkverschleiß *(Arthrose)* zu kämpfen, doch es gibt immer noch einen Unterschied zwischen einfach nur altem Knorpelgewebe und dem, das degenerativ verändert ist. Und dieser Unterschied ist beträchtlich. Zuallererst ist alter Knorpel vor allem nicht entzündet – kranker Knorpel und kranke Gelenke dagegen sind es schon. Außerdem zersetzen Arthrose-Entzündungszellen nicht nur den Knorpel: Sie greifen auch den Knochen an, sobald der Knorpel zerfasert. Größere Knorpelschäden sind dann irreparabel, es kommt zu Dauerschäden. Fehlt der Knorpel schließlich ganz, schürfen die Knochen aufeinander, werden rau, fransig und löchrig. Resultat ist dann Arthrose.

Die Ursachen für diese Verschleißerscheinungen sind vielfältig. Zum einen können aus einer genetischen Veranlagung Gelenkverformungen erwachsen, etwa aus O- oder X-Beinen. Unsere Gelenke nehmen aber auch dauerhafte berufliche oder sportliche Überbzw. Fehlbelastung übel, Übergewicht oder Verletzungen, vor allem Brüche mit Gelenkbeteiligung. Hinzu kommen Risse im Halteapparat, etwa im vorderen Kreuzband. Auch Rheuma oder Gicht können den Gelenken übel mitspielen. Das höhere Lebensalter wird als eigenständige Ursache aufgeführt – und einmal mehr der Mangel an Bewegung.

Arthrose hat Hand und Fuß, denn auch die kleinen Gelenke, wie etwa die Fingerendgelenke, können daran erkranken. Mir als Hautärztin zeigen Patienten immer wieder glasige Pickelchen in dieser Region. Will man sie ahnungslos herausschneiden, wie einen Leberfleck, tritt gallertige Gelenkflüssigkeit aus, und man ist gut beraten, sie schnell wieder zuzunähen. Man hat es dabei mit einer Ausstülpung der Gelenkinnenhaut zu tun. Dazu kommt es, wenn der Fingerknochen kleine Zacken ausbildet, die die Gelenkkapsel schwächen.

Oft verändert sich zudem der Nagel. Hier wäre der Handchirurg der passendere Operateur. Frauen ab fünfzig bekommen ge-

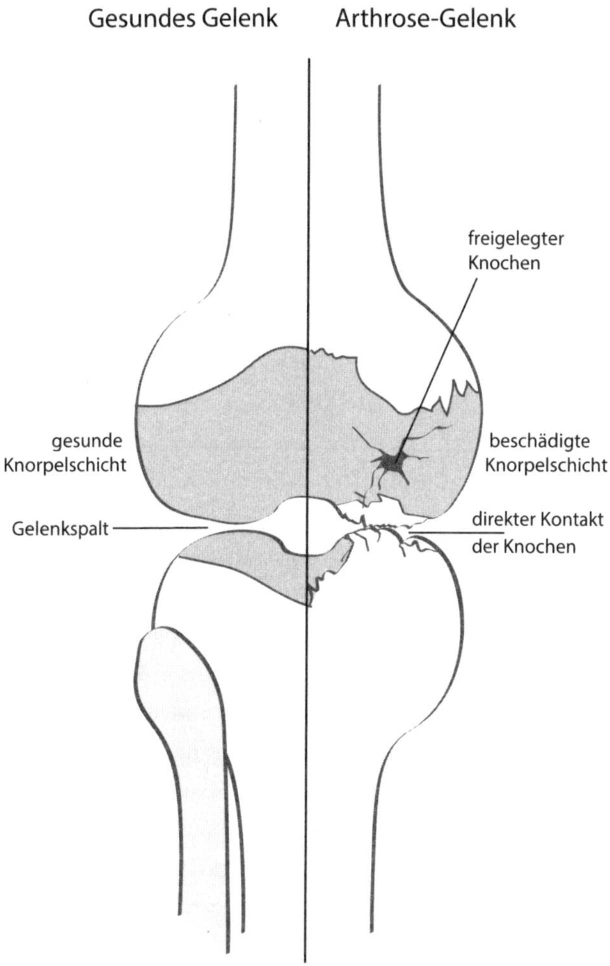

Gesundes und von Arthrose betroffenes Gelenk

häuft Gelenkbeschwerden an den Fingern. Das hat mit dem altersentsprechenden Absinken des Hormonspiegels zu tun. Östrogene helfen, die Gelenkinnenhäute saftig zu halten. Manche durch Östrogen beeinflusste Immunzellen schützen die Gelenke vor Entzündungen, Östrogen lindert Schmerzen und stabilisiert mit Progesteron gemeinsam den Knorpelstoffwechsel.

Tipps für knuffigen Knorpel

- Belastung und Forderung, keine Überforderung; Schwimmen ist ideal, da es die Muskeln kräftigt, aber die Gelenke nicht überlastet.
- Abbau von Übergewicht: Eine Gewichtsreduktion um 5 Kilogramm verringert das Risiko für die Entstehung einer Arthrose in den kommenden zehn Jahren um 50 Prozent.
- Orthopädische Behandlung von Verletzungen, Fehlstellungen, Physiotherapie, Schmerztherapie.
- Nahrungsergänzungsmittel sind in ihrer Wirkung für die Knorpelpflege nicht bis ins Letzte ausgeleuchtet, von vielen Orthopäden schief angesehen, jedoch immer wieder lohnenswert als eine mögliche Unterstützung: *Glucosamin*- und *Chondroitinsulfat* sowie *Hyaluronsäure* (hydrolysiert zur besseren Aufnahme) werden eine milde Wirkung im frühen Stadium einer Knorpeldegeneration zugeschrieben. *Kollagenhydrolysat* (bestehend aus Peptiden mit Glycin, Prolin und Hydroxyprolin) stimuliert die Synthese von neuem Kollagen in Haut und Gelenken; enthalten ist es auch in Knochenbrühe und Gelatine.
- Achten Sie auf eine ausreichende Versorgung mit Omega-3-Fettsäuren, Selen, Mangan, Kupfer, Zink, Vitamin C und E.
- Weidenrinden- und Pinienrindenextrakt sollen in Verbindung mit Physiotherapie Gelenkbeschwerden lindern; die bisherigen Studien lassen allerdings noch keine gesicherten Schlussfolgerungen zu.
- *Methylsulfonylmethan* liefert organischen Schwefel; MSM ist auch enthalten in vielen Lebensmitteln (etwa Nüssen, Samen, Hülsenfrüchten, Kohlgemüsen, Zwiebeln, frischer Kuhmilch, Fleisch, Meeresfrüchten), wird aber durch Erhitzen leider zerstört. Es kann schmerzlindernd wirken durch Abschwellen der entzündlich gedehnten Gelenkkapsel. Schwefelreiche Heilquellen sind seit Jahrhunderten ebenfalls gesundheitliche Allrounder.

- Eine Hyaluronsäure-Spritze von einer Ärztin oder einem Arzt kann eine unterstützende Wirkung haben, da sie die Gleitfähigkeit im Gelenk erhöht und regenerative Eigenschaften hat.

Haben Sie Rücken?

Dann sind Sie leider nichts Besonderes. Es handelt sich nämlich um ein Volksleiden. Und das betrifft zur Abwechslung mal nicht nur die Oldies but Goldies, sondern beginnt auch schon in jungen Jahren! Rund 20 Prozent aller Menschen unter vierzig Jahren leiden unter einem in der Magnetresonanztomografie (MRT) sichtbaren Bandscheibenvorfall – und das ganz ohne Symptome. In der Altersstufe darüber sind es 27 Prozent. Es gibt sogar Daten, die zeigen, dass bei jedem Zweiten eine Bandscheibenvorwölbung oder ein Bandscheibenvorfall diagnostizierbar ist.

Oft nehmen Menschen an, dass ihre Rückenschmerzen durch einen Bandscheibenvorfall ausgelöst würden, was aber in Wahrheit oft gar nicht der Fall ist. In aller Regel sind es vielmehr verspannte Muskeln und Fehlbelastungen durch unseren Alltag, durch den aufrechten Gang oder eher das aufrechte unbewegliche Sitzen. Verdächtige Anzeichen für einen tatsächlichen Bandscheibenvorfall sind Schmerzen in der betroffenen Wirbelsäulenregion, die dann aber charakteristischerweise in den Arm oder das Bein ausstrahlen, die bei Husten und Niesen verstärkt werden und zu Lähmungserscheinungen, Blasenschwäche, Taubheitsgefühlen oder abgeschwächten Reflexen führen können.

Bandscheiben sind die knorpeligen Verbindungen zwischen zwei Wirbeln. In ihrem Inneren steckt ein gallertiger Kern, der von einem harten Faserring ummantelt ist. Sie federn wie kleine Stoßdämpfer Erschütterungen und Druck auf die Wirbelsäule ab, weshalb sie sich regelmäßig mit Wasser füllen. Je mehr wir uns bewegen, umso mehr Wasser ziehen sie, das im Laufe des Tages durch unser Körpergewicht wieder entweicht. Zu einem Vorfall kommt

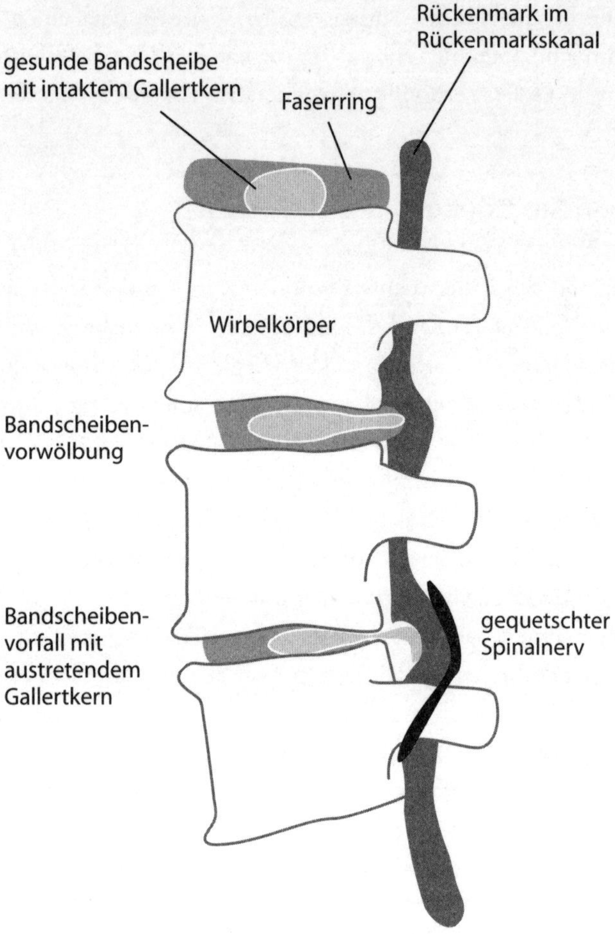

Bandscheibenprobleme sind ein Klassiker, gerade auch bei Jüngeren.

es, wenn der Faserring ausreißt und der Gallertkern nach außen tritt und in den Wirbelkanal flutscht. Dann kommt es zu den oben erwähnten Symptomen.

Nur 3 bis 5 Prozent aller Rückenschmerzen sind wirklich auf einen Bandscheibenvorfall zurückzuführen, oftmals sind es Muskelverhärtungen und einseitige -verkürzungen, aber auch Entzündungen oder Osteoporose und weitere Verschleißerscheinungen an der Wirbelsäule, etwa der kleinen Facettengelenke. Eine besondere Form der Verschleißerscheinung ist die *Spinalkanalstenose,* eine Verengung des Wirbelkanals. Nerven haben dann nicht mehr genügend Platz, sie werden abgedrückt oder eingeklemmt. Im Spinalkanal der Wirbelsäule verläuft das Rückenmark vom Gehirn bis in den oberen Bereich der Lendenwirbelsäule. Von der Enge sind mal wieder eher die älteren Semester betroffen. Denn im Laufe ihres Lebens werden die Bandscheiben zwischen den Wirbelkörpern immer flacher, trockener und breiter. Daher rutschen sie auch nicht mehr so leicht heraus wie ein glitschiger Ballon. Während Bandscheibenvorfälle zwischen dem 45. und dem 55. Lebensjahr besonders häufig auftreten, sich dann aber wegen des Dörrpflaumen-Daseins der Bandscheiben mit zunehmendem Alter verringern, steigt im höheren Lebensalter die Wahrscheinlichkeit für eine Spinalkanalstenose.

Denn parallel verlieren natürlich auch die Bänder zwischen den Wirbelgelenken an Elastizität. Sie werden weniger straff gespannt und können die Wirbel nicht mehr so gut abstützen. Die Wirbelkörper sind ja beweglich, und es bilden sich, wie eine Art Hornhaut an den Füßen, Knochenwucherungen an den kleinen Gelenken der Wirbel, die den Kanal einengen können. Wird der Druck auf das Rückenmark oder auf austretende Nerven zu groß, sind heftige Schmerzen, Lähmungserscheinungen, Harn-, Stuhlinkontinenz oder Erektionsstörungen die Folge. Beim Nach-vorne-Kippen lässt der Schmerz nach, beim Nach-hinten-Beugen wird er stärker. Anders als beim Bandscheibenvorfall, der eine relativ plötzliche Symptomatik auslöst, entwickelt sich eine Spinalkanalstenose langsam und allmählich. Orthopäden, Neurologen und Neurochirurgen erkennen das Krankheitsbild im MRT oder durch die Computertomografie (CT). Ziel ist dann möglichst eine konservative Therapie, manchmal ist aber auch eine operative Entlastung medizinisch angezeigt.

Von einer Dauer von drei Monaten an gelten Rückenschmerzen

als chronisch. Betroffen sind 7 Prozent der Rückenpatienten. Leider verfügt unser Organismus über ein Schmerzgedächtnis, weshalb es sinnvoll ist, rechtzeitig gegenzusteuern. Schmerzen, die über längere Zeit bestehen, führen durch Veränderungen an den Nervenbahnen zur Schmerzweiterleitung (und vermutlich auch im Gehirn) zu einer erhöhten Empfindlichkeit für Schmerzen oder sogar dazu, dass eigentlich nicht schmerzhafte Reize (z.B. einfache Berührungen) als schmerzhaft wahrgenommen werden.

Tipps für einen gesunden Rücken & elastische Bandscheiben

- Bewegung, Bewegung, Bewegung! Es gibt keine falschen Bewegungen für den Rücken. Möbelpacker klagen nicht häufiger über Rückenbeschwerden als Büroangestellte.
- Durch Bewegung verbessern sich der Stoffwechsel und die Durchblutung im Rücken, außerdem werden Muskeln aufgebaut, die die Wirbelsäule entlasten. Gut geeignet sind Pilates, Physiotherapie, Rückenschule und Muskelaufbau an Geräten – und regelmäßiges Aufstehen bei der Schreibtischarbeit.
- Auch seelische Verspannungen machen Rückenschmerzen. Ängste und Depressionen verstärken unser Schmerzempfinden.
- Sorgen Sie für Entspannung und versuchen Sie, Ihre Stressoren in den Griff zu bekommen.
- Ausreichend trinken hält die Bandscheiben schön saftig.
- Stärken Sie die Rumpfmuskulatur und bauen Sie Übergewicht ab.
- Ganz wichtig: Achten Sie auf einen ergonomischen Arbeitsplatz, um Fehlhaltungen und Muskelverkürzungen vorzubeugen. Nachts helfen eine gute Matratze und ein Kopfkissen, das den Nacken nicht überstreckt und so zu Verspannungen führt, die hinunter in den Rücken strahlen.

KAPITEL 7

Das Immunsystem

Unser Immunsystem ist einer der faszinierendsten und noch immer an vielen Stellen unverstandenen Player in unserem Körper. Es ist dazu da, uns zeitlebens vor Krankheitserregern, Viren, Bakterien, Pilzen, Parasiten, deren Giften und den daraus folgenden Schäden zu schützen. Auch entartete oder zerstörte Körperzellen werden permanent durch unser Immunsystem eliminiert. Wann immer ein Eindringling die ersten anatomischen Barrieren, also die Deckflächen Haut oder Schleimhaut, durchbrochen hat, steht bereits eine Armada an Abwehrspielern parat, um den Feind zu erkennen, zu eliminieren und zu zerstören. Bei der ganzen Verantwortung kann es schon mal passieren, dass unser Immunsystem austickt, seine immunologische Toleranz unserem Körper gegenüber verliert und uns selbst angreift – dann haben wir es mit Allergien und Autoimmunerkrankungen zu tun. Und weil das weibliche Immunsystem besonders aktiv ist und auch ein fremdes Wesen im Leib wegstecken kann, neigt es leider öfter genau dazu.

Ein Teil unseres Immunsystems ist angeboren, ein Teil wird im Laufe des Lebens erworben. In gewisser Weise drückt unser Immunsystem also die Schulbank und schult so sein immunologisches Gedächtnis. Es behält den Erstkontakt mit neuen Keimen in Erinnerung, kann diese abrufen oder bei einer Abwandlung schneller auf ein bestimmtes Abwehrrepertoire zurückgreifen.

Leukozyten & ihre Helfer: Wo Geschrei, da Polizei

Die Basis unseres Immunsystems sind die weißen Blutzellen *(Leukozyten)*, die im Knochenmark aus Stammzellen gebildet werden. Sie bestehen aus einer Reihe von Subtypen, die alle eigene Aufgaben haben. Sie arbeiten als Geheimdienst (Feindeserkennung) und formieren eine Armee (Feindesauslöschung). Erregern wird so der Garaus gemacht. Stationiert sind sie in den Lymphknoten und können von dort aus in alle Gewebe ausschwärmen und durch das Blut patrouillieren. In den Geweben werden sie von diversen Fresszellen als Vorort-Einsatzkräfte unterstützt. Zu diesen wichtigsten Akteuren unseres angeborenen Abwehrsystems gehören *Makrophagen* (große Fresser), *Granulozyten* (gekörnte Zellen) und *dendritische Zellen* (Zellen mit Fortsätzen).

Makrophagen sind langlebige Wachleute. Sie fressen Krankheitserreger wie Viren, Pilze, Bakterien, Tumorzellen, aber auch tote Körperzellen, Zelltrümmer, Blutplättchen oder winzige Blutgerinnsel. Haben sie die Eindringlinge zerlegt, transportieren sie die Schnipsel auf ihre Zelloberfläche: das Signal für die Spezialisten B- und T-Zellen, weitere Maßnahmen auszulösen. Gleichzeitig setzen sie Entzündungsbotenstoffe frei, denn erst wenn eine Entzündung stattfindet, kann die weitere Immunantwort hochgefahren werden.

Granulozyten sind die zahlenmäßig größte Untergruppe der weißen Blutkörperchen. Sie existieren nur wenige Tage, stammen aus dem Knochenmark und werden vermehrt gebildet, wenn eine Infektion vorliegt oder ein Entzündungsprozess abläuft. Das Besondere an ihnen ist, dass sie sich innerhalb weniger Minuten zum Einsatzort bewegen können. Granulozyten lassen sich für eine lichtmikroskopische Untersuchung unterschiedlich anfärben. *Neutrophile Granulozyten*, die nicht besonders anfärbbar sind, speichern in ihren Granula (kleine Wirkstoffbälle) Feinde zersetzende Enzyme und antibiotikaartige Moleküle. Am Einsatzort angelangt, fressen sie Erreger, wie Bakterien, auf, ein Vorgang, den man *Phagozystose* nennt. Verdaut wird die schwere Kost mithilfe von Enzymen und giftigen Substanzen, die in den Granula eingelagert werden. Umgekehrt kann sich aber auch der Inhalt der Granula in die Umgebung entleeren, die darin enthaltenen Sauerstoffradikale können Erreger ebenfalls abtöten. Wenn sie mit ihrem Einsatz fertig sind, sterben und zerfallen die Granulozyten. Im Eiter, der sich bei vielen Entzündungen bildet, finden sich unzählige dieser zugrunde gegangenen Helfer.

Eosinophile (rot färbbare) und *basophile* (blau färbbare) *Granulozyten* kommen seltener vor, spielen aber eine wichtige Rolle bei der Parasitenabwehr, bei Entzündungsreaktionen und Allergien. Die blau färbbaren Granulozyten enthalten in ihren Granula unter anderem Histamin und Heparin; der Botenstoff Histamin ist wichtig für die Einleitung einer Entzündungsreaktion und erhöht die Durchlässigkeit von Gefäßwänden, wodurch auch andere Abwehrstoffe zum Infektionsort gelangen können.

Dendritische Zellen sind hoch spezialisierte Abwehrzellen und quasi die zellulären Außenposten unseres Immunsystems. Sie lauern in Geweben und kommen überall da vor, wo Kontakt zur Außenwelt besteht: also vor allem in den Schleimhäuten und der Haut. Wenn Erreger diese Barriere überwunden haben, sind die dendritischen Zellen zur Stelle. Ihre wichtigste Aufgabe ist es, den Eindringling über ihre Zellmembran aufzunehmen und erkennungsdienstlich zu analysieren, wobei der Erreger zerschnitten wird. Diese sogenannten *Antigene* werden dann in bestimmte Gebilde verpackt, die wiederum mit den Rezeptoren der T-Lymphozyten (das T stammt vom Thymus, in dem die Zellen ausreifen) reagieren. Die T-Zellen wissen nun, mit wem sie es zu tun haben, und können ihre Armee aktivieren.

Der Schutz vor Krankheiten ruht aber nicht nur auf diesen wichtigen Akteuren, sondern noch auf weiteren Säulen unseres Abwehrsystems: Unsere Haut und die Schleimhäute von Mund, Atemwegen, Magen-Darm-Trakt und Intimbereich bilden eine

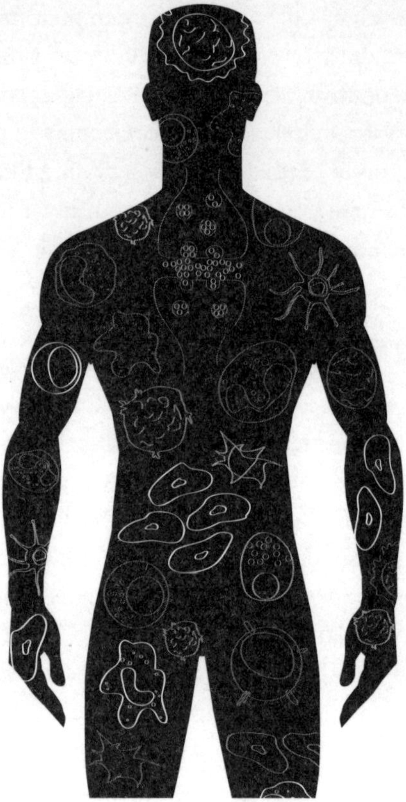

Unser Immunsystem besteht aus vielen verschiedenen Playern.

anatomische mechanische Barriere, die mit einem schützenden Türsteher-Mikrobiom besiedelt ist. Bakterien, die unser Immunsystem bei der Abwehr von Krankmachern unterstützen, es mit Informationen versorgen und so trainieren. In diesen Außenbarrieren unseres Körpers schieben bereits viele Immunzellen Wache, um den Grenzschutz zu gewährleisten. Da unsere Schleimhäute ständig Erreger abfangen müssen und Allergene aus der Luft, dem Essen, gibt es hier unfassbar viele Abwehrzellen, so viele wie sonst im restlichen Körper zusammen.

Diese Grenzbarrieren werden gezielt für den Abwehrkampf aufgerüstet: chemisch durch einen sauren pH-Wert, biochemisch durch Enzyme und physikalisch durch Zellen und Schleim, Wachse und Fette sowie Eiweiß. Wenn ein Erreger diese Barrieren überwunden hat, wird innerhalb von Minuten seitens der schnellen Einsatztruppe sofort scharf und recht pauschal geschossen: Die Fresszellen checken über Erkennungsstellen, dass hier unerwünschte Entzündungsstoffe und Fremdpartikel herumschwirren, sie mussten das nicht lernen, denn das ist ihnen bereits evolutiv als Algorithmus für die Mustererkennung einverleibt. Sie fressen den Feind, ohne lange zu fackeln, und zersetzen ihn. Zudem gibt es einen weiteren wichtigen Player des angeborenen Immunsystems – die natürlichen Killerzellen. Sie vernichten Tumorzellen und reagieren auf Virusinfektionen. Sie sind Teil der angeborenen lymphatischen Zellen, die sich etwa im Darm aufhalten.

Und erst wenn die Feinde diese ersten Brigaden erfolgreich überrannt haben, setzt die etwas langsamer schuftende erworbene Immunabwehr ein. Dieses Heer nimmt seine Arbeit zwar erst Stunden bis Tage später auf, dafür arbeitet es äußerst exakt: Durch präzise Feindanalyse – die Antigenerkennung – kann die ganz individuelle Struktur des Erregers ausgemacht werden. Diese Information wird den anderen Brigaden mitgeteilt, die zur Bekämpfung ausschwärmen: Die B-Zellen werden aktiviert und bilden spezifische Antikörper. T-Zellen killen gemeinsam mit den Antikörpern die Krankmacher. Außerdem werden in den nächsten Tagen bis Wochen fürs nächste Mal Gedächtniszellen gebildet (Heeresstrategen und Geschichtsschreiber für das immunologische Gedächtnis).

Neben dieser Zellarmee verfügen wir auch über diverse Kampfstoffe, schweres Gerät und Munition: *Komplement-Proteine* umschließen den Eindringling mit einer Art Fesseln und werfen das Bündel den Fresszellen zum Fraß vor. *Antimikrobielle Proteine,* die als Antikörper fungieren, unterstützen die angeborenen Immunzellen beim Kampf. Die Kämpfer-Zellen bomben mit *Cytokinen,* das sind regulatorische Proteine, die weitere Immunzellen und zerstörerische Giftstoffe aktivieren (Feldpost), um die Eindringlinge zu killen.

Cytokine ist der Überbegriff für zahlreiche Munitionsarten mit klingenden Namen: Interleukine, Interferone, Tumornekrosefaktoren und zellkoloniestimulierende Faktoren. Sie haben vielfältigste Funktionen. Mit modernen Medikamenten kann man diese Faktoren beeinflussen, um ihre Aktivität bei entzündlichen Erkrankungen oder in der Krebstherapie zu verändern oder zu blockieren. Enzyme, Antikörper und Entzündungseiweiße sind mit von der Partie. Alle arbeiten im besten Fall zusammen.

Knochenmark & Thymus: Ein blutiges Kapitel

Das Knochenmark ist zeitlebens für die Blutbildung zuständig. Hier werden rote und weiße Blutkörperchen sowie Blutplättchen produziert. Bei einem Erwachsenen sind es allein rund drei Millionen rote Blutkörperchen pro Sekunde, von allen Sorten zusammen viele Hundert Milliarden Zellen pro Tag. Im Babyalter läuft das noch in allen Knochen ab, beim Erwachsenen aktiv nur noch in den kurzen, platten Knochen unseres Skeletts, etwa den Rippen, der Hüfte oder dem Brustbein. Das Knochenmark eines Erwachsenen wiegt etwa 1400 Gramm.

Ort der Produktion ist dabei das netzförmige Bindegewebe zwischen den knöchernen Bälkchen. Rote und weiße Blutkörperchen entstehen aus Stammzellen im Knochenmark. Dort entwickeln sie sich schrittweise zu Vorläuferzellen für die zwei Linien der Blutzellen: Die *myeloischen Zellen* reifen komplett im Knochenmark heran. Zu ihnen zählen die roten Blutkörperchen, die Blutplättchen und ein Teil der weißen Blutkörperchen. Die *lymphatischen Zellen* – die Lymphozyten, die zu den weißen Blutkörperchen gehören – gelangen erst im lymphatischen System zur Reife. Es ist über den ganzen Körper verteilt, umfasst Organe, Gewebe, Knoten und Bahnen. T-Lymphozyten zum Beispiel reifen in der Thymusdrüse heran. Sie liegt hinter dem Brustbein, bildet sich aber ab der

Pubertät langsam zurück und verfettet. Die Aufgabe, die T-Zellen reifen zu lassen und zu trainieren, übernehmen dann Lymphknoten, Milz, Mandeln und die Schleimhäute.

Im Laufe des Lebens sinkt die Zahl der Knochenmarkstammzellen langsam ab. Ihren Platz nehmen Fett- und Bindegewebszellen ein. Dadurch kommt es zum Rückgang der Lymphozyten, der weißen Blutkörperchen, die unser Immunsystem maßgeblich tragen. Im Alter ist man daher in seiner Immunabwehr geschwächt. Und auch auf Impfungen reagieren alte Zellen schwächer.

Bald wird es für alternde blutbildende Stammzellen aber vielleicht schon medikamentöse Hilfe geben, die im Labor bereits erfolgreich ist: Verjüngen lassen sich Stammzellen zumindest bei Mäusen durch die Substanz CASIN, wodurch alte Mäuse 10 Prozent länger lebten. CASIN hemmte das altersassoziiert überaktive Protein Cdc42, das auch im Blut älterer Menschen messbar ist. Ein weiterer Schritt könnte in der Hemmung des Entzündungsmachers Prostaglandin E2 liegen, wodurch das Immunsystem der Mäuse gestärkt wurde und auch die Mäusehirne ihre kognitiven Fähigkeiten behielten. Solange es das noch nicht auf dem Markt gibt, macht vielleicht eine andere Maßnahme Hoffnung, das Immunsystem zu pimpen: Neueste Forschungsdaten zeigen nämlich, dass Kalorienrestriktion bei menschlichen Probanden über zwei Jahre hinweg ihre gealterte und schon zu großen Teilen in Fett umgebaute Thymusdrüse zu neuem Leben erweckte. Fett wurde weniger, funktionstüchtiges Gewebe mehr und die Produktion von Immunzellen wieder heraufgefahren. Bei reduzierter Kalorienzufuhr lernen Fettzellen zudem, mehr Fett zu verbrennen als Zucker.

Lymphknoten: Die Biowäscherei

Die Lymphe ist eine wässrige Gewebeflüssigkeit, reich an Mineralien, Spurenelementen, Proteinen, Fett-Transportkörperchen und weißen Blutkörperchen. Auf ihrem Weg durch den Körper wird sie unterwegs immer wieder durch die rund 600 Lymphknoten geleitet, von denen sich die Hälfte im Kopf-Hals-Bereich befindet. Sie filtern und reinigen die Lymphe und sind beim Erwachsenen – neben Milz, Thymus und Knochenmark – der wichtigste Ort für die Bildung von Lymphozyten, der bereits erwähnten Untergruppe der weißen Blutkörperchen. In den Lymphknoten werden Farbpartikel von Tattoos und streuende Krebszellen abgefangen, Fremdkörper und Fremdstoffe gefressen, hier warten B-Lymphozyten darauf, dass sich ein Antigen an ihre Rezeptoren bindet und sie aktiviert, und hier werden T-Lymphozyten geprägt und in den Krieg oder auf Patrouille geschickt.

Lymphknoten reagieren auf Infekte mit Bakterien, Viren, Pilzen, Parasiten mit manchmal schmerzhafter Vergrößerung. Auch Krebs, Autoimmunerkrankungen, manche Stoffwechselleiden oder Medikamente können Lymphknoten anwachsen lassen. Da das Risiko für Krebserkrankungen im höheren Lebensalter steigt, sollte man bei Lymphknotenschwellungen ohne klare Ursache wie einem infizierten Mückenstich, einem aufgekratzten Pickel oder einer Gürtelrose zum Arzt. Und zwar:

- wenn ein Lymphknoten mehr als zwei Zentimeter groß ist
- wenn er schnell gewachsen, hart und rund ist
- wenn mehrere Lymphknoten wie miteinander verbacken wirken oder schwer verschiebbar sind
- wenn die Haut in der Umgebung oder darüber rot, bläulich, verdickt oder nässend ist
- wenn unklares Fieber, Nachtschweiß, ungewollter Gewichtsverlust, Atemnot und allgemeines Krankheitsgefühl auftreten.

Die folgende Tabelle gibt einen groben Überblick, wann die Alarmglocken schrillen sollten – ersetzt aber natürlich nicht die ärztliche Abklärung!

	eher gutartig	eher bösartig
Lokalisation	Leiste, Hals vor dem seitlichen Muskel	über dem Schlüsselbein, im Achselbereich, hinter dem seitlichen Halsmuskel
Größe	<1 cm (1,5–2 cm im Kieferwinkel)	>2 cm (über 2,5 cm im Kieferwinkel)
Konsistenz	eher weich	unterschiedlich, oft derb
Schmerz	eher ja	eher nein
verschiebbar	ja	unterschiedlich, oft schlecht
Allgemeinsymptome	möglich	unterschiedlich
Verlauf	wächst langsam oder bleibt bis zu drei Wochen stabil	wächst oft rasch
Form	bohnenförmig, oval	rund

Milz: Die macht's

Die Milz hätte genauso gut im Kapitel über die Organe stehen können, aber weil sie so eng mit dem Immunsystem verbunden ist, kommt sie hier schon dran! Sie gehört zum lymphatischen System, befindet sich im linken Oberbauch unter dem Zwerchfell und hat die Form einer großen Kaffeebohne mit den Maximalmaßen von 12 x 8 x 4 Zentimetern. Sie ist eher schwammig-weich und besteht in ihrem Inneren aus zwei Gewebearten, die ganz unterschiedliche Funktionen haben. Die *rote Pulpa* reinigt unser Blut von allerlei unerwünschten Dingen: Sie kontrolliert zum Beispiel, ob rote Blutkörperchen intakt und noch ganz knusper sind und ihre Aufgaben erfüllen können. Andernfalls ergeht das Signal an die Riesen-Fresszellen Makrophagen, hier mal ordentlich aufzuräumen.

Die *weiße Pulpa* der Milz ist besonders wichtig für das Immunsystem, denn hier werden die Lymphozyten gebildet und gespeichert. Und weil die Milz als einziges Immunorgan direkt an den Blutstrom angeschlossen ist, gelangen diese Truppen schnell dorthin, wo's brennt. Normalerweise ist die weiße Pulpa mit einem Viertel der kleinere Anteil der Milz. Aber bei einer richtig heftigen Immunreaktion kommt sie auf bis zu 50 Prozent. Lässt sich die Milz, die ja sonst recht unauffällig unter den Rippen sitzt, ertasten, sollte man schnell zum Arzt.

Verliert man seine Milz etwa durch einen Unfall, kann man auch ohne sie weiterleben. Dann übernehmen andere Teile des lymphatischen Systems, aber man hat dennoch eine eingeschränkte Abwehr und kann eher Infekte oder eine Blutvergiftung *(Sepsis)* erleiden. Die äußert sich übrigens unter anderem mit einer deutlich vergrößerten ertastbaren Milz.

Tipps für ein fittes Immunsystem

- Bewegung, gerne an der frischen Luft (mit angemessenem Sonnenschutz). Sport und Bewegung balancieren den Vorrat an T-Zellen und reduzieren Entzündungswerte. Moderate regelmäßige Belastung verbessert die Immunabwehr, da sie in der genutzten Muskulatur einen akuten entzündlichen Stress bewirkt, dem der Körper gegensteuert. Damit werden gleich andere Baustellen mit entlastet, Stress wird abgebaut, chronisch entzündliche Erkrankungen abgemildert.
- Sehr intensive andauernde Anstrengungen können die Immunabwehr vorübergehend schwächen. Deshalb sollte man sich bei einem Infekt auch schonen. Beim Sport entstehen zwar freie

Radikale, aber sie werden durch das körpereigene Abfangsystem neutralisiert.

- Gute Sozialkontakte mit Menschen, Küssen (der Austausch von Bakterien beim Knutschen gleicht einer aktiven Immunisierung, erinnert quasi an eine Impfung), Sex.
- Stressabbau senkt Cortisol, das das Immunsystem unterdrückt.
- Gesunde Ernährung, reich an natürlichen Antioxidantien, bei Bedarf Supplemente wie Vitamin D und andere Mikronährstoffe: Vitamin C, E und Betacarotin helfen, DNA, Proteine und Lipide vor den Radikalen zu schützen. Vitamin C findet sich in Brokkoli, Zitrusfrüchten, Tomaten, Kartoffeln, Äpfeln und Sanddorn. Vitamin E in Getreide, Nüssen, Samen und Pflanzenölen, Rotbarsch und Hering, in Spinat und Grünkohl. Betacarotin ist insbesondere in Möhren, Spinat, roter Paprika, Kürbis, Aprikosen und Mango enthalten.
- Kneippen, kalte Duschen, Eisbaden, Kältekammer und auch Sauna kurbeln das Immunsystem an.
- Stärken Sie die unterstützende Darmflora mit prä- und probiotischer Kost. Im Kapitel über die Darmflora erfahren Sie, wie das geht. An dieser Stelle schon mal der Hinweis auf einen sehr interessanten Darmbakterien-Stamm: E. Coli Stamm Nissle 1917 wurde vor hundert Jahren durch den Arzt Prof. Dr. Alfred Nissle als wirksam im Kampf gegen Salmonellen entdeckt. Er isolierte diesen Stamm aus dem Stuhl eines Soldaten. Heute weiß man, dass der Stamm sich als Probiotikum »PO-sitiv« auf die Darmmuskulatur auswirkt, die Darmbarriere stabilisiert, Entzündungen bekämpft, die Darmflora stärkt und – besonders interessant zu Infektionszeiten – das Immunsystem stärkt. In Studien zeigte sich die besondere Wirksamkeit auf die Atemwegsabwehr, die Antikörper IgA und IgM stiegen an.
- Hühnersuppe »Jüdisches Penicillin« gilt seit dem 12. Jahrhundert als Heilmittel besonders bei Atemwegserkrankungen, empfohlen durch den jüdischen Arzt Maimonides. Die moderne Wissenschaft bestätigt dies teilweise: Neutrophile Granulozyten

werden in ihrer Aktivität beeinflusst, und der Inhaltsstoff Carnosin scheint antiviral zu wirken. Ingwer, Petersilie und Gemüse in der Hühnersuppe liefern Antioxidantien. Die Wärme steigert die Schleimhautdurchblutung und bringt das Immunsystem auf Trab. Und nicht zuletzt hat sie jemand mit Liebe gekocht. Da kann man doch einfach nur schnell wieder gesund werden!

- Impfungen helfen, das Immunsystem zu entlasten; von der Ständigen Impfkomission beim Robert Koch-Institut werden daher speziell ab sechzig Jahren diese Impfungen empfohlen: Gürtelrose, Pneumokokken, Grippe, COVID-19.
- Gesunder Schlaf, denn nachts läuft auch die Zellregeneration auf Hochtouren. Insbesondere während des Tiefschlafs in der ersten Schlafhälfte wird aus der Hirnanhangsdrüse *(Hypophyse)* das Wachstumshormon *Somatotropin* ausgeschüttet, das auch das Immunsystem stimuliert.

KAPITEL 8

Stoffwechsel

»Frau Doktor, können Sie mir nicht etwas verschreiben, das meinen Stoffwechsel ankurbelt?«, fragte die Patientin in der Hoffnung, ein paar Pfunde zu verlieren. Doch so einfach ist das natürlich nicht, und vor allem ist Stoffwechsel nicht dasselbe wie Verdauung. Unter Stoffwechsel – *Metabolismus* – versteht man im Großen und Ganzen die biochemischen Vorgänge in einer Zelle. Nährstoffe, Vitamine, Mineralien und Spurenelemente, die wir dem Körper zuführen oder die er selbst herstellt, werden ab- und umgebaut, also verstoffwechselt. Dieser Prozess wird maßgeblich durch das Hormon- und Nervensystem gesteuert.

Im Magen-Darm-Trakt werden die Nährstoffe zerlegt und von dort ins Blut überführt; der Blutkreislauf ist quasi die Autobahn, über die die zentralen Substanzen zu den Zellen unseres Körpers transportiert werden. Erst dort finden die eigentlichen Stoffwechselprozesse statt. Die großen Vier sind Kohlenhydrat-, Eiweiß-, Fett- und Mineralstoffwechsel. Im Verdauungstrakt werden die Kohlenhydrate bereits in Einfachzucker zerlegt, die der Körper für die Energiegewinnung braucht. Eiweiße gelangen in Form von Aminosäuren in die Zellen, wo sie ebenfalls der Energiegewinnung dienen, aber auch zum Aufbau von Zellen, Hormonen und Enzymen. Fett brauchen wir für die Bildung von Botenstoffen und Hormonen, als Energielieferant und Speicher für schlechte Zeiten. Und der Mineralstoffwechsel sorgt für stabile Knochen und reibungslose Muskel- oder Herzfunktion.

Der Metabolismus verändert sich im Laufe unseres Lebens. Nur nicht genau so, wie wir vielleicht dachten. Sie erinnern sich bestimmt an die Zeit, als Sie noch alles essen konnten, ohne zuzunehmen. Bisher glaubten wir, dass der Energieumsatz in der Pubertät am höchsten sei und ab Mitte dreißig die Zeit beginnt, wo

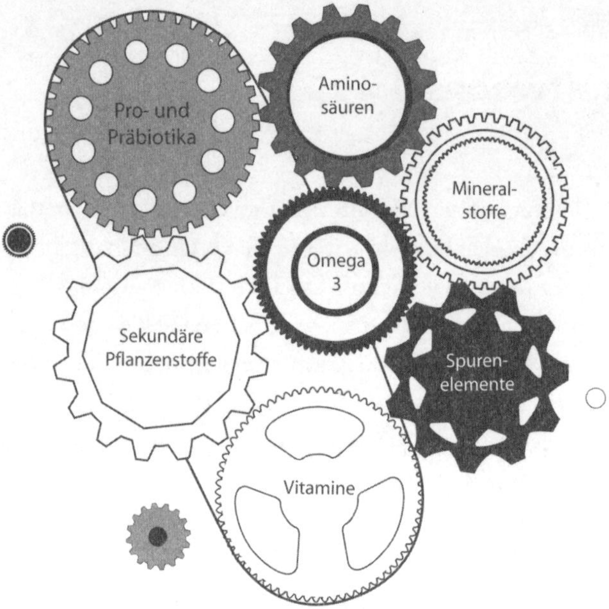

Unser Stoffwechsel gleicht einer Maschine mit verschiedenen geölten Zahnrädern, die ineinandergreifen.

wir eine Tafel Schokolade nur ansehen müssen, und schwupp, sitzt sie auf den Hüften. So manche(r) würde sich nun wünschen, dass Luft und Liebe ausreichten, weil alles andere sich sofort am mittleren Ring abzeichnet.

Eine neue Studie zeigt nun aber, dass der Stoffwechsel nur im Säuglingsalter auf Hochtouren läuft. Bis zum Alter von einem Jahr liegt der Kalorienverbrauch der fettfreien Masse um 50 Prozent höher als bei einem Erwachsenen. Danach fällt der Kalorienumsatz um 3 Prozent pro Jahr und pendelt sich im Alter zwischen zwanzig und etwa 63 Jahren auf einem gleichbleibenden Niveau ein. Dass wir im Alter dennoch zunehmen, kann diverse Gründe haben: Weniger Bewegung, mehr Essen – nicht umsonst heißt es, Essen ist der »Sex des Alters«. Die Veränderung der Darmflora spielt eine Rolle, die Zunahme von Dickmacherbakterien, die mehr Kalorien aus der Nahrung ziehen. Der Abfall der Hormonspiegel verändert den Appetit, die Fettauflösung vollzieht sich langsamer wegen des Mangels an Wachstumshormon: Die Kopfdrüse *Adenohypophyse* bildet im Alter verminderte Mengen an Wachstumshormon. Es kommt dadurch in der Leber zu einer verminderten Freisetzung von IGF-1. Der *Insulin-like growth factor* ist ein wesentlicher Player bei der Steuerung des Zellwachstums. Ist er nicht ausreichend vorhanden, nimmt die Muskelmasse schnell ab, vor allem, wenn man nicht aktiv gegensteuert. Auch der Knochenstoffwechsel fährt herunter. Aus diesem Grund leiden alte Menschen unter schwächeren Muskeln, einem geringeren Grundumsatz und neigen auch zu Osteoporose. Und noch eine »gute Nachricht«. Die fetten Jahre brechen an: Die Körper-Fettmasse steigt an, weil der direkte, Fett auflösende Effekt des Wachstumshormons entfällt. Man gerät in die sogenannte Somatopause.

Tipps, um den Stoffwechsel natürlich in Schwung zu bringen

- Berechnen Sie Ihren Grundumsatz: Er zeigt den Energieverbrauch eines entspannt liegenden Menschen zwölf Stunden nach der letzten Nahrungszufuhr an, bei einer konstanten Raumtemperatur von 20 °C. Er hängt vom Geschlecht und Lebensalter ab. Man kann ihn ganz ohne Mathe-Kenntnisse annäherungsweise durch kostenlose Onlinerechner oder Ernährungs-Apps ermitteln, wenn man Geschlecht, Körpergewicht, Größe und Alter in eine Formel eingibt. Damit erfahren Sie den ungefähren Basisenergieverbrauch Ihres Körpers in Kilokalorien/24 h. Wenn man dann noch seine Tätigkeiten einpflegt oder mit dem Fitness-Tracker misst, erfährt man in etwa den Gesamtumsatz. Er wird durch Bewegung und Sport erhöht, das hilft beim Abnehmen. Noch genauer klappt die Berechnung mittels Atemgasanalyse, bei der die Sauerstoffaufnahme und die CO_2-Abgabe gemessen werden; das spiegelt den aktuellen Energieumsatz wider, der dann auf 24 Stunden hochgerechnet wird.

- Das Wachstumshormon lässt sich steigern durch Dinner-Cancelling, Intervallfasten und eine Reduktion des Körperfetts; auch Sport, vor allem Hochintensives Intervalltraining (HIIT) kurbelt den Stoffwechsel an. (Mehr dazu in den Kapiteln 15 und 16.)
- Setzen Sie auf eiweißreiche Kost, reich an Arginin – eine für den Proteinaufbau verwendete Aminosäure, beteiligt an zahlreichen biologischen Abläufen. Es steckt in Hülsenfrüchten, Edamer, Nüssen, Fleisch, Fisch, Ei, Milchprodukten, Wassermelone.
- Achten Sie auf guten Schlaf! Füllen Sie alle fehlenden Mikronährstoffe auf, die den Zellstoffwechsel ankurbeln. (Mehr dazu in Teil II dieses Buches.)

KAPITEL 9

Herz-Kreislauf-System

Unser Herz schlägt unermüdlich: etwa siebzig Mal pro Minute, 100 000 Mal am Tag, 42 Millionen Mal im Jahr und bis zu drei Milliarden Mal im Leben. Ein ganz schönes Pensum für dieses Organ, das gerade so groß ist wie eine Faust und mit rund 300 Gramm Gewicht so schwer ist wie eine Mango.

Das Herz besteht aus einer linken und einer rechten Hälfte. Jede Hälfte verfügt über einen Vorhof und eine Herzkammer, die durch segelartige Klappen voneinander getrennt sind. Diese Klappen arbeiten wie ein Ventil und lassen das Blut jeweils nur in eine Richtung durch: Aus der Lunge kommt frisches, sauerstoffreiches Blut im linken Vorhof an. Von dort wird es über den verästelten Blutkreislauf in den Rest des Körpers gepumpt. Einer genialen Logistik folgend, nimmt es unterwegs im Körper Kohlendioxid (CO_2) als Restmüll auf und fließt damit zurück über die rechte Herzhälfte in die Lunge. Dort wird das Kohlendioxid abgegeben und wieder frischer Sauerstoff getankt; der Kreislauf kann von Neuem beginnen. Pro Minute wird dabei die gesamte Blutmenge, bis zu sechs Liter bei einem Erwachsenen, durch den Körper befördert. Das sind zwei Tanklaster pro Tag.

Unsere Pumpe ist ein sogenanntes Hohlorgan aus quer gestreiften Muskeln, genau wie die unseres Bewegungsapparats. Allerdings können wir die Herzmuskulatur nicht willentlich steuern. Das übernehmen das vegetative Nervensystem und der Sinusknoten, der Haupttaktgeber für den Herzschlag. Deshalb heißt der normale Rhythmus auch Sinusrhythmus. Der Sinusknoten sitzt im rechten Vorhof, und sein Zellgeflecht setzt in bestimmten Abständen elektrische Impulse ab, die über ein komplexes Erregungsleitungssystem an die verschiedenen Bereiche des Herzens weitergegeben werden. Im Ruhemodus sind die Abstände größer, unter

Belastung kürzer. Im Zusammenspiel mit Hormonen und dem vegetativen Nervensystem sorgen diese Impulse für das Zusammenziehen des Herzmuskels *(Systole)*, wodurch das sauerstoffreiche Blut in den Kreislauf gepumpt wird. Beim Erschlaffen *(Diastole)* wird das sauerstoffarme Blut wieder aufgenommen.

Wie andere Muskeln besteht auch das Herz aus Muskelzellen, wobei diese besonders kostbar sind: Während sich unsere Leber – welch ein Glück – innerhalb weniger Wochen komplett erneuern kann, werden Herzmuskelzellen nur zu weniger als einem Prozent jährlich neu gebildet. Weil nur wenige von uns bisher Gelegenheit hatten, älter als hundert Jahre zu werden – der Zeitraum, der für eine vollständige Herz-Runderneuerung nötig wäre –, laufen wir überwiegend noch mit denselben Herzmuskelzellen herum wie bei unserer Geburt. Und das macht den Herzmuskel so angreifbar.

Wenn die Gefäße verstopfen: Die Plage mit den Plaques

Damit das Herz pausenlos schuften kann, muss es mit Sauerstoff und Nährstoffen versorgt werden. Das geschieht über die verzweigten Herzkranzgefäße, die Koronararterien. Mit den Jahren kann es in diesen (und auch in anderen) Blutgefäßen zu Ablagerungen kommen, sogenannten *Plaques*. Der Vorgang ist ziemlich komplex, aber man geht von mehreren Schädigungen der Innenhaut der Blutgefäße aus, auf deren Basis dann die Arteriosklerose entsteht: Hauptauslöser sind erhöhter Blutdruck, Fettstoffwechselstörungen, Diabetes mellitus, Rauchen oder die altersbedingte nachlassende Gefäßelastizität. In die so geschwächte Gefäßauskleidung gelangt das »böse« LDL-Cholesterin, es entstehen freie Radikale und eine Entzündung. Fresszellen eilen herbei, schaufeln das oxidierte LDL-Cholesterin-Blutfett in sich hinein und verwandeln sich in Schaumzellen. Dabei heizen sie das Entzündungsgeschehen noch weiter an. Zu allem Überfluss lungern auch noch gerinnungsfördernde Blut-

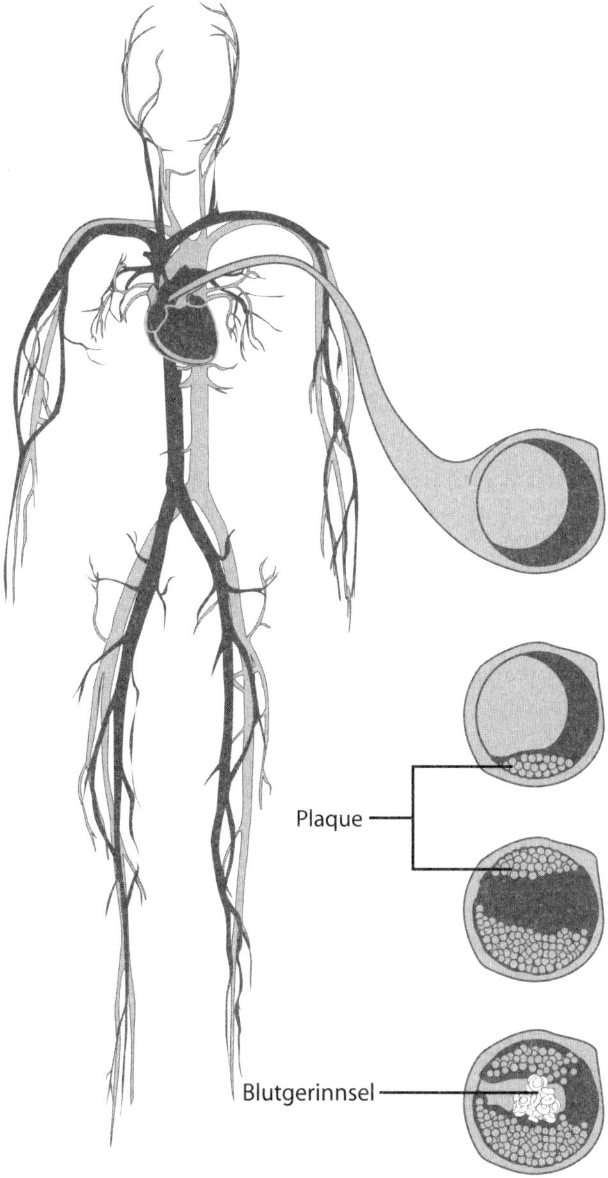

Gefährliche Ablagerungen in den Gefäßen, sogenannte Plaques, behindern den Blutfluss und können zu Blutgerinnseln führen.

plättchen permanent am Ort des Geschehens herum. Der Körper reagiert mit einem Gewebeumbau: Glatte Muskelzellen wandern in die innere Schicht der Gefäßwand, dazu gesellen sich Bindegewebszellen, die sich wie eine Kappe um die Schaumzellen legen. Eine Beule entsteht, die durch die Einlagerung von Calcium verhärtet und den Blutfluss zunehmend behindert.

Übrigens sollten auch die Mikrobiome in Darm und Mund gut ausgestattet sein: Eine Verschlechterung in der Balance der Darmflora erhöht die Durchlässigkeit der Darmschleimhaut und öffnet ungebetenen Bakterien das Tor zum Herz-Kreislauf-System. Die Bakterien produzieren bei der Verdauung von rotem Fleisch ein Stoffwechselprodukt namens Trimethylamin-N-Oxid (TMAO), das den Cholesterin- und Gallenstoffwechsel beeinflusst, Entzündungen der Gefäßwände und damit die Plaquebildung vorantreibt. Haben Betroffene hohe Plasmaspiegel dieses Stoffes im Blut, haben sie eine schlechtere Prognose für Arteriosklerose.

Verengungen in den Herzgefäßen führen dazu, dass der Herzmuskel nicht mehr ausreichend mit Sauerstoff und Nährstoffen versorgt wird. Mit der Folge, dass Herzmuskelzellen absterben und die Leistung schwächer wird.

Rund sechs Millionen Deutsche leiden unter der *Koronaren Herzkrankheit* (KHK). Die Ablagerung von Plaques, also Verkalkungen, verläuft langsam und anfangs oft beschwerdefrei. Mit der Zeit kommt es im Bereich des Herzens zu einem Gefühl der Enge, dumpfen Schmerzen hinter dem Brustbein, die in Arme, Nacken, Hals, Kiefer, Rücken und Oberbauch ausstrahlen und zu Atemnot führen können. Im Bereich der Beinarterien können Gefäßveränderungen ebenfalls den Blutfluss reduzieren und die Durchblutung mindern. Folge ist die »Schaufensterkrankheit«, jenes Phänomen, dass man beim Gehen ständig stehen bleiben muss, wegen der Schmerzen, die durch den Sauerstoffmangel in den Beinmuskeln verursacht werden. Ablagerungen in den Gehirngefäßen können zu einem Schlaganfall führen, eine chronisch gestörte Durchblutung kleinerer Gehirngefäße führt zu Demenz.

Kommt es zum kompletten Gefäßverschluss im Herzen, ist der gefürchtete Herzinfarkt da. Der Begriff Infarkt leitet sich vom Lateinischen »farcire« für »(ver)stopfen«, »füllen« ab. Mehr als 50 000 Menschen sterben hierzulande jedes Jahr an einem Herzinfarkt. Die klassischen Risikofaktoren sind Rauchen, Diabetes mellitus, Bluthochdruck und ein zu hoher Cholesterinspiegel. Jeder einzelne dieser Faktoren kann das Infarktrisiko um das Zehnfache steigern. Alle zusammengenommen addieren sich nicht bloß auf, sondern potenzieren sich. Bewegungsmangel, Übergewicht, schlechte Ernährung und Stress sind weitere Belastungsproben für unser Herz. Quittiert es seinen Dienst, kommt das für die meisten Betroffenen oft wie aus heiterem Himmel. Dabei sendet unser Körper Warnsignale, wenn mit dem Herzen etwas nicht stimmt: Klassische Anzeichen sind etwa starke Schmerzen hinter dem Brustbein, die wiederum ausstrahlen können, Unruhe bis hin zu Todesangst, eine blass-graue Gesichtsfarbe und ein allgemeines Schwächegefühl. Bei Männern und Frauen kündigt sich ein Infarkt aber teils mit ganz unterschiedlichen Symptomen an. Bei Frauen sind sie oft nicht eindeutig zuzuordnen, daher liegt die Sterblichkeitsrate hier höher. Unspezifische Symptome wie Atemnot, Schweißausbrüche, Rückenschmerzen, Kieferschmerzen, Schwindel, bleierne Müdigkeit, Übelkeit und Erbrechen können auf einen Herzinfarkt hinweisen.

Altes Herz: Kurze Kardiologistik

Neben den oben erwähnten Faktoren ist das größte Risiko für das Herz-Kreislauf-System jedoch der Alterungsprozess per se. Auch wenn Sie für sich diesen Prozess schon sehr viel länger am Werk sehen mögen – aus Sicht der Kardiologen kommt er erst ab dem 65. Lebensjahr besonders zum Tragen. Was sich auch darin niederschlägt, dass Herz-Kreislauf-Erkrankungen in den Industrienationen ab diesem Alter Todesursache Nummer eins sind. Kardiologen vergleichen den Alterungsprozess des Herzens mit einer Krankheit. Ein wichtiger Marker dafür ist die »maximale Herzfrequenz«. Sie bezeichnet die maximale Anzahl an Kontraktionen, die der Herzmuskel innerhalb einer Minute leisten kann. Bei jungen Menschen beträgt die Herzfrequenz bei maximaler Belastung noch etwa 200 bis 220 Schläge pro Minute, wobei dies auch vom Trainingszustand und der Tagesform abhängt. In fortgeschrittenem Alter sinkt die maximale Herzfrequenz auf etwa 160 Schläge pro Minute, allerdings mit großer individueller Variabilität.

Eine klassische Berechnungsformel besagt, dass man die maximale Herzfrequenz für jede Lebensphase errechnen kann, wenn man von ihr das Alter abzieht. Ein Maximalpuls von 220 minus 40 würde demnach eine Frequenz von 180 für das Alter um die vierzig ergeben. Das ist natürlich nur Pi mal Daumen, denn, siehe oben, individuelle Parameter werden hier nicht berücksichtigt. Bei Belastung steigt der Herzschlag im Normalfall allmählich an, um sich nach dem Ende der Belastung langsam wieder abzusenken. Im Ruhezustand liegt der Puls bei Erwachsenen im Bereich von 60 bis 80 Schlägen, wobei Koffein, Stress, Hormone, bestimmte Medikamente und auch das Wetter den Puls nach oben treiben können. Liegt der Ruhepuls dauerhaft bei über 100, sollte das ärztlich abgeklärt werden.

Beim Alterungsprozess des Herzens muss auch das sogenannte Herzzeitvolumen betrachtet werden. Es sagt aus, welche Menge Blut innerhalb einer bestimmten Zeitspanne durch unser Herz gepumpt wird. Die übliche Maßeinheit ist Liter pro Minute, denn unser Herz arbeitet in der Standardausstattung ab Werk als wahrer Hochleistungsmotor. In Ruhe schlägt es bei Zwanzigjährigen bis zu sechs Liter Blut pro Minute um, während es bei 75-Jährigen gerade mal noch 3,5 Liter sind. Es wird also deutlich weniger nähr- und sauerstoffreiches Blut durch den Organismus gepumpt als in jüngeren Jahren.

Das ältere Herz reagiert auch nicht mehr so präzise auf die Nervenstimuli durch den Sympathikus, das Stress- und Aktivierungsnervengeflecht. Im Herzmuskel gibt es ein ausgeklügeltes System an Ionenkanälen, über die in Stresssituationen die Botenstoffe Adrenalin und Noradrenalin dort den Ionenfluss beeinflussen. Die Calciumkanäle werden weniger, der Calciumanstieg fällt geringer aus. Bei einem altgedienten Herzen kann es hierbei zu einer Störung des Kalium- und Calciumaustausches kommen; sie spielen beim Zusammenziehen und Entspannen des Herzmuskels eine wichtige Rolle, sind also für den Rhythmus mitverantwortlich. Das verminderte Calciumangebot in der Zelle schwächt die Herzaktion.

Bluthochdruck: Das Maß der inneren Werte

Genauso wie die Haut an Elastizität verliert, werden die Gefäße im Alter starrer. Können sie nicht mehr elastisch schwingen, kann der Blutdruck nicht mehr so gut ausgeglichen werden – er steigt an. Zucker (Glucose) kann mit Eiweißstrukturen der Gefäße reagieren und sie noch zusätzlich verhärten. Auch Blutfette, besonders das LDL-Cholesterin, befeuern die Entzündung in der Gefäßwand mit der Folge einer weiteren Verkalkung und Verengung.

Geht die Elastizität der Hauptschlagader zurück, erhöht sich der obere der beiden bekannten Blutdruckwerte. Normal ist ein Blutdruck von 120 bis 129 zu 80 bis 84 mmHG. Ab 140/90 mmHG spricht man von zu hohem Blutdruck oder *Hypertonie,* sofern dieser Wert beim Arzt bei mindestens drei Messungen an zwei unterschiedlichen Tagen gemessen wurde. Bei der Selbstmessung zu Hause müssten die Werte an sieben aufeinanderfolgenden Tagen über 135/85 mmHG liegen. Weil der Blutdruck mit den Lebensjahrzehnten wegen der abnehmenden Gefäßelastizität immer ein kleines Stückchen steigt, erhalten viele ältere Menschen blutdrucksenkende Medikamente, Ü80 toleriert man jedoch 150/90 mmHg.

Zu hoher Blutdruck bleibt oft lange unerkannt, weil Symptome wie rote Wangen, Schlafstörungen, Kopfschmerzen, verminderte

Leistungsfähigkeit oder Nervosität auch einfach der aktuellen und vielleicht gerade sehr stressigen Lebenssituation zugeschrieben werden können. Lassen Sie also Ihre Werte regelmäßig messen. Denn ein dauerhaft erhöhter Blutdruck ist nicht nur eine enorme Belastung für Gefäße und Herz, sondern auch für Organe wie Hirn und Nieren. Er zählt zu den wichtigsten Risikotreibern für Schlaganfall, Herzrhythmusstörungen, Infarkt, Herzschwäche und Demenz.

Neben dem Alter treiben eine Reihe von anderen Faktoren den Blutdruck in die Höhe: Übergewicht, Bewegungsmangel, Rauchen, Alkohol, Stress und eine ungesunde, vor allem salzreiche Ernährung. Mit sportlicher Aktivität, einer Normalisierung des Gewichts, erholsamem Schlaf, Stressreduktion und gesunder Lebensweise, aber auch mit Medikamenten gegen hohen Blutdruck kann man sehr wirksam gegensteuern und noch eine Menge rausreißen. Die Pille allein macht's jedenfalls nicht! Um das Risiko für einen Infarkt oder einen Schlaganfall zu reduzieren, muss das Gesamtpaket stimmen.

Bei einigen Patientinnen und Patienten liegen andere Ursachen für einen erhöhten Blutdruck vor: etwa eine Nieren-, Nebennieren- oder Schilddrüsenerkrankung, wodurch blutdrucksteigernde Hormone ausgeschüttet werden. Auch entzündungshemmende Schmerzmittel wie Ibuprofen oder Diclofenac oder nächtliche Atemaussetzer können die Werte nach oben treiben. Deshalb ist eine ausführliche Anamnese notwendig, außerdem sollten Blutfette, Blutzucker und Nierenwerte überprüft und die großen Gefäße untersucht werden.

Blutfette: Cholesterin & Co.

Cholesterin ist mitverantwortlich für Krankheiten wie Schlaganfall und Herzinfarkt. Es ist aber auch ein notwendiger Baustein unseres Organismus. Allerdings kommt es auf die Verpackung und die Menge an.

Cholesterin ist ein Fettmolekül, das natürlicherweise im Körper produziert, aber auch über die Nahrung aufgenommen wird. Wir brauchen es für viele Körperfunktionen, etwa zur Hormonsynthese, als Baustein für Körperzellen oder Teil des Hautbarrierefetts. Es wird zwischen 70 und 80 Prozent in der Leber hergestellt. Weil aber auch alle anderen Körperzellen Cholesterin benötigen, muss es durch das Blut transportiert werden. Das gelingt über das Taxi Eiweiß. Fette (Lipide) wie Cholesterin oder Triglyceride werden zum Transport an Eiweiße gekoppelt. Diese Verbindungen nennt man *Lipoproteine.*

Das Lipoprotein LDL *(Low Density Lipoprotein)* ist für den Transport des Cholesterins von der Leber zu den anderen Organen verantwortlich. Sind die Körperzellen allerdings nicht mehr fähig, weiteres Cholesterin aufzunehmen, steigt der LDL-Cholesterinspiegel im Blut an. Schwimmt es in zu großen Mengen durchs Blut, wird es außerdem oxidiert und kann derart formverändert nicht mehr in die Zellen aufgenommen werden, dafür pöbelt es herum und schädigt stattdessen erst recht die Gefäßwände. Wenn das dauerhaft der Fall ist, bilden sich Ablagerungen in den Wänden der Blutgefäße, die zu Durchblutungsstörungen, Herzinfarkt oder Schlaganfall führen können. Deshalb gilt LDL als »schlechtes Cholesterin«.

Daneben gibt es noch das sogenannte HDL-Cholesterin. Dieses *High Density Lipoprotein* ist für den Rücktransport des Cholesterins von den Körperzellen zur Leber zuständig, wo es verarbeitet und abgebaut wird. Auf diese Weise wirkt es Fettablagerungen in den Blutbahnen entgegen und gilt als »gutes Cholesterin«.

Triglyceride setzen sich aus Glycerin und drei Fettsäuren zusammen, daher der Name. Wir nehmen sie mit der Nahrung auf, der

Körper kann sie aber auch selbst aus Nahrungsbestandteilen herstellen. Sie liefern unserem Körper Energie; und weil hier nichts verloren geht, lagert er das, was er nicht braucht, in einem Speicher ein: den Fettpölsterchen.

Das *Lipoprotein (a)* ähnelt in seinem Aufbau dem LDL, schippert aber quasi in einem Doppeltaxi umher, nämlich einem zusätzlichen Eiweiß. Studien legen nahe, dass ein erhöhter Spiegel (> 30 mg/dl) ähnlich wie beim LDL-Cholesterin das Risiko für Herz-Kreislauf-Erkrankungen steigert. Eine Erhöhung dieses Wertes ist genetisch bedingt.

Als nicht optimal bis ungesund gelten erhöhte Werte von LDL (> 160 mg/dl) und Triglyceriden (> 150 mg/dl) und niedrige Werte für HDL (< 40 mg/dl). Besteht dieses ungute Verhältnis über längere Zeit, bilden sich Fettablagerungen in den Gefäßen, sie werden enger und starrer. Es entsteht Bluthochdruck, wobei hier vor allem der obere Wert betroffen ist. Die Plaques können aufreißen und Blutgerinnsel auslösen, die den Blutdurchfluss noch weiter einschränken. Wird eine Arterie komplett verschlossen, stirbt das versorgte Gewebe ab – es kommt zum Herzinfarkt oder zum Schlaganfall. Auch in den Beinen, im Darm, den Nieren, anderen Organen der Bauchregion sowie den Hals- und Gehirngefäßen können sich Gefäßverengungen *(Stenosen)* bilden.

Eine Veranlagung zu ungesund hohen Cholesterinwerten kann vererbbar sein und sollte, sofern eine Änderung der Ernährung und des Lebensstils nicht hilft, mit Medikamenten behandelt werden. Bei leicht erhöhten Werten kann man mit einer Umstellung des Speiseplans einiges erreichen. Erhöhte Cholesterin- und Triglyceridwerte wurden lange Zeit als Folge von fett- und eierreicher Ernährung gesehen. Neuere Erkenntnisse zeigen allerdings, dass vor allem die Cholesterin-Aufnahme über Wurstwaren bedenklich ist und die übermäßige Neubildung von Cholesterin in der Leber durch übermäßigen Genuss von Lebensmitteln, die als Süßungsmittel mit Fructose angereichert sind. Fructose gehört, genau wie Glucose, als Einfachzucker zu den Kohlenhydraten. Glucose kann mithilfe des Hormons Insulin schnell zur Energiegewinnung genutzt werden. Fructose hingegen wird in der Leber zu Fett umgebaut. Von dort gelangt es in den Blutkreislauf – und sorgt für erhöhte Blutfettwerte. Weil es unbegrenzt in der Leber aufgenommen werden kann, droht die Gefahr einer Fettleber. Auch Übergewicht, Bluthochdruck und Diabetes Typ 2 werden begünstigt.

Fructose steckt im Haushaltszucker und in vielen Fertiggerichten. Als billiges Süßungsmittel kommt es versteckt in Form von Glucose-Fructose-Sirup, Maissirup, Cornsirup oder High Fructose Cornsirup daher. Die hier vorliegende Mischung aus freier Fructose und freier Glucose heißt Iso-Glucose und wird enzymatisch aus Stärke von Getreide, Mais oder Kartoffeln gewonnen, das geht schneller als die Gewinnung von gewöhnlichem Haushaltszucker aus Zuckerrüben, wo Fructose und Glucose als Zweifachzucker verbunden vorliegen.

Fruchtzucker ist aber nicht generell zu verdammen! Es kommt schon darauf an, ob er natürlich im Obst vorkommt oder in einer süßen Fruchtlimo oder »Wellness«-Drinks. Im Obst gibt es Ballaststoffe, sekundäre Pflanzenstoffe, Mineralien und Vitamine obendrauf. Der Fruchtzucker wird langsamer freigesetzt. Frisches Obst wird in normalen Mengen verspeist ganz sicher keinen Schaden in Sachen Blutfette anrichten.

Ballaststoffreiche Ernährung ist auch deshalb gut, weil sie im Darm das über die Gallenflüssigkeit zirkulierende Cholesterin herausfischt und ins Klo leitet. (Mehr dazu in Kapitel 12.)

Tipps für die Herz-Kreislauf-Gesundheit

- Werfen Sie einen Blick in die Ahnengalerie: Bei familiärer Vorbelastung frühzeitig mit regelmäßigen Checks der Pumpe, des Blutdrucks, der Gefäße und der Blutfette beginnen.
- Bei Kopfschmerzen, Herzrhythmusstörungen, Kreislaufproblemen und Kurzatmigkeit, besonders nach verschleppten Erkäl-

tungen, wenn man nicht mehr recht auf die Beine kommt, sicherheitshalber mal beim Kardiologen vorbeischauen.

- Eine mediterrane Ernährung mit Olivenöl oder anderen kalt gepressten Ölen, mit Linsen, Kichererbsen, Obst, Gemüsen und Nüssen kann Entzündungen und damit auch das Aufkommen von Herz-Kreislauf-Ereignissen um bis zu 30 Prozent reduzieren.
- Verzichten Sie auf Fast Food mit gehärteten Fetten und auf zu viel tierische Fette, insbesondere Wurst.
- Essen Sie weniger Kochsalz: Laut einer Gesundheitsstudie liegt der Konsum in Deutschland bei rund 70 Prozent der Frauen und 80 Prozent der Männer teils um das Dreifache über der empfohlenen Tagesmenge. Und die liegt bei etwa einem Teelöffel. Nicht vergessen: Natriumchlorid (NaCl), der Hauptbestandteil von Speisesalz, reist in vielen verarbeiteten Lebensmitteln wie Brot, Wurst und Käse mit! Wenn Sie es schaffen, die NaCl-Aufnahme auf unter 5 g/Tag bzw. die Natriumaufnahme auf unter 2 g/Tag zu verringern, lassen sich beide Werte des Blutdrucks senken. Auf vielen verpackten Lebensmitteln ist der Natriumgehalt angegeben: Wenn Sie diesen Wert mit 2,54 multiplizieren, erhalten Sie den Speisesalzgehalt.
- Kochsalz kann theoretisch durch Kaliumchlorid ersetzt werden, dieser Salzersatz reduziert die Anzahl von Herz-Kreislauf-Ereignissen und Sterblichkeit, schmeckt allerdings etwas metallisch-bitter. Statt Salz geben aromatische Kräuter besonders gesunde Geschmacksverstärker ab.
- Unterstützen Sie Ihr Herz mit Kalium. Es findet sich besonders in Bananen, Aprikosen, Trockenobst, Karotten, Kartoffeln, Tomaten und Tomatenmark, Rosenkohl, Champignons, Paprika, Erdnüssen, Mandeln und Vollkornprodukten. (Selten ist kaliumreiche Kost ungünstig, bitte die Hausärztin fragen.)
- Auch die Versorgung mit Omega-3-Fettsäuren lässt bei vielen von uns zu wünschen übrig. Sie werden direkt in die zellulären Membranen eingebaut, insbesondere in die Arterien und in den

Herzmuskel. Neuere Studien zeigen einerseits einen das Herz und die Gefäße schützenden Effekt und weniger Herzinfarkte, allerdings bei sehr hoher Dosierung in Nahrungsergänzungsmitteln auch ein erhöhtes Risiko für Vorhofflimmern. Hier besteht also noch weiterer Forschungsbedarf.

- Nicht zuletzt ist auch unser Körpergewicht eine ausgesprochene Herzenssache. Lange wurde hier nur auf den BMI geschaut (normal: 18,5–24,9 kg/m²), der inzwischen nur noch als grober Richtwert gilt. Viel bedeutsamer ist die »Körperkomposition«! So sollte man unbedingt den Taillenumfang zwischen Beckenkamm und unterem Rippenbogen messen (normal: Frauen unter 80 cm, Männer unter 94 cm). Wer hier gegensteuert und abspeckt, indem durch regelmäßige Bewegung der Stoffwechsel angekurbelt wird, tut viel für seine Kardiofitness. Sport und Bewegung wirken wie ein Herzmedikament, denn sie verbessern die Ausbildung von Blutgefäßen, die den Herzmuskel versorgen. Nach neuesten Erkenntnissen aus Mäuseversuchen ist es mit körperlicher Aktivität sogar möglich, neue und größere Herzmuskelzellen entstehen zu lassen, obwohl das bis dato als nahezu ausgeschlossen galt.
- Nächtliche Atemaussetzer untersuchen und behandeln lassen.

Tipps für gute Blutfette

- Eine gesunde Ernährung ist das A und O! Meiden Sie Zucker, Stärke und Fructose als Süßungsmittel und sorgen Sie für mindestens 30 g Ballaststoffe am Tag: Hafer oder Flohsamenschalen helfen, die Fette rauszuleiten. Verzichten Sie auf Fast Food mit gehärteten Fetten und reduzieren Sie Ihren Wurstkonsum. Setzen Sie auf buntes Obst und Gemüse.
- Sorgen Sie für regelmäßige Bewegung und bauen Sie Übergewicht ab. Bei Bewegungsmangel und einem Überangebot an Kohlenhydraten, besonders Zucker, Weißmehl, Stärke und Fruc-

tose, wird die überschüssige Energie in Fett umgewandelt. Beim Kraft- und Ausdauertraining wird hingegen Muskulatur aufgebaut, das Fettgewebe im Inneren reduziert. Die Muskulatur arbeitet wie ein Verbrennungsmotor, der Körperfett verbrennt. Der Anteil von Krafttraining an der sportlichen Aktivität sollte um die 30 bis maximal 50 Prozent liegen.

- Fasten, Low-Carb, also kohlenhydratarme Kost, und – laut einigen Wissenschaftlern – ketogene Ernährung bringen ebenfalls einen schützenden Effekt. Bei Letzterem wird statt Zucker ein Ersatzstoff als Energielieferant im Körper gebildet, das Keton Beta Hydroxybutyrat (BHB). Es reduziert den Entzündungsmarker Interleukin 1 Beta und LDL-Cholesterin.
- Finger weg von Zigaretten und übermäßigem Alkoholkonsum.
- Denken Sie bei dauerhaft erhöhten Werten daran, Ihre Schilddrüsenfunktion prüfen zu lassen. Eine Unterfunktion, die mit Tabletten ausgeglichen werden kann, ist manchmal für die Erhöhung verantwortlich.
- Auch die Antibabypille kann unerfreulicherweise die Blutfette erhöhen.
- Entwässerungstabletten, die Gabe von Kortison oder Erkrankungen der Nieren können die Werte ebenfalls verändern.
- Lassen Sie prüfen, ob neben erhöhten Cholesterin- und Triglyceridwerten weitere Risikomarker vorliegen, wie *Homocystein* im Blut (ein Zwischenprodukt des Aminosäurestoffwechsels, das normalerweise schnell wieder abgebaut wird) oder das genetisch erhöhte *Lipoprotein (a)*. Bei Homocystein (Normalwert 5 bis 10 µmol/l) scheint ein Zusammenhang mit einem Mangel an Folsäure und den B-Vitaminen 6 und 12 zu bestehen.

KAPITEL 10

Nervensystem

Die Nervenbahnen in Gehirn und Rückenmark bilden das *zentrale Nervensystem,* eingebettet im Schädel und dem Wirbelkanal. Die übrigen Nervenkabel, die den Körper durchziehen, die Organe erreichen, für Gefühl und Bewegung zuständig sind, formen das *periphere Nervensystem.* Der Ausdruck »Nerven wie Drahtseile« entspringt der Wunschvorstellung, diese Kabelverbindungen mögen jederzeit betriebsbereit, endlos belastbar und unzerstörbar sein. Ganz so ist es leider nicht, aber für ihre Pflege und Wartung können wir einiges tun.

Gehirn: Nachrichten aus der Zentrale

Das menschliche Gehirn ist ein einzigartiges Wunderwerk der Natur, eine Art Hochleistungscomputer in unserem Kopf: Es nimmt Sinneseindrücke auf, verarbeitet sie, speichert sie ab und schickt Botschaften, Aufträge und Kommandos in alle Bereiche unseres Körpers, in jeder Sekunde unseres Lebens, rund um die Uhr. Besonders faszinierend ist, dass unser Gehirn zeitlebens formbar bleibt. Jedes Gehirntraining hinterlässt auf zweierlei Arten neuronale Spuren: funktionell, was bedeutet, dass Gehirnareale verstärkt aktivierbar sind, und strukturell, was bedeutet, dass sich auch die Anatomie verändern kann. Wenn wir etwas Neues lernen, bilden sich neue Verbindungen zwischen den Nervenzellen *(Synapsen)* oder werden alte verstärkt, weshalb die betreffende Hirnregion wächst. Umgekehrt können nicht mehr benötigte Verbindungen schwächer werden oder gekappt werden. Das Gehirn ist also plastisch und kann bei Kindern mit Lernschwächen oder generell nach Schäden einiges kompensieren. Dafür sorgen über 100 Milli-

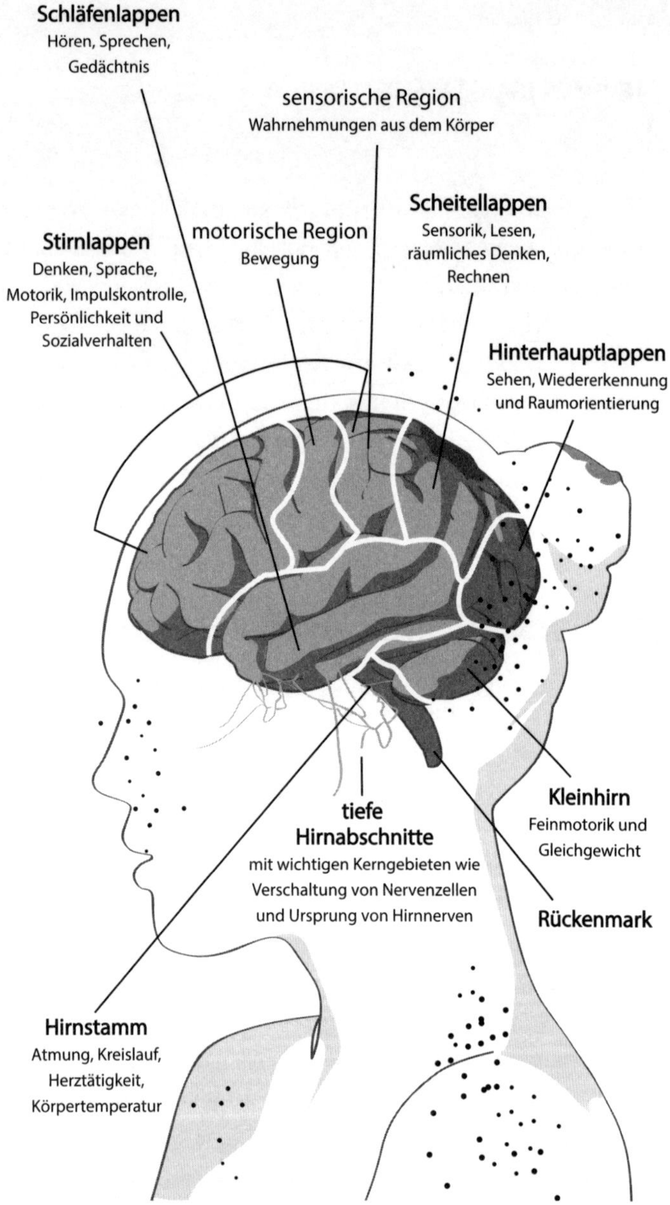

Aufbau und »Zuständigkeitsbereiche« unseres Gehirns

arden Nervenzellen *(Neuronen)* und eine Billion Stützzellen, die das etwa 1,5 Kilogramm schwere Organ bilden, das aussieht wie eine große Walnuss: mit rechter und linker Hälfte aus Stirn-, Scheitel-, Schläfen- und Hinterhauptlappen, mit Hirnwindungen und Furchen.

Die Plastizität des Gehirns sorgt auch dafür, dass wir in verschiedenen Lebensabschnitten über unterschiedliche Fähigkeiten verfügen. Beim jungen Hirn ist die *fluide Intelligenz* ausgeprägter, man kann Neues schneller lernen. Beim älteren ist es die *kristalline Intelligenz*, die dazu führt, dass man komplexe Situationen besser überblickt oder über eine höhere Sprachkompetenz verfügt. Im günstigsten Fall werden wir im Laufe des Lebens also zunehmend erfahren und weise.

Doch leider altern – trotz Training – auch unsere Sinne und das Gehirn bis zu einem gewissen Grad. Wissenschaftler schätzen, dass wir etwa 10 Prozent der Nervenzellen in unserem Gehirn verlieren. Was nicht heißt, dass wir dadurch unsere Hirnfunktion einbüßen würden. Der Vorrat ist ja schließlich groß genug, denn unser Gehirn besitzt mehr Zellen, als es für seine Normalfunktion benötigt. Ab ungefähr fünfzig Jahren aber nehmen Durchblutung, Sauerstoff- und Glucoseverbrauch des Gehirns ab. Im Alter sind es bis zu 20 Prozent, um die sich die Durchblutung reduzieren kann, bei Problemen mit Gefäßablagerungen auch mehr. Die Folge ist eine verlangsamte Reaktionsgeschwindigkeit, die Sinne lassen nach bis hin zur Demenz. Mit Abstand die größte Geißel des Gehirns ist der Bluthochdruck, gefolgt von hohen Cholesterin- und Blutzuckerwerten. Würde man in Deutschland den Blutdruck aller Menschen gut einstellen, könnte man 50 Prozent aller Schlaganfälle verhindern. (Mehr dazu im Unterkapitel Schlaganfall).

Heute fürchten sich viele Menschen vor allem vor Demenz. Weil Krebs und Herz-Kreislauf-Erkrankungen immer besser behandelbar werden, erreichen wir ein höheres Lebensalter, in dem sich eine Demenz manifestieren kann. Derzeit leiden weltweit 47 Millionen Menschen an Demenz, und es wird erwartet, dass sich ihre Zahl bis 2050 verdreifacht. Es ist die sechsthäufigste Todesursache in den Vereinigten Staaten und die fünfthäufigste weltweit. Demenz bringt eine erhebliche Belastung für die Betroffenen, deren Familien und für die öffentliche Gesundheit mit sich und treibt die Pflegekosten in die Höhe.

Bei einer Demenz kommt es zu fortschreitenden kognitiven Einschränkungen, die das Denken, Lernen und Erinnern und gemäß Definition mindestens einen weiteren Bereich wie Persönlichkeit, praktische Fähigkeiten, abstraktes Denken, Sprache, Kontrolle und Selbstregulierung des eigenen Verhaltens oder soziale und visuell-räumliche Fähigkeiten betrifft. Da der Prozess fortschreitend ist, haben die Betroffenen ab einem bestimmten Punkt in der Regel keine Einsicht mehr in ihre Defizite.

Aus der Werbung wissen wir, dass Knoblauchpillen, Ginseng oder Ginkgo die Durchblutung unseres Gehirns verbessern sollen, wobei der klinische Nutzen unterschiedlich bewertet wird. Zumindest für Ginkgo kann jedoch bei leichten demenziellen Symptomen ein Behandlungsversuch empfohlen werden. Allmählich entdeckt die Forschung jedoch insgesamt den hohen Stellenwert der Ernährung auch bei Demenz: Bei Alzheimerpatienten beobachtet man vermehrte Entzündungsaktivität wegen einer schwachen Darmbarriere, die übermäßige Produktion toxischer Stoffwechselprodukte durch Bakterien, die sich etwa bei Genuss von rotem Fleisch vermehren. Westliche fettreiche Ernährung steigert die Menge der demenzfördernden Bakterien. Entzündungshemmende Darmbakterien könnten hingegen Vorbeugung sein. Die aktuelle Forschung nutzt Probiotika, um die Entzündungsaktivität bei Demenzpatienten zu bremsen und das schützende Immunsystem zu aktivieren. Man hofft, dass die gezielte Anreicherung mit besonderen Bakterienstämmen und die Optimierung der Darmflora prophylaktisch und auch therapeutisch nutzbar sein können.

Übergewicht, Diabetes mellitus und ein erhöhter Cholesterinspiegel verschlechtern die Gehirndurchblutung und führen zu stiller Entzündung. Neben Alter und Bluthochdruck spielen auch die

Gene, Herzrhythmusstörungen, Depressionen oder erlittene Schädel-Hirn-Verletzungen eine Rolle. Nicht zuletzt erhöhen Rauchen und übermäßiger Alkoholkonsum die Gefahr einer Demenzerkrankung. Nachgewiesen ist sogar, dass Menschen mit wenig Sozialkontakten, einem Defizit an körperlicher Aktivität und geistiger Regsamkeit anfälliger für eine Demenzerkrankung sind.

Eine Demenz kann auch durch Medikamente, Infektionen mit Gehirnbeteiligung, eine Schilddrüsenerkrankung oder Vitaminmangel-Zustände, wie zum Beispiel Vitamin-B12-Mangel ausgelöst werden: Diese sogenannte *sekundäre Demenz* macht ungefähr 10 Prozent aller Demenzfälle aus und lässt sich oft gut behandeln. Anders sieht es leider bei den häufigsten Formen aus, der *Alzheimer-* und der gefäßbedingten *vaskulären Demenz.*

Bei allen Fällen gilt: Raus aus der Tabu-Ecke! Wenn Sie selbst erste Anzeichen einer Demenz ausmachen können, gehen Sie zum Hausarzt oder zum Neurologen und lassen Sie sich untersuchen! Nicht immer muss man gleich vom Schlimmsten ausgehen. Sehr wichtig ist es auch, eine Depression abzugrenzen, die eine Demenz imitieren kann und aufgrund ihrer Häufigkeit eine der wichtigsten Differenzialdiagnosen darstellt.

Alzheimer-Demenz

Viele meiner mitten im Leben stehenden Patienten sitzen manchmal ziemlich fertig in der Sprechstunde. Und zwar nicht, weil sie selber krank wären, sondern weil ein Elternteil Demenz hat. Den Verfall und den Verlust der Persönlichkeit der eigenen Eltern (und natürlich auch des Partners, mit dem man lange Zeit durchs Leben gegangen ist) mit ansehen zu müssen, ist schwer zu verkraften.

Mit etwa 60 Prozent aller Demenzerkrankungen ist Alzheimer die häufigste Krankheitsform. Sie beginnt langsam und schleichend mit Problemen im Kurzzeitgedächtnis. Sachen werden verlegt, die Betroffenen können sich schwer konzentrieren und haben Orientierungsprobleme. Im fortgeschrittenen Stadium ist dann auch das Langzeitgedächtnis betroffen: Die Patienten können sich immer weniger an Dinge aus der Vergangenheit erinnern, auch ihnen nahestehende Personen werden nicht mehr erkannt. In späteren Demenzstadien bauen sie zudem körperlich ab und sind schließlich auf Pflege angewiesen. Das Gehirn schrumpft, die Kommunikation der Nervenzellen untereinander funktioniert nicht mehr, Informationen werden nicht mehr verarbeitet und weitergeleitet, Nervenzellen sterben ab.

Charakteristisch sind Eiweißablagerungen zwischen den Nervenzellen *(Beta-Amyloid Plaques)* und innerhalb der Nervenzellen *(Tau-Fibrillen)*. Im gesunden Zustand sind Tau-Proteine wichtig für den Transport von Nährstoffen und Substanzen in der Nervenzelle. Beta-Amyloid, ein natürlich im Körper vorkommendes Eiweiß, wird im gesunden Gehirn mühelos gespalten und abgebaut. Beide Proteine sind bei Alzheimer chemisch verändert und können nicht mehr abgebaut werden, sind also eine Art störender Zellmüll. Sie stören die Kommunikation in und zwischen den Zellen und sorgen dafür, dass die Verbindungen zerstört werden, Zellen absterben.

Noch sind die Ursachen für diese chemische Veränderung nicht eindeutig bekannt. Nicht mehr funktionierende Mitochondrien können eine Rolle spielen. Die Diskussion, ob Aluminium in der Nahrung Auswirkungen haben könnte, hält an. Eine beruhigende Nachricht für alle Angehörigen von Erkrankten: Nur etwa 1 Prozent der Alzheimer-Fälle sind vererbt, die meisten treten spontan auf.

Vaskuläre Demenz & weitere Formen

Sie entsteht durch Durchblutungsstörungen im Gehirn, die oftmals plötzlich einsetzen. Die Symptome vaskulärer Demenz können denen der Alzheimer-Demenz ähneln. Allerdings treten Ausfälle nur dort auf, wo das Gehirn regional gestört ist. Eine vaskuläre Demenz wirkt sich im Grunde wie viele kleine Schlaganfälle an verschiedenen Stellen im Gehirn aus: Die Durchblutung ist hier punktuell zum Stillstand gekommen, das unversorgte Hirngewebe geht zugrunde. So kann es zu isolierten Problemen etwa mit der Konzentration, dem Zuhören, dem Sprechen oder der Orientierung kommen. Auch Wesensveränderungen und psychiatrische Symptome sind möglich. Manchmal ist die vaskuläre Demenz mit Depression verbunden, aber auch körperlich sind die Betroffenen zuweilen verlangsamt; sie können nicht mehr gut gehen oder haben Störungen bei der Blasenentleerung. Das Gedächtnis kann dabei durchaus länger erhalten bleiben.

Die sogenannte *frontotemporale Demenz,* auch *Pick-Krankheit* oder *Morbus Pick* genannt, zeigt Veränderungen in der Persönlichkeit. Oft sind die Betroffenen reizbar und aggressiv, manchmal fallen sie durch peinliches, sexistisches oder anderweitig taktloses Benehmen auf. Sie können maßlos essen oder wirken völlig teilnahmslos.

Bei der *Lewy Body-Demenz* lagern sich Eiweißreste des Transportproteins Alpha-Synuclein in den Nervenzellen der Großhirnrinde ab. Dieses Eiweiß reguliert unter anderem die Dopaminausschüttung. Daher zeigen sich oft Störungen der Motorik, die den Symptomen einer Parkinson-Erkrankung ähneln können. Typisch sind auch optische Halluzinationen, bei denen die Betroffenen Dinge oder Personen sehen, die gar nicht da sind.

Die meisten Demenzformen sind bislang nicht gut behandelbar und schreiten voran. Therapeutisch versucht man, den Gehirnstoffwechsel und die Ausschüttung von Botenstoffen mit Medikamenten zu beeinflussen. So können Patienten ihr Alltagsleben besser bewältigen. Es bleibt dabei wichtig, das Gehirn zu nutzen, so gut es geht, und für Bewegung und soziale Kontakte zu sorgen.

Hoffnung machen auch Experimente mit Mäusen: Gehirn und Rückenmark sind von Liquor, also Gehirnwasser, umspült. Forscher spritzten alten Mäusen Liquor von jungen Mäusen und konnten so den geistigen Verfall aufhalten. Das alte Mäusegedächtnis war wieder »wie neu«. Der Grund dafür scheint an bestimmten Proteinen wie dem Fibroblasten-Wachstumsfaktor 17 (Fgf17) aus dem Liquor zu liegen. Diese regten Nervenzellen an, die sich vermehrten und gleichzeitig die Produktion von Myelin steigerten, ihrer Isolierschicht. So konnten sie Signale besser weiterleiten und damit die Gedächtnisleistung der alten Mäuseherrschaften verbessern. Der Wachstumsfaktor findet sich auch im Menschen, wo er ähnliche Aufgaben erfüllt (Reifung und Isolierung der Nervenzellen, um die Übermittlung elektrischer Signale zu verbessern), im Laufe des Lebens aber abnimmt. Ob und wie diese Erkenntnisse rund um das Protein in therapeutische Maßnahmen einfließen, wird die Zukunft zeigen.

Tipps für die Gehirngesundheit

- Unbedingt den Blutdruck kontrollieren und einstellen. Durch Lebensstil und gegebenenfalls Medikamente.
- Setzen Sie auf mediterrane Kost: Fisch, Gemüse, Hülsenfrüchte und Olivenöl mit einfach ungesättigten Fettsäuren scheinen einen schützenden Einfluss zu haben. Angeraten ist dagegen der Verzicht auf zu große Mengen von Milch und Milchprodukten, rotem Fleisch und gesättigten Fettsäuren. Schon Konfuzius hat es so in der Art gesagt: Wenn Fleisch, dann besser von Tieren mit zwei Beinen oder noch besser von Tieren ohne Beine.
- Eiweiß und die enthaltenen Aminosäuren (besonders Tryptophan, Tyrosin, Phenylalanin und Glycin) sind die Basis zur Bildung von Gehirnbotenstoffen. Dafür sind die Vitamine B6, B12, C und Folsäure notwendig sowie die Mineralstoffe Zink, Magnesium, Kupfer und Eisen.
- Durch die mehrfach ungesättigten Omega-3-Fettsäuren wird die Stabilität der Zellmembranen gewährleistet, was man zumindest präventiv nutzen sollte: Samen, Nüsse, Hülsenfrüchte, dunkelgrünes Gemüse, Bananen, Beeren, Fisch, Meeresfrüchte,

Fleisch und Innereien versorgen uns mit Mikronährstoffen für die Nerven.
- Auch Gewürze und Kräuter können dem Gehirn Gutes tun: Bockshornklee (meist im Curry), Chili, Gewürznelken, Ingwer, Knoblauch, Koriandersamen, Kreuzkümmel, Kurkuma mit Pfeffer, Safran (am besten als Fäden), Senfkörner, Zimt, Oregano, Rosmarin, Thymian und etliche mehr. Siehe dazu auch Teil II.
- Sorgen Sie für eine gesunde Darmflora und nutzen Sie präbiotische lösliche Ballaststoffe und probiotische lebendige Nahrungsmittel; auch hier mehr in den Vital-Hacks.
- Sparen Sie Salz! Mehr als ein Teelöffel voll sollte es nicht sein – dabei auch die in Lebensmitteln bereits versteckten Mengen nicht vergessen. Salz fördert, zumindest im Mäuseversuch, Demenz. Nicht nur der Blutdruck stieg, auch eine immunologische Entzündung wurde in den Mäusen gemessen, die die Hirndurchblutung verschlechterte und die Ausschüttung von Entzündungsbotenstoffen anheizte.
- Fordern und trainieren Sie Ihr Gehirn: mit Apps, Kreuzworträtseln, Sudoku. Oder aber man liest Bücher, schreibt Texte, spielt Bridge oder Schach, geht ins Theater und diskutiert darüber mit Freunden, spielt ein Instrument, tanzt oder lernt Italienisch! Geistiges Futter ist ein hervorragendes Gehirntraining, optimal im Kreis von Mitmenschen.

Schlaganfall

Schlaganfälle führen – je nach betroffenem Areal – zu Gehirnschäden mit entsprechenden Symptomen wie Lähmungen, Schwindel, Sprech- und Sehstörungen. In 80 Prozent der Fälle ist die Ursache ein »schlagartig« verstopftes Hirngefäß, man spricht hier auch von einem Hirninfarkt. Meist liegt der Grund für einen Schlaganfall an einer Verengung oder einem Verschluss der Hirngefäße durch Ablagerungen an den Blutgefäßwänden oder ein dort verfangenes

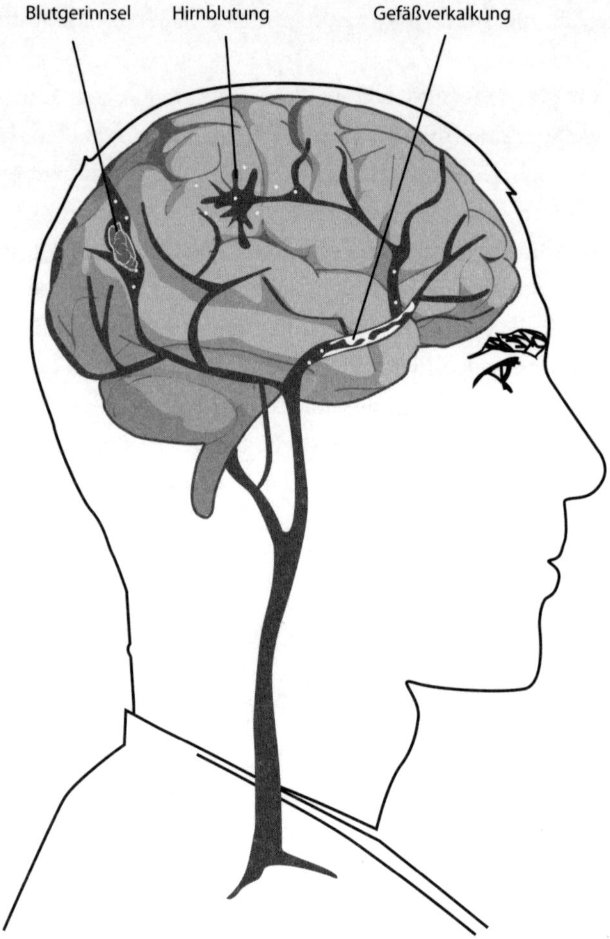

Auslöser für Schlaganfall

Blutgerinnsel, wodurch größere Hirnareale nicht mehr ausreichend durchblutet werden und absterben. Bei einer *Embolie* löst sich ein Plaquebrocken plötzlich, der sich im Herzen bei Rhythmusstörungen (Vorhofflimmern) oder in der Halsschlagader gebildet hat und dann über den Blutstrom in die hirnversorgenden Gefäße geschleudert wird. Der Pfropfen sorgt für einen Verschluss.

Seltener ist eine Hirnblutung durch ein platzendes Gefäß Ursache des Schlaganfalls. Dies geschieht, wenn Blutgefäße starr geworden sind durch Bluthochdruck, Ablagerungen, Rauchen oder Diabetes und Blutdruckspitzen nicht mehr standhalten können. Das Blut verdrängt Hirngewebe, das im engen Schädel abgedrückt wird. Auch eine angeborene oder erworbene Aussackung eines Blutgefäßes *(Aneurysma)* kann reißen.

»Time is brain – Zeit ist Gehirn.« Bei Verdacht auf einen Schlaganfall muss man schnell handeln und sofort die 112 wählen! Computertomografie, Bluttests, neurologische Untersuchung und Herzcheck folgen. Ein Blutgerinnsel kann innerhalb der ersten vier Stunden mit Medikamenten aufgelöst *(Lyse)* und das Gefäß so wieder eröffnet werden; auch nutzt man manchmal einen Katheter, der in das Gefäß geschoben wird, um den Pfropfen herauszuholen *(Thrombektomie)* oder eine Blutung zu stillen. Bei Blutungen ist mitunter eine Operation notwendig. Das leisten Stroke Units der Krankenhäuser.

Immerhin hat das Gehirn die Möglichkeit, ausgefallene Funktionen teilweise zu kompensieren; Reha-Maßnahmen wie Physio-, Logo- oder Ergotherapie dienen dazu, Ausfälle und Lähmungen zu minimieren, neue Nervenverknüpfungen zu stimulieren und die Schäden so einzugrenzen, dass die Lebensqualität einigermaßen wiederhergestellt werden kann.

Tipps zur Schlaganfall-Vorbeugung

- Für die Schlaganfall-Prävention gelten im Grunde die gleichen Vorgaben wie bei den Herz-Kreislauf-Erkrankungen: gesunder Lebensstil, nicht rauchen oder übermäßig Alkohol trinken, für Bewegung sorgen, Schlafapnoe behandeln lassen, Übergewicht und Dauerstress reduzieren.
- Cholesterinwerte und Blutdruck regelmäßig kontrollieren und bei Bedarf medikamentös einstellen lassen; manchmal werden Präparate zur Blutverdünnung von der Ärztin verordnet.

Morbus Parkinson

Wer seine Patienten über Jahre kennt, erlebt viel Schicksal. Bärbel und Werner sind ein tolles, liebevolles Paar. Sie sind unzertrennlich und kommen immer zusammen in die Sprechstunde. Doch dann veränderte sich Bärbel. Ihr Lachen und ihre Beweglichkeit wichen einer gebeugten Körperhaltung, sie bewegte sich nur noch in Trippelschritten. Ihr Gesicht wirkte zunehmend unbeteiligt, und ihre Mimik passte nicht zu dem, was sie sagte; dabei war sie klar und geistig völlig rege. Sie hatte *Morbus Parkinson* entwickelt, eine degenerative Gehirnerkrankung, die zwei von tausend Menschen betrifft.

Die typischen Hauptsymptome setzen meist Ü50 ein:

- Langsame Bewegungen, manchmal Bewegungsblockaden; gebeugte Haltung, kleine Schritte, weniger Mitschwingen der Arme.
- Steifheit und oft Schmerzen der Muskeln im Nacken und in den Schultern, häufig zunächst nur auf einer Seite. Versucht man, den Arm eines Erkrankten zu strecken, geht dies nur in kleinen Rucken, wie bei einem Zahnrad.
- In Ruhe zittern die Hände, nicht bei Bewegung oder im Schlaf. Manchmal bewegen sich die Finger wie beim Münzenzählen oder Pillendrehen.
- Die Körperbalance ist gestört, es besteht Sturzneigung.
- Das Gesicht glänzt fettig (»Salbengesicht«), die Mimik ist eingeschränkt.
- Schlafstörungen, Depression, Demenz, weitere gestörte Körperfunktionen kommen hinzu.

Untersuchungen bei Parkinson-Patienten haben gezeigt, dass sich bereits Jahre vor den akuten Störungen diffuse Symptome wie Rücken- und Schulterschmerzen, Störungen des Geruchsempfindens oder Kreislaufstörungen einstellen können. Der Darm spielt auch

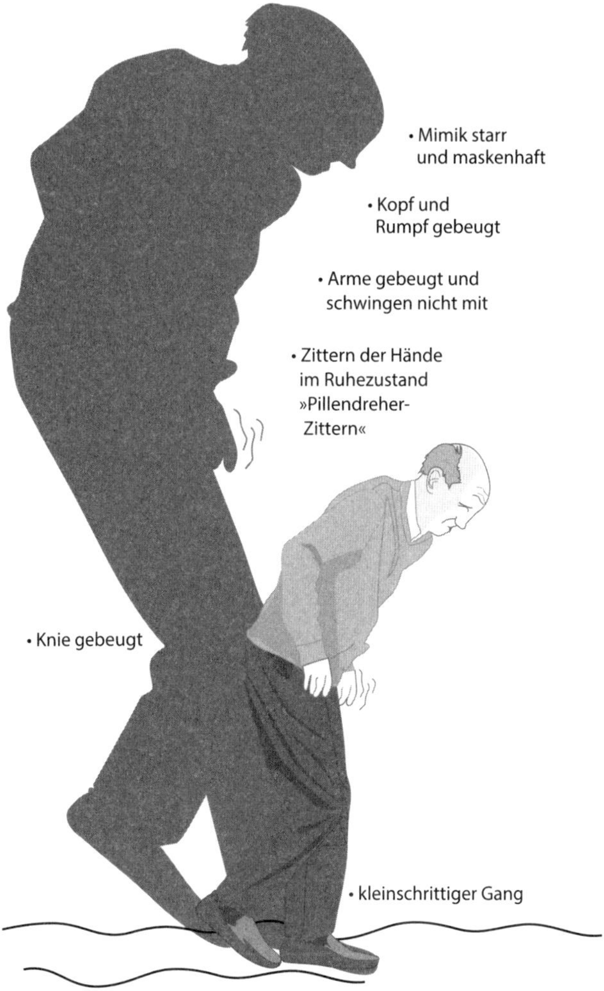

Morbus Parkinson geht mit vielen körperlichen Symptomen einher.

beim Morbus Parkinson eine wichtige Rolle. In den Nervenzellen von Darm und Haut findet man weitere Vorboten einer Parkinson-Erkrankung. Etwa Ablagerungen von Alpha-Synuclein im Magen-Darm-Trakt und in der Haut: Das kleine lösliche Protein kann vom Gehirn über den Nervus vagus, den Hauptnerv des Parasympathikus, der die Tätigkeit vieler Organe reguliert, in den Magen-Darm-Trakt und die Haut reisen. Und es gibt die Theorie, dass der Weg auch umgekehrt laufen könnte, also über den Darm ins Gehirn: Nicht abbaubares Alpha-Synuclein bewirkt den Rückgang der Dopaminproduktion in den zuständigen Hirnzellen und breitet sich weiter auf Nachbarregionen aus. Die Ablagerungen sind mikroskopisch sichtbar und werden »Lewy-Körperchen« genannt. Die Nervenzellen sterben dadurch ab. Bei vielen Parkinson-Patienten finden sich auch Veränderungen im Darmmikrobiom. Die Darmbakterien setzen andere Stoffwechselprodukte frei, als das bei Gesunden der Fall wäre. Sie können schon zwanzig Jahre vor Krankheitsbeginn Symptome wie Verstopfung bewirken. Neurologinnen und Neurologen behandeln mit Dopamin-Vorstufen und anderen Medikamenten. Damit kann man die Symptome der Erkrankung gut behandeln, auch wenn sie weiter fortschreitet. Die Forschung versucht, die abgestorbenen Nervenzellen mittels Stammzelltherapie zu ersetzen. Bisher ist das aber noch Zukunftsmusik.

Tipps rund um Morbus Parkinson

- Vorbeugen ist wegen genetischer und weiterer noch unbekannter Ursachen schwierig. Rechtzeitig entdeckt und behandelt, lassen sich Beschwerden reduzieren, das Leben der Betroffenen verlängern.
- In Studien wurde eine Veränderung des Darmmikrobioms bei Parkinson-Patienten festgestellt: Darmbarriere und Immunfunktion waren gestört. Das Mikrobiom könnte ein früher Parkinson-Marker sein, die Erkenntnisse eines Tages vielleicht auch therapeutisch genutzt werden.
- Mittels kleiner Hautbiopsie konnten Forscher innerhalb der in der Haut liegenden freien Nervenendigungen Alpha-Synuclein

frühzeitig entdecken. Auch das ist ein Frühmarker. Der Verlust an Nervenfasern in der Haut stört die Funktion von Drüsen und Blutgefäßen und die Hautabwehr. Betroffene haben daher eine fettige Haut, schwitzen zu viel oder zu wenig, haben trockene Schleimhäute, gerötete Haut und Neigung zu Hautentzündungen und Wundheilungsstörungen.

- Schlafstörungen mit aggressiven Träumen und auffälligen Bewegungen beim Traumschlaf können ein Frühsymptom sein.
- Bei bestehender Diagnose sollten alle Gehirn- und Körperfunktionen trainiert werden: Physiotherapie, Logopädie, Ergotherapie, Psychotherapie, Selbsthilfegruppen.
- Bisher werden Betroffene mit Medikamenten behandelt. Neurochirurgen können mit Hirnschrittmachern helfen.

Peripheres Nervensystem: Tempolimit für die Leitgeschwindigkeit?

Wie das zentrale Nervensystem altern auch die peripheren Nervenkabel, zum Glück oft, ohne Beschwerden zu verursachen. Bei einer beschleunigten Alterung aufgrund schädlicher Einflüsse können jedoch erhebliche und sehr alltagsrelevante Beschwerden auftreten. Sie zeigen sich etwa in zunehmender Muskelschwäche, manchmal auch in Missempfindungen, Gefühlsstörungen oder Schmerzen. Eine schlecht innervierte Muskulatur kann die Sturzgefahr steigern.

Hinzu kommt, dass mit zunehmendem Alter die Bandscheiben zwischen den Rückenwirbeln hart und brüchig werden. Sie büßen ihre Stoßdämpferfunktion zunehmend ein, wodurch ein stärkerer Druck auf das Rückenmark und die von ihm austretenden Spinalnervenwurzeln ausgeübt werden kann. Das kann die Nerven schädigen, die Empfindungsfähigkeit und das Gleichgewichtsgefühl durcheinanderbringen.

Eine mangelnde Durchblutung von Nervenfasern führt dazu,

dass Impulse schlechter weitergeleitet werden, weil die schützende Myelinschicht degeneriert. Reaktionsfähigkeit und Reflexe lassen nach, und auch der körpereigene Reparaturservice schwächelt. Bei Jüngeren können sich geschädigte Nerven schneller regenerieren. Forscher fanden zudem Fresszellen in den Nerven alternder Menschen. Sie sind ein Teil des Immunsystems, und es ist eigentlich total schön, dass es sie gibt, denn sie räumen wie eine Müllabfuhr unnötiges Material oder Erreger einfach weg. Auch alternde Körperzellen werden so entsorgt. Fresszellen setzen dabei aber auch Entzündungsprozesse in Gang, was dann schlicht zu viel des Guten sein kann. Im Versuch mit Mäusen ist es Forschern bereits gelungen, diese überaktiven Fresszellen zu zerstören, woraufhin alte Mäuse plötzlich wieder übers Wasser laufen konnten, oder wenigstens so ähnlich. Die Entzündung bei den Mäusen konnte man mit dem Entzündungshemmer Acetylsalicylsäure – auch als Aspirin bekannt – reduzieren und so ebenfalls die Regeneration der Nerven verbessern.

Regenerative Botenstoffe, sogenannte *Zytokine*, können zukünftig auch als Nerventherapie eine Rolle spielen. Nerven sind durch verschiedene Stressoren in Gefahr, denen man zwangsläufig im Laufe des Lebens begegnet. Dabei können einzelne Nerven, die Nervenwurzel oder auch alle Nerven betroffen sein. Ist das der Fall, spricht man von *Polyneuropathie*. Sie kann genetisch bedingt sein, aber auch alkoholtoxisch, durch Schwermetallvergiftung (Arsen, Blei, Quecksilber), Diabetes, Niereninsuffizienz, Tumorleiden oder Infektionen (Zecken-Borreliose, Hepatitis C, HIV, Gürtelrose, Syphilis) ausgelöst werden. Besonders relevant sind außerdem versteckte Mangelerscheinungen im Bereich der Mikronährstoffe.

Tipps für leitfähige Nerven

- Bei Missempfindungen kann es sinnvoll sein, vom Hausarzt verschiedene Mikronährstoffe im Blut bestimmen zu lassen. Ein Mangel kann durch Fehlernährung oder eine gestörte Aufnahme im Darm entstanden sein. Besonders wichtig sind die B-Vitamine: B1, B6, B12. Letzteres wird über den Magen-Darm-Trakt manchmal nicht gut aufgenommen, wenn das B12-Taxi (intrinsic factor), das der Magen eigentlich produzieren sollte, vermindert ist – etwa bei einer Magenschleimhautentzündung, weshalb Vitamin B12 dann gespritzt werden muss. Manche Medikamente machen es erforderlich, Vitamin B12 zusätzlich einzunehmen, wie zum Beispiel L-Dopa gegen Morbus Parkinson oder Magensäure-Blocker. Auch eine Bauchspeicheldrüsenentzündung vermindert die Aufnahme von B12. Veganer haben ebenfalls einen Mangel, wenn sie das Vitamin nicht gesondert zuführen.
- Neurologen können die Nervenleitgeschwindigkeit messen, einen Muskelcheck machen und nach Autoimmunerkrankungen, Diabetes, Infektionen, Schilddrüsenstörungen oder Krebs schauen. Sie prüfen, ob Medikamente eingenommen werden, die ebenfalls die Nerven schädigen können, wie einige Antibiotika, Antiepileptika oder eine Chemotherapie.
- Bei Nervenproblemen kann auch eine Borreliose, eine Syphilis oder ein Autoimmungeschehen, etwa nach einer Impfung, vorliegen; denken Sie daran, dies ärztlich prüfen zu lassen.

KAPITEL 11

Sinnesorgane

Hören, Sehen, Riechen, Schmecken, Tasten – das sind die klassischen fünf Sinne, mit denen wir unsere Umwelt wahrnehmen. Damit die dazugehörigen Organe Ohren, Augen, Nase, Mund und Haut die Reize auch registrieren können, enthalten sie spezielle Zellen, die als Sensoren arbeiten und die empfangenen Reize in elektrische Signale umwandeln. Diese werden über Nervenzellen an Gehirn und Rückenmark weitergeleitet, wo sie verarbeitet und in ein Antwortsignal umgewandelt werden. Weil der Haut, unserem größten Organ, ein eigenes Kapitel gewidmet ist, konzentrieren wir uns hier auf die anderen Player und sehen uns auch noch den Gleichgewichtssinn an, der mit der räumlichen Orientierung zu tun hat und im Innenohr sitzt.

Augen: Wenn der Arm beim Lesen länger wird

Peter ist Anfang fünfzig und Fernsehmoderator. Eines Tages konnte er seine Moderationskarten in der Live-Sendung nicht mehr lesen. Sein Arm war auch nicht mehr lang genug, um nachzujustieren. Kränkung Nr. 1: Eine Gleitsichtbrille musste her. Diese Schmach wollte er dann doch nicht erleiden, also gönnte er sich eben ein paar Kontaktlinsen. Frisch damit ausgestattet saß er in der Maske und wurde für den nächsten TV-Auftritt geschminkt. Er war schockiert. Sein vermeintlich jugendliches Antlitz war weg, der Weichzeichner der Fehlsichtigkeit korrigiert. Kränkung Nr. 2: Die Konfrontation mit der Realtität. Nun sah er seine Falten …

Die Gleitsichtbrille ist wohl für die meisten von uns der sichtbarste Beleg dafür, dass die Augen zu altern beginnen. Zwischen vierzig und fünfzig verändert sich die Sehkraft, die sogenannte Altersweitsichtigkeit setzt ein. Doch interessanterweise altert das Auge bereits ab dem Tag der Geburt. Dass zu viel Sonnenlicht der Haut schadet, dürfte inzwischen zum Alltagswissen gehören. Aber auch die besondere Gefahr für die Augen ist nicht zu unterschätzen. Besonders schädlich für die Netzhaut ist der blauteilige Anteil des Sonnenlichts, denn hier laufen fotochemische Reaktionen mit Bildung von freien Radikalen ab. Kindliche Augen sind dabei auf ganz eigene Weise gefährdet, weil in den ersten Lebensjahren 90 Prozent UVA- und mehr als 50 Prozent der UVB-Strahlung die Netzhaut erreichen. Vom zehnten Lebensjahr an wird das Ganze schon etwas besser, aber erst rund um das Erreichen der Volljährigkeit ist die Augenlinse in der Lage, UV-Strahlung vollständig aufzuhalten. Gleichzeitig reduziert sich aber im Laufe der Zeit das vor UV-Licht schützende Pigment in der Makula, dem Zentrum des schärfsten Sehens auf der Netzhaut.

Um das Auge zu schützen, ist es daher schon im Kindesalter sinnvoll, auf einen ausreichenden Schutz vor UV-Strahlen zu achten. Sonnenbrillen sollten einen UV-Schutzfilter bis mindestens 400 Nanometer (nm) Wellenlänge haben. Augenärztinnen und -ärzte beschreiben aber auch die sichtbaren Lichtanteile zwischen 400 und 510 nm als gefährlich – also violett bis blau. Auch eine Kappe mit Schirm auf dem Kopf reduziert die Strahlen-Belastung der Augen. Und da gerade bei Kindern die Linse noch sehr durchscheinend ist, können Schäden früh gesetzt werden.

Andere Degenerationen stellen sich hingegen (fast) ganz ohne unser Zutun ein. Sehkraft und Farbwahrnehmung verändern sich, man wird lichtempfindlicher und braucht gleichzeitig mehr Licht, die Augen werden trockener, und das Weiße im Auge kann sich gelb-bräunlich färben – eine Folge von UV-Licht und anderen Umwelteinflüssen. Die häufigsten Alterskrankheitsbilder der Augen sind der graue und der grüne Star *(Katarakt und Glaukom)* sowie die *Makuladegeneration*. Manche leiden auch unter Einschränkung des Gesichtsfeldes, was durch ein »zu lang« gewordenes

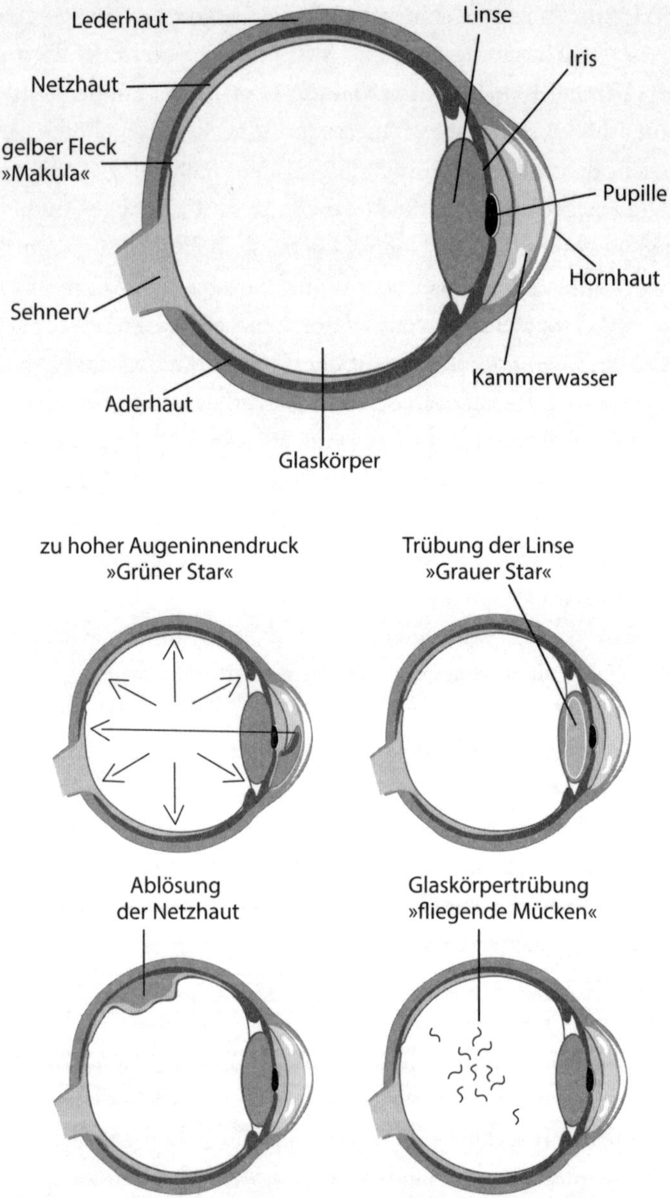

Aufbau des Auges und degenerative Veränderungen

Oberlid geschehen kann. In diesen Fällen ist eine medizinisch begründete Oberlidstraffung auf Kasse angezeigt und keine Schönheits-OP mehr.

Starallüren: Katarakt & Glaukom

Wie sehr die Linsentrübung als eine Art Photoshop-Verjüngungsfilter wirkt, bemerkte Barbara, als sie nach der Operation ihres *grauen Stars* ihren Langzeitehemann Dieter erstmals wieder ansah. Er war scharf. Richtig scharf. Also gnadenlos scharf. Ob sich das die Natur vielleicht extra so ausgedacht hat?

Die zunächst glasklare Linse hat einen Wassergehalt von 60 Prozent und einen hohen Eiweißgehalt von etwa 35 Prozent. Die Strukturproteine liegen dabei in einer dreidimensionalen Faltstruktur vor, um eine große Elastizität und geringe Brechungseffekte zu ermöglichen. Der Alterungsprozess der Augenlinse zeigt sich, wenn Zellkerne verloren gehen und neue Proteine nicht mehr nachgeliefert werden. Die Linse wird weniger elastisch und verliert ihre Anpassungsfähigkeit an Nah- und Fern-Sehen, weshalb man »altersweitsichtig« wird und Dinge in der Nähe nicht mehr so gut erkennen kann. Dann reicht beim Lesen der Speisekarte die Armlänge plötzlich nicht mehr aus, und selbst kurzsichtige Brillenträger legen die bisher so passende Sehhilfe entnervt zur Seite. Auch Klagen über vermeintlich viel zu schummeriges Licht in Restaurants häufen sich in dieser Zeit, auf die nicht selten der Gang zum Optiker und der Kauf der oben erwähnten Gleitsichtbrille folgt.

Der Ruf nach mehr Licht kann auch mit einer Linsentrübung zu tun haben. Die Sicht wird nebelartig verschleiert. Dadurch kann es dann zu einer Kurzsichtigkeit kommen, da das Licht zu stark gebrochen wird. Die Chaperonen, die Helfer, die im Auge dafür sorgen, dass die Eiweiße in der Linse nicht verklumpen, sind an ihre Grenzen gelangt. Durch Infektionen, Sauerstoffmangel oder hohe Temperaturen kann dieser Mechanismus auch früher schon ausfallen.

Die erste Linsentrübung macht sich im Alter von ungefähr fünfzig Jahren bemerkbar, mehr als 90 Prozent der über 65-Jährigen leiden daran, und mit neunzig hat nahezu jede(r) eine *Katarakt*. Der Begriff kommt aus dem Griechischen und bedeutet Wasserfall – im fortgeschrittenen Stadium kann die weißlich erscheinende Linsentrübung in die Gischt eines Wasserfalls erinnern. In der wohlhabenden Welt wird der graue Star operiert: Bis zu 800 000 Kataraktoperationen, bei denen eine getrübte Linse durch eine neue Kunstlinse ersetzt wird, werden jährlich in Deutschland durchgeführt. Innerhalb von nur 15 Minuten sitzt eine neue Linse risiko- und komplikationsarm im Auge! Bleibt dieser Eingriff aus, schreitet das »Nebelsehen« weiter langsam voran, man sieht unscharf, weniger kontrastreich und farbig. Wer mit einer fortgeschrittenen Linsentrübung nicht zum Augenarzt geht, riskiert am Ende die völlige Erblindung. Die unbehandelte Katarakt ist mit 41 Prozent die weltweit häufigste Ursache dafür, dass Menschen ihr Augenlicht verlieren. Vielerorts fehlen schlicht die Möglichkeiten, diesen einfachen medizinischen Eingriff vorzunehmen.

Der Funktionsabbau der menschlichen Linse und die Entstehung des grauen Stars werden durch einen Mangel an Vitaminen und Eiweißen in der Ernährung, durch das Altern, Rauchen, Alkohol, Diabetes, Übergewicht, Kortisontherapien und UV-Strahlung gefördert. Ernährung und Umweltfaktoren haben mit rund 65 Prozent einen höheren Einfluss auf die Linsentrübung als die genetische Veranlagung. Als schützend kann sich eine an Vitamin C reiche Ernährung erweisen. Studienteilnehmer, die Obst und Gemüse mit hohem Vitamin-C-Anteil zu sich nahmen, erkrankten um ein Drittel seltener am grauen Star als die Vergleichsgruppe. Weitere Schutzstoffe sind Vitamin B2, Vitamin E, Vitamin A (Betacarotin), bzw. sekundäre Pflanzenstoffe, besonders die Carotinoide Lutein und Zeaxanthin, die auch in der Netzhaut und vor allem der Makula, dem gelben Fleck, vorkommen. Die letztgenannten Schutzstoffe sind Teil einer pflanzenreichen Kost, in der grünes Gemüse dominiert. Auch in der Karotte stecken sie drin, allerdings in niedrigerer

Konzentration. Bei der Karotte ist es das Betacarotin, eine Vorstufe des so wichtigen A-Vitamins, das positiv aufs Augenkonto einzahlt. Der alte Scherz »Mohrrüben sind gut für die Augen – oder hast du schon mal ein Kaninchen mit Brille gesehen?« hat also durchaus einen medizinischen Hintergrund …

Betörend lange und dichte Wimpern geben in der Sprechstunde oftmals einen geheimen Hinweis auf einen möglichen *grünen Star*. Entweder ein kleines Naturwunder oder Augentropfen gegen erhöhten Augeninnendruck, denn ihr Wirkstoff lässt die Wimpern sprießen. Patienten wundern sich, wie ich das erahnen konnte, kaum dass sie vor mir Platz genommen haben.

Der Begriff *Glaukom* bezeichnet eine Reihe chronisch fortschreitender Erkrankungen der Augen, bei der es zu einer Schädigung des Sehnervs kommt, die mit dem Untergang von Rezeptorzellen, Nervenfasern und Stütz- und Strukturzellen der Netzhaut einhergeht. Die Folge sind fleckige Gesichtsfeldausfälle, also jenes Bereichs, den wir wahrnehmen können, ohne die Augen zu bewegen. In Europa ist das Glaukom Ursache für rund 14 Prozent der Erblindungen.

Augenärztinnen und -ärzte messen bei der Diagnose den Augeninnendruck, da dieser, wenn er erhöht ist, das Glaukom auslösen kann. Doch nicht jeder, der einen erhöhten Augeninnendruck durch angestautes Augenkammerwasser hat, entwickelt immer auch ein Glaukom. Andersherum kann der Sehnerv auch bei normalem Druck degenerieren. Dann spricht man von einem Niederdruck- oder Normaldruck-Glaukom. Hier herrscht eine zu geringe Durchblutung im Auge, was häufiger bei Patienten auftritt, die unter Schlafapnoe leiden. Die Atemaussetzer führen im Auge zu einem Sauerstoff- und Nährstoffmangel.

Auch bei Menschen, die mit schwankenden Blutdruckwerten zu tun haben, kann es im Sehnerv zu einer instabilen Sauerstoffversorgung kommen, weshalb Entzündungsbotenstoffe ausgeschüttet werden. Sie führen dann dazu, dass das Kammerwasser im Auge nicht mehr richtig abfließen kann und der Druck ansteigt, der den Sehnerv schädigt. In Sachen Durchblutung scheint es außerdem ratsam, Probleme mit der Halswirbelsäule im Blick zu behalten: Wenn man Nacht für Nacht auf einem knubbeligen Kopfkissenhaufen schläft, kann eine Instabilität im Genick zur Aktivierung des Stressnervengeflechts Sympathikus führen und zu einer Minderdurchblutung des Kopfes – was sich wiederum negativ auf die Blutdruckwerte auswirken kann, die Pupillen weit stellt und zudem auch noch die kognitiven Fähigkeiten des Gehirns schwächt.

Neben dem zumeist erhöhten Augeninnendruck lassen sich bei einem Glaukom zahlreiche für das Auge toxische Substanzen nachweisen, wie freie Radikale, Stickstoffmonoxid oder Glutamat. Sie können die Mitochondrien, die Energiefabriken der Zellen, schädigen und den Zelltod vorantreiben. Glutamat etwa bindet sich an Rezeptoren, wodurch das Eindringen von Calcium erleichtert wird. Eine dauerhafte Überversorgung mit Calcium lässt die Zellen zugrunde gehen. Es gibt inzwischen also auch Hinweise, dass oxidativer Stress nicht ganz unbeteiligt am Entstehen eines Glaukoms ist.

Zur Behandlung des grünen Stars gehört es, die Druckwerte im Auge mit Medikamenten, meist Augentropfen, aber auch durch Lasertherapie oder eine Operation zu senken. Ziel ist es hier, den Abfluss des Kammerwassers zu verbessern. Auch sekundäre Pflanzenstoffe, sogenannte Bioflavonoide, werden therapeutisch gegen erhöhten Augeninnendruck eingesetzt. Zum Beispiel Anthocyane, die in blauen, violetten oder roten Gemüsearten und Früchten vorkommen. Sie gehören zu den kraftvollsten Antioxidantien aus der Natur. Auch oligomere Procyanidine (OPC), etwa enthalten in Traubenkernen, Kokosnüssen oder der Rinde der Strandkiefer *(Pinus Maritima)*, kommen zum Einsatz. Oral eingenommen, regulieren sie die Freisetzung von Botenstoffen, verbessern die Augendurchblutung und schützen damit den Sehnerv.

Das Coenzym Q10 ist uns als wichtiger Bestandteil der mitochondrialen Atmungskette schon bekannt. Er wirkt stark antioxidativ und membranstabilisierend. Q10-Augentropfen konnten in Untersuchungen zu schützenden Effekten führen. Auch Vitamin E und Ginkgo biloba scheinen hilfreich zu sein.

Für atemberaubende Wimpern auch ohne Augeninnendruckerhöhung kaufen sich viele Glaukomaugentropfen und benetzen damit ihren Lidrand: Bimatoprost und ähnliche Wirkstoffe (Prostaglandinanaloga) als Kosmetikum. Braune Verfärbungen im Auge, Juckreiz, Brennen und Rötungen sind allerdings mögliche Nebenwirkungen.

Altersbedingte Makuladegeneration

Sie ist ein schweres Schicksal für Menschen, die gerne lesend in Rente gegangen wären. Bei dieser degenerativen Netzhauterkrankung sind die Pigmente der Netzhaut, die Fotorezeptoren und die nährende Grenzmembran zwischen Innenhaut und der Aderhaut betroffen. Sie hat schwerwiegende Auswirkungen auf das Sehvermögen, man sieht einen zentralen Schatten in der Mitte des Gesichtsfelds, Objekte werden verzerrt oder verschoben wahrgenommen, auch das Farbsehen kann sich ändern. Hauptrisikofaktoren sind einmal mehr das fortschreitende Alter, Rauchen, Fehlernährung, hoher Blutdruck und erhöhtes Cholesterin, die Belastung mit dem Blaulicht der Sonnenstrahlung, aber auch helle Augen als genetische Veranlagung.

In Sachen UV-Strahlung hat das Alter zur Abwechslung mal ein Gutes: Wie schon erwähnt, wird die Augenlinse etwas gelblich, was einen gewissen Blaufilter darstellt. Ein Effekt, den man auch mit gelb getönten Sonnenbrillen erreicht. Gleichzeitig lässt aber leider das schützende Pigment der Makula nach … Zu einer Degeneration des gelben Flecks kommt es üblicherweise nach dem sechzigsten Lebensjahr. In den meisten Fällen nimmt das Übel mit einer trockenen Form seinen Ausgang. Wenn alternde Fotorezeptoren absterben, sollten sie nach Möglichkeit abtransportiert werden. Denn aus ihren angegammelten Zellbestandteilen entsteht Lipofuszin, das sich im Pigmentepithel der Netzhaut anreichert und dort die Zellen zum Absterben bringt. Bei der Augenuntersuchung kann man sie als fleckige Ablagerungen unterhalb der Netzhaut erkennen. Es handelt sich dabei quasi um Stoffwechselmüll, der im höheren Lebensalter zunehmend nicht mehr abtransportiert werden kann. Die Müllhaufen rotten sich zu größeren Verbänden zusammen, die die Blutversorgung der Sinneszellen stören und schließlich zum Absterben bringen.

Zu allem Überfluss kann so eine trockene, altersbedingte Makuladegeneration in eine feuchte übergehen. Hier sorgen die Ablagerungen für Lücken unter der Netzhautschicht, die Sauerstoffversorgung wird unterbrochen. Um das zu beheben, werden Botenstoffe ausgesandt, die zur Bildung von neuen Blutgefäßen anregen. Die wiederum wachsen nicht nur da, wo sie wachsen sollen, sondern auch in die Lücken unter der Netzhautschicht. Und weil sie auch instabil und nicht ganz dicht sind, können sie leicht einreißen und suppen in die Umgebung – daher auch die Bezeichnung »feucht«. Im schlimmsten Fall kann sich dadurch die Netzhaut ablösen, was unbehandelt zu einer Erblindung führt. Hier muss operiert werden. Hat sich die Netzhaut noch nicht verabschiedet, können die neuen Gefäße mittels Laser verödet werden, wobei allerdings Narben auch im intakten Gewebe entstehen können, die wiederum das Sehvermögen beeinträchtigen. Vielversprechender ist hier eine Photodynamische Therapie, bei der ein gespritzter Farbstoff durch Laserlicht aktiviert und so eine chemische Reaktion ausgelöst wird. Dadurch werden nur die Gefäße verödet, die man auch veröden will.

Wie die erwähnten Risikofaktoren nahelegen, ist Vorbeugung bei der altersabhängigen Makuladegenration von großer Bedeutung. Im frühen Stadium können auch bestimmte Substanzen ein Fortschreiten eindämmen. So konnte eine große amerikanische Studie zeigen, dass die Einnahme von Vitamin C, Vitamin E, Betacarotin, Zinkoxid und Kupferoxid das Voranschreiten einer altersabhängigen Makuladegeneration verzögert. Die Gabe von

Lutein und Zeaxanthin wirkt dabei unterstützend. Auch Folsäure, die Vitamine B6 und B12 haben einen positiven Effekt, ebenso gelten Omega-3-Fettsäuren als augenschützend.

»Mouches Volantes«

Haben Sie schon einmal auf den weißen Schnee, auf den hellen Bildschirm oder auf eine weiße Wand gestarrt und dabei im Inneren Ihres Auges schwarze Punkte, Flusen, sich bewegende Fäden, kleine Staubfussel und Schlieren durch Ihr Sichtfeld wabern sehen? »Schwirrende Fliegen« und Lichtblitze sind ein häufiges Phänomen, das einem das Altern des Auges im wahrsten Sinne des Wortes vor Augen führt: Der durchsichtige Glaskörper hat normalerweise eine gallertige relativ feste Struktur, die, wie bereits erwähnt, zu 98 Prozent aus Wasser und zu 2 Prozent aus Hyaluronsäure und Kollagenfasern besteht. In jungen Jahren ist dieses Gel gleichmäßig und transparent, doch es verändert sich im Laufe des Lebens, es verflüssigt sich, und die Kollagenfasern verklumpen. Sie schwimmen dann im Glaskörper herum und werfen sich bei Lichteinfall als Schatten auf die Netzhaut. Besonders häufig sind davon kurzsichtige Menschen betroffen. *Mouches Volantes,* auch als Glaskörpertrübung bezeichnet, können einem auch schon im jungen Erwachsenenalter entgegenflattern, ein Auge oder beide betreffen. Im Alter von etwa fünfzig bis 75 Jahren schrumpft der Glaskörper des Auges zudem und zerrt immer mal wieder an der Netzhaut. Das kann zur Illusion von Blitzlichtern führen.

In der Regel ist keine Therapie erforderlich, die Kollagenfaserklumpen sinken mit der Zeit nach unten ab und stören dann weniger. Trotzdem sollte man seinen Augenarzt fragen, ob alles in Ordnung ist, um ernste Ursachen wie eine Netzhautablösung, Risse in der Netzhaut, eine Einblutung in den Glaskörper oder eine Entzündung auszuschließen.

Tipps für die Augengesundheit

- Checks bei der Augenärztin bzw. dem Augenarzt sind sinnvoll ab dem Alter von vierzig, bei familiärer Vorbelastung auch schon ab dem Kindesalter.
- Blaulichtfilter in Brille und Sonnenbrille (auch am PC, oder einen Bildschirmfilter nutzen)
- Tageslicht mit seinem normalen Blaulichtanteil hilft unserer inneren Uhr.
- UV-Schutz schon im Kindesalter
- Risikofaktoren minimieren, auf gesunden Lebensstil achten und bunte Pflanzen essen.

Gehör: »Wie bitte?«

Verstehen Sie den Nachrichtensprecher nicht mehr so richtig und brauchen bei Filmen im Fernsehen regelmäßig erst einmal ein paar Minuten, um sich richtig »einzuhören«, damit Sie der Handlung akustisch folgen können? Fällt es Ihnen schwer, Gesprächen in großer Runde beim Essen zu folgen, das Summen von Insekten zu hören, das Brummen des Kühlschranks und das Zwitschern der Vögel? Und klingt Ihre einstige Lieblingsmusik zunehmend mehr wie Krach in Ihren Ohren? Dann können Sie sich ziemlich sicher sein, dass Ihr Gehör Falten bekommen hat! Die gute Nachricht ist: Auch wenn Altersschwerhörigkeit nicht heilbar ist, kann man ihr mit modernen Hörgeräten oder Hörimplantaten gut begegnen und sich so die Lebensqualität erhalten. Je früher Sie sich zu diesem Schritt entschließen, desto besser. Sie werden dadurch nicht nur für Ihr Umfeld erträglicher (»Mama, der Fernseher! Bist du taub?«), sondern können sich leichter eingewöhnen und beugen ein Stück weit auch der Demenz vor. Bei einer Langzeitstudie der Uni Leipzig wurde festgestellt, dass 25 Prozent der 3500 Probanden eine Demenz entwickelten, die sich nur mit einer Hörverminde-

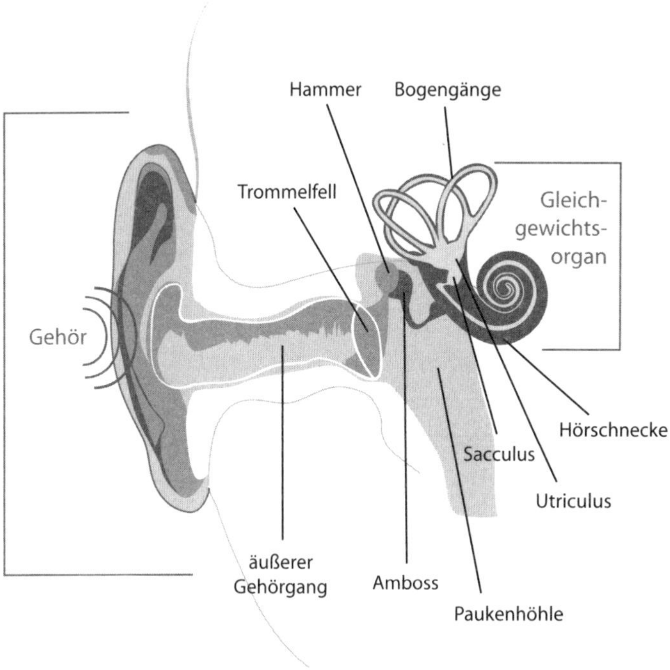

Unser Ohr sorgt nicht nur dafür, dass wir gut – oder schlecht – hören, hier hat auch das Gleichgewichtsorgan seinen Sitz.

rung in Verbindung bringen ließ. Mutmaßlich werden dadurch Veränderungen im Gehirn hervorgerufen. Die schwächer werdenden Signale des Hörsinns beeinträchtigen die Funktion von Nervenzellen im Hippocampus, wodurch Gedächtnisinhalte verloren gehen können. Und auch die soziale Interaktion wird durch Schwerhörigkeit beeinträchtigt, man kapselt sich ab und vereinsamt zusehends – ein weiterer Risikofaktor für Demenz.

Der Alterungsprozess des Gehörs beginnt zwischen dem fünfzigsten und sechzigsten Lebensjahr. Meist sind beide Ohren gleichermaßen betroffen. Der Prozess tritt langsam und schleichend ein und wird deswegen von den Betroffenen zunächst kaum wahrgenommen. Die Ursachen für den Hörverlust sitzen in den alternden

Haarzellen in der *Cochlea,* jenem Teil des Innenohrs, dessen Gestalt an ein Schneckengehäuse erinnert. Das Organ ist mit Flüssigkeit gefüllt und enthält besagte Haarzellen. Wenn der Schall auf das Ohr trifft, schwingen die Härchen und wandeln dabei die akustischen Wellen in elektrische Signale um. Im Alter ist die Durchblutung dieser Sinneszellen abgeschwächt, und es kommt zu Sauerstoffmangel und oxidativem Stress: Die Signalübertragung ist gestört, Nervenbahnen der zentralen Hörbahn gehen unter, Botenstoffe und Empfangsstellen degenerieren. Sie können dann den Schall nicht mehr so gründlich verarbeiten und weiterleiten. So geht einiges an uns vorbei. Zuerst sind es die hohen Töne, die nicht mehr wahrgenommen werden. Im weiteren Verlauf sind auch die mittleren und tiefen Frequenzen betroffen, und das Sprachverständnis verschlechtert sich zunehmend.

Ist der Hörverlust beider Ohren unterschiedlich stark ausgeprägt, kommt es zudem zu einer Beeinträchtigung des Richtungshörens. Betroffene neigen dann dazu, mit unangemessen lauter Stimme zu sprechen oder inhaltlich auf Fragen eine falsche oder nicht passende Antwort zu geben. Oft müssen sie nachfragen: »Wie bitte?« Diskrete Hinweise, dass mit der Hörfähigkeit offenbar nicht mehr alles zum Besten sei, parieren sie gern mit der Behauptung, das läge doch nur an der undeutlichen Aussprache des Gegenübers.

Risikofaktoren für Altersschwerhörigkeit sind wie so oft Durchblutungsstörungen, etwa durch Herz-Kreislauf-Erkrankungen, Diabetes und Rauchen; aber auch eine hohe und fortgesetzte Lärmbelästigung am Arbeitsplatz kann dazu führen. Die daraus resultierende Schwerhörigkeit ist in Deutschland eine der Berufskrankheiten, die am häufigsten anerkannt wird. Das regelmäßige Hören von zu lauter Musik kann ebenfalls zum Risikofaktor werden, dazu kommen erblich bedingte Faktoren, Hörstürze, chronische Mittelohrentzündungen oder sehr selten auch gutartige Tumore.

Lautstärke und Lärm werden in Dezibel (dB) gemessen und angegeben. Besonders schädlich sind alle Schallpegel oberhalb von 85 dB, wobei auch die Dauer der Lärmeinwirkung eine Rolle spielt.

Wenn wir uns unterhalten, geschieht das in der Nähe von 65 dB, ein vorbeirasender Güterzug bringt es auf 100 dB, der Presslufthammer auf 120 dB und ein Düsenflugzeug auf 130 dB. Auf Platz eins liegen Silvesterböller oder Spielzeugpistolen mit 170 dB. Unsere Hörschwelle beginnt übrigens bei 10 dB, weshalb wir Mücken (wenn auch meist zu spät vor dem Stich) oder das Rauschen des Computers hören; unser Atemgeräusch meldet sich mit 10 dB und damit etwa halb so laut wie das Ticken einer Armbanduhr. Ab einem Dauerschallpegel von 60 dB treten erste Stressreaktionen auf, ab 80 dB kann die Gesundheit leiden. Menschen, die schnarchen, können diesen Wert erreichen und beeinträchtigen damit auch das Wohlbefinden ihres Schlafpartners. Ich hörte so einen Schnarcher letztens penetrant durch die Wand meines Hotelzimmers. Ich konnte ihn also nicht mal schubsen, was das Schnarchen in aller Regel für einen Moment unterbrochen hätte. (Mehr dazu in Kapitel 17.)

Wo wir gerade beim Thema Ohren sind: Der Wolf hat Rotkäppchen ja weisgemacht, die »Großmutter« habe so große Ohren, damit sie »dich besser hören kann!«. Wachsen Ohren also im Alter, weil damit der Hörverlust ausgeglichen werden soll? Diese Überlegung kann ins Reich der Märchen verbannt werden. Tatsächlich liegt der Grund dafür schlicht darin, dass sich die Konsistenz und Festigkeit des Strukturproteins Kollagen verändern. Zug- und Spannkraft von Knorpel und Gewebe gehen verloren, den Rest erledigt die Schwerkraft.

Tipps für die Ohren

- Schützen Sie sich vor Lärm und verzichten Sie auf das Rauchen, denn das hat auch Auswirkungen auf die Durchblutung der Ohren und damit auf das Gehör.
- Achten Sie auf Ihren Blutdruck und kontrollieren Sie regelmäßig Ihr Körpergewicht, um Herz-Kreislauf-Erkrankungen und Diabetes vorzubeugen!

- Schauen Sie regelmäßig bei Ihrem Ohrenarzt vorbei, auch, um sich bei Bedarf das Ohrenschmalz entfernen zu lassen. Denn dessen Produktion nimmt im Alter zu und beeinträchtigt das Hörvermögen zusätzlich, zumal, wenn Sie es mit einem Wattestäbchen zu einem Pfropfen verdichten. Ein feuchter Waschlappen reicht zum Reinigen der äußeren Ohrbereiche; wenn sie mit dem Wattestäbchen zu tief ins Innere bohren, riskieren sie zusätzlich zum reingedrückten Schmalzklumpen Verletzungen.
- Und warten Sie bitte nicht zu lange mit dem Hörgerät – je früher, desto schneller und leichter werden Sie sich daran gewöhnen. Die sind heute Hightech und optisch dezent.

Gleichgewicht: Aus dem Tritt

Unser Gleichgewichtssystem setzt sich aus drei Komponenten zusammen: zum Sehen *(optisches System)* kommen Informationen aus den Muskelspindeln, die so etwas wie die Sinnesorgane unserer Muskeln sind und den Dehnungszustand unserer Skelettmuskulatur erfassen, also die Stellung und Bewegung des eigenen Körpers im Raum *(propriozeptives System)*. Zu diesen beiden gesellt sich schließlich das wichtigste Element, das sogenannte »vestibuläre System«, also das Gleichgewichtssystem im Innenohr. Hier werden essenzielle Informationen gesammelt, die an das Gehirn weitergegeben, dort verrechnet und an die beiden anderen Komponenten verschickt werden.

Das Gleichgewichtsorgan im Innenohr wird anatomisch durch drei bogenförmige Gänge sowie zwei Vorhofsäckchen gebildet. Die Gänge sind wie Kanäle oder Schläuche angelegt. Es gibt einen hinteren, einen seitlichen und einen oberen oder vorderen Bogengang, alle sind mit Flüssigkeit gefüllt. Wenn wir den Kopf drehen, dreht sich auch die Flüssigkeit in den Bogengängen mit. Sinneshärchen innerhalb der Bogengänge werden durch das Hin- und Herschwappen umgebogen und geben diesen Reiz als Nervensi-

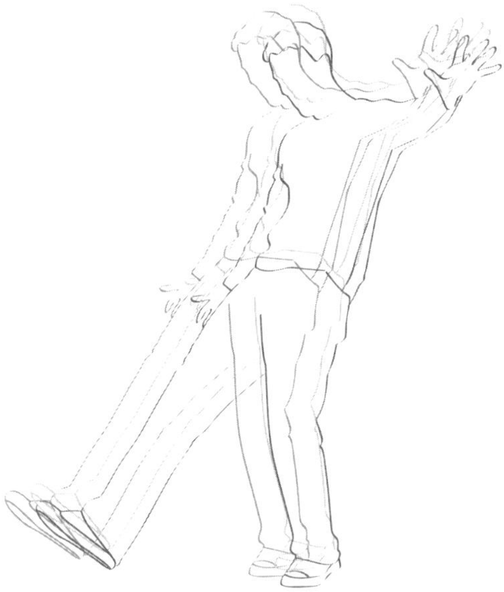

Ein Verlust des Gleichgewichts kann ernste Folgen haben.

gnal an unser Gehirn weiter. Jeder der drei Bogengänge ist für eine bestimmte Bewegungsrichtung des Kopfes zuständig – nach oben oder unten, rechts oder links geneigt und seitwärts gedreht. Die benachbarten Vorhofsäckchen sind ebenfalls mit Sinneshärchen ausgestattet. Auf ihnen haften kleine Kristalle wie Steinchen auf einem Teppich. Diese Kristalle heißen *Otolithen* (Ohrsteine). Hier wird die Beschleunigung gemessen. Sie ist von Bedeutung, wenn wir im Auto sitzen oder mit dem Aufzug fahren. An Bord eines Schiffes oder im Flugzeug gelangen allerdings von verschiedenen Sinnesorganen – etwa den Augen und dem Gleichgewichtsorgan – teilweise widersprüchliche Informationen an unser Gehirn, was zu Schwindel und Übelkeit führen kann. Auch Infektionen im Innenohr können das Gleichgewichtsorgan beeinträchtigen. Und, Sie ahnen es, auch das Alter …

Die damit einhergehenden Veränderungen im Bereich der Rezeptoren können mittlerweile feingeweblich nachgewiesen werden. Überfordert wird ein gealtertes Gleichgewichtssystem besonders dann, wenn Betroffene etwa eine neue Brille bekommen oder auf Gleitsicht umstellen, neue Medikamente angesetzt werden (auf dem Beipackzettel so mancher Blutdrucksenker und Herztabletten finden sich Gleichgewichtsstörungen in der Rubrik Nebenwirkungen) oder wenn Angst und Unsicherheit im Spiel sind. Auch eine längere Erkrankung, bei der die Muskulatur immobilisiert wird, kann die Koordination erlahmen lassen. Ein Drittel aller Menschen über 65 Jahre stürzt mindestens einmal im Jahr – häufig infolge irgendeiner Störung des Gleichgewichtssystems. Denn auch die Durchblutung im Innenohr funktioniert nicht mehr so wie früher, und die Nervenzellen zur Reizweiterleitung sind auch nicht mehr so auf Zack. Das Zusammenwirken mit dem optischen System lässt nach, und Erkrankungen wie Arthrose führen zusätzlich zu Gangunsicherheit.

Doch damit nicht genug: Beim Alterungsprozess des Gleichgewichtsorgans im Ohr können die Otolithen abreißen und kreuz und quer durch die Bogengänge purzeln. Das führt nicht selten zu einem unglaublich turbulenten lagerungsabhängigen Drehschwindel, teils mit starker Übelkeit. Dazu reicht es schon aus, wenn wir den Körper im Bett drehen oder beim morgendlichen Aufstehen unsere Körperposition verändern. HNO-Ärzte müssen dann durch Lagerungsmanöver den Kopf bzw. Körper auf eine bestimmte Seite kippen, sodass die abgerissenen Steine wieder in irgendeiner Nische zu liegen kommen und nicht mehr durch die Bogengänge kullern und Schwindel auslösen.

Beim selteneren *Morbus Menière* kommt es zu wiederkehrenden plötzlichen Drehschwindelattacken mit Hörminderung, Ohrgeräuschen *(Tinnitus)* und ab und an Druckgefühlen auf dem Ohr. Manchmal begleitet auch von Erbrechen, Schweißausbrüchen und Störungen der Augenbewegungen (*Nystagmus*). Erklärt werden diese Symptome durch einen Überdruck im Innenohr mit ungewohnten Flüssigkeitsansammlungen *(Hydrops)* in den Kanälen der Hörschnecke und des Gleichgewichtsorgans, wodurch die Signalweiterleitung gestört wird. Im frühen Stadium klingen die Symptome immer wieder ab, können aber mit der Zeit chronisch werden.

Tipps für ein gutes Gleichgewicht

- Halten Sie sich durch körperliches Training mit Einheiten für Kraft, Koordination und Balance in Form: Sportliche Übungen trainieren nicht nur das Gleichgewichtssystem, sie stärken auch die Muskulatur und die Koordination im Alltag und reduzieren damit deutlich die Sturzgefahr.
- Es ist nie zu spät: Das Gleichgewichtssystem und die Gehirnfunktion lassen sich in jedem Alter trainieren! Hierfür gibt es auch spezielle Übungen und sogar Neuro-Bio-Feedbackverfahren, bei denen der Patient während der Durchführung von Gleichgewichtsübungen einen Zusatzreiz empfängt, ein Hörsignal, einen Hitzereiz auf der Zunge oder Vibrationen. Damit wird dem Trainierenden signalisiert, dass es Abweichungen seiner Körpernormallage gibt. Betroffene können dann eine Korrekturbewegung ausführen.
- Denken Sie daran, dass auch andere Dinge Einfluss auf Ihr Gleichgewicht haben: Trinken Sie ausreichend, reduzieren Sie Stress und sorgen Sie für erholsamen Schlaf, möglichst ohne Schlafmittel. Denn auch die können manchmal für Schwindel sorgen.
- Achten Sie auch bei anderen Tabletten, die Sie einnehmen müssen, auf entsprechende Nebenwirkungen. Hier kann ein einfacher Wechsel des Präparats schon Abhilfe schaffen.

Geschmack: Nicht jede Knospe geht auf

Und wie sollte es anders sein: Auch der Geschmack verändert sich im Laufe des Lebens. Wir empfinden auf unserer Zunge die Geschmacksrichtungen süß, sauer, salzig, bitter und umami, ein Begriff, der aus dem Japanischen stammt, in etwa mit »herzhaft-würzig« übersetzt werden kann und sich dabei eher auf die Intensität des Geschmacksempfindens bezieht.

Dafür, dass wir diese verschiedenen Richtungen wahrnehmen können, sind die Geschmacksknospen oder Schmeckknospen verantwortlich, zwiebelförmige Strukturen in unserer Mundschleimhaut. Sie bestehen aus bis zu fünfzig Sinneszellen, die wiederum mit vielen Geschmacksnerven verbunden sind.

Das Dumme ist nur, dass sie im Laufe unseres Lebens stetig abnehmen. Hat ein Säugling noch rund 10 000 Geschmacksknospen, verringert sich ihre Zahl im Erwachsenenalter um die Hälfte und kann bis auf 900 absinken. Untersuchungen zeigen, dass mit zunehmendem Alter vor allem die Empfindung für salzig nachlässt und dass davon besonders Männer betroffen sind. Sie benötigen eine doppelt so hohe Konzentration an Salz in wässriger Lösung beim Herausschmecken wie gleichaltrige Frauen. Junge Erwachsene nehmen den Salzgeschmack hingegen schon bei etwa einem Drittel der Menge wahr.

Wahrscheinlich reduziert sich aber auch das Geschmacksempfinden für saure und bittere Speisenkomponenten. Dies könnte erklären, warum Seniorinnen und Senioren so gerne zu süßen und salzigen Speisen greifen. Hier liegt der Grund ebenfalls darin, dass der Alterungsprozess nicht nur die Geschmacks-Empfangsstellen reduziert, sondern auch die Weiterleitung der Information und/oder die Verarbeitung derselben im Gehirn verschlechtert ist. Blutdruckmedikamente können den Geschmackssinn ebenfalls beeinträchtigen. Und weil die Geschmacksknospen für die genannten Geschmacksrichtungen sich hauptsächlich auf der Zunge befinden, spielen schlecht sitzende Zahnprothesen und mangelnde Zahngesundheit ebenfalls eine Rolle.

Geschmack ist aber letztlich noch viel mehr als nur das, was von den Knospen auf der Zunge wahrgenommen wird. Es ist ein ganzes Bündel an Sinneseindrücken, bei denen auch der Geruch und damit unser Riechorgan zum Einsatz kommt. Ein leckeres Essen oder einen guten Wein »schmecken« wir zunächst mit der Nase. Da duftet ein Braten (oder für die Veganer: ein gebratenes Tofuschnitzel), der uns das Wasser schon im Mund zusammenlaufen lässt, noch ehe wir einen Bissen davon probiert haben. Das Riechepithel unserer Nase besteht aus verschiedenen Zelltypen, die rund 10000 verschiedene Gerüche wahrnehmen und unterscheiden können. An sie können wir uns auch nach langer Zeit noch erinnern. Jeder von uns kennt bestimmte Gerüche, die wohlig an die Kindheit erinnern oder sofort eine abwehrende Ekelreaktion hervorrufen. Kein Wunder, denn Gerüche sind direkt mit dem emotionalen Zentrum unseres Gehirns verbunden. Ist unser Geruchssinn beeinträchtigt, etwa weil wir einen dicken Schnupfen oder Corona haben, leidet auch der Geschmackssinn.

Im Alter kommt hinzu, dass sich die Riechzellen langsamer erneuern. Das Nachlassen sowohl des Riech- als auch des Geschmackssinns führt dazu, dass die Betroffenen Essen nicht mehr oder nur noch eingeschränkt genießen können. Alles schmeckt plötzlich fad oder irgendwie anders, selbst das Lieblingsessen. Gerade in höherem Alter kann das fatale Folgen haben. Lustlos auf dem Teller herumstochernde Seniorinnen und Senioren müssen also nicht immer ein Signal für miese Speisen aus der Küche sein …

Tipps für guten Geschmack

- Achten Sie in jeder Lebensphase auf eine Vielfalt der Lebensmittel, damit es nicht zu einer zu einseitigen oder zu salzhaltigen Kost kommt.
- Experimentieren Sie mit Gewürzen, vielleicht entdecken Sie auf diese Weise ein Pulver oder Kraut, das Ihren Geschmackszwiebelchen (wieder) Freudentränen in die Knospen treibt.
- Kochen Sie nach Möglichkeit selbst: Das sinnliche Erleben kann helfen, dem Geschmacksverlust im Alter tapfer zu begegnen.
- Wenn der Appetit nachlässt, können andere Sinneseindrücke Anreize zum Essen schaffen. Auch wenn es banal klingt: Manchmal hilft ein besonders knackiges Brötchen, ein schön angerichteter Teller oder auch leise Musik beim Essen.

– Handy und Fernseher sollten beim Essen ausgeschaltet sein, da sie die Aufmerksamkeit weg vom Teller und der Nahrungsaufnahme lenken. Die eigenen Knuspergeräusche lassen einen das Essen besser wahrnehmen und sorgen für ein schnelleres Sättigungsgefühl – genau wie langsames und bedächtiges Kauen. Bei Übergewicht können dies hilfreiche kleine Maßnahmen sein.

KAPITEL 12

Schilddrüse, Brust- und Bauch-Organe

Die Zellzahl in unseren Organen sinkt über die Jahrzehnte ab, Elastizität, Durchblutung und Performance lassen nach. Jedes Organ altert allerdings anders: Manche schrumpfen, andere vergrößern sich. Bei guter Pflege und Wartung können sie uns dennoch lebenslang wacker begleiten.

Schilddrüse: Schmetterling im Hals

Sie ist von ambitionierter äußerer Gestalt und sitzt in exponierter Lage: Das schmetterlingsförmige Gebilde befindet sich im Hals knapp unterhalb des Kehlkopfes und hat eine lebensnotwendige Ganzkörperbedeutung. Obwohl nur 10 bis 20 Gramm schwer, produziert, speichert und verteilt die Schilddrüse die Hormone Trijodthyronin (T3) und Thyroxin (T4), die in fast allen Körperzellen und Organen unseres Körpers den Energiestoffwechsel anregen. Der kann das Wachstum und die Reifung der Muskulatur betreffen, die Aktivität unseres Nervensystems, die Schnelligkeit unserer Reflexe, die Wärmeproduktion, den Herzschlag, die Verdauung, das Haarkleid und die Hautbeschaffenheit. All diese und noch viele andere interne Baustellen beliefert die Schilddrüse je nach Bedarf, sie kann den Hormonausstoß nämlich steigern oder drosseln. Und nebenbei wirft sie auch noch das Hormon Calcitonin für unseren Knochenstoffwechsel ab. Besteht ein unerkannter angeborener Mangel an Schilddrüsenhormonen, kommt es zum *Kretinismus,* also zu geistiger Retardierung.

Der Rohstoff, den sie für diese vielseitigen Aufgaben benötigt, ist das lebensnotwendige Jod. Weil unser Körper Jod nicht in Eigen-

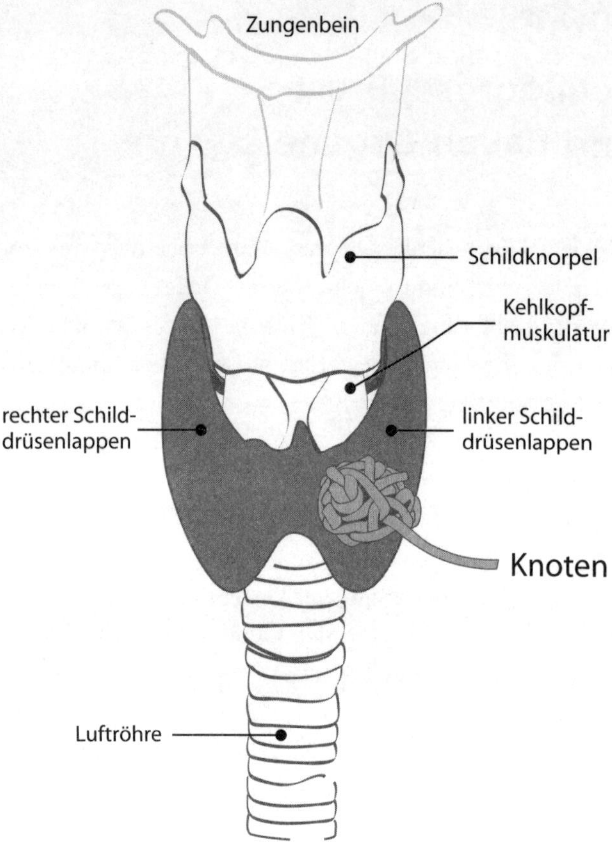

Die schmetterlingsförmige Schilddrüse übernimmt lebenswichtige Aufgaben für den ganzen Körper.

regie herstellen kann, muss er es importieren. Wir liefern ihm Jod als Spurenelement durch unsere Nahrung, etwa über Seefisch und Meerestiere. In Deutschland besteht wegen der Jodarmut der Böden und des Grundwassers ein natürlicher Jodmangel. Es wird daher empfohlen, zumindest jodiertes Speisesalz zu verwenden. Auch Nahrungsergänzungsmittel mit 100 bis 200 Mikrogramm Jod können helfen, den täglichen Bedarf insbesondere bei Pubertierenden, Schwangeren und Stillenden zu decken. Ob man ausreichend mit

Jod versorgt ist, lässt sich am sichersten über den Urin messen. Es gibt sogar Testkits für zu Hause, die man für die Auswertung allerdings an ein Labor schicken muss. Über das Blut kann der Wert nur annäherungsweise bestimmt werden.

Besteht im Körper über längere Zeit ein Jodmangel, kann sich in der Schilddrüse ein Gewebeumbau anbahnen: Die Schilddrüsenzellen vermehren sich und vergrößern dadurch das Organ, bis sich der eigentlich sehr diskret unter dem Kehlkopf liegende Schmetterling zu einem ausgewachsenen *Struma* wandelt, volkstümlich auch »Kropf« genannt. Auch Knoten und Zysten sind häufige Folgen.

Über 90 Prozent aller Schilddrüsenerkrankungen haben mit Vergrößerungen des Organs zu tun. 30 Prozent der Bevölkerung in Deutschland sind von einem Struma betroffen – manchmal nur im Ultraschall zu sehen, aber auch schon mal als »dicker« Hals äußerlich erkennbar. Wie bereits erwähnt, treten häufig knotige Veränderungen auf. Allerdings steckt nur in unter 1 Prozent aller Knoten bzw. 4 Prozent der kalten Knoten ein Schilddrüsenkarzinom. Im Lebensalter ab sechzig kommt es häufiger vor, aber der Schilddrüsenkrebs hat je nach Typ in vielen Fällen eine gute Prognose. Als Todesursache ist er äußerst selten.

Bei den knotigen Veränderungen gibt es zwei Typen: *Kalte Knoten* sind inaktive Areale. Sie nehmen kein Jod auf und produzieren keine oder nur vermindert Hormone. Die Bezeichnung rührt daher, dass sie bei der Diagnostik kein oder nur sehr wenig radioaktives Kontrastmittel aufnehmen, das vor der Untersuchung gespritzt wurde. Es zeigt sich auf dem Szintigrafiebild blau-grün, also in kalten Farben. Kalte Knoten sind in der Regel gutartig und werden operativ entfernt, wenn sie eine bestimmte Größe überschreiten und etwa ein starkes Druckgefühl im Hals auslösen oder Beschwerden beim Schlucken bereiten. Auch Zysten, flüssigkeitsgefüllte Hohlräume, stellen sich als kalte Knoten dar.

Heiße Knoten sind ebenfalls meist gutartig, können aber eine Überfunktion der Schilddrüse auslösen. Sie leuchten gelb-rot im Szinitgramm, also in warmen Farben. Besteht Kenntnis über einen heißen Knoten, muss man bei der Gabe von jodhaltigen Röntgenkontrastmitteln, etwa im Vorfeld einer Operation, vorsichtig sein. Denn sie sind dafür stärker empfänglich als das übrige Schilddrüsengewebe.

Ein Viertel bis ein Drittel aller Deutschen haben zystische oder knotige Veränderungen der Schilddrüsenstruktur. Knoten und Struma können ein rein physikalisches Kloßgefühl und Heiserkeit im Hals auslösen und die Funktion der Schilddrüse in Richtung Über- oder Unterfunktion lenken. Frauen sind häufiger betroffen als Männer, und die Veränderungen nehmen – wie sollte es anders sein – mit steigendem Alter zu; wie Falten in der Haut bekommt man auch gern Knubbel an der Schilddrüse.

Mit Tastbefunden, Blutchecks, Ultraschalluntersuchungen, Szintigrafie oder einer Gewebeentnahme mit Feinnadelpunktion kann man Knoten genauer untersuchen. Die meisten Schilddrüsenprobleme lassen sich erfreulicherweise therapeutisch gut regeln. Einige davon sehen wir uns nun etwas genauer an:

Eine häufige, vorwiegend bei Frauen zwischen dreißig und fünfzig Jahren auftretende Erkrankung der Schilddrüse ist die *Hashimoto-Thyreoiditis*, eine chronisch anhaltende Entzündung, bei der Antikörper gegen Schilddrüsengewebe ausgebildet werden. Genetische Faktoren und eine Autoimmunveranlagung scheinen Mitursachen zu sein. Jodid als Nahrungsergänzungsmittel kann hier problematisch sein, die Nutzung muss mit einer Ärztin oder einem Arzt abgeklärt werden. Es kann im Verlauf dadurch schneller zu einer Unterfunktion der Schilddrüse kommen, die sich in Müdigkeit, Niedergeschlagenheit, Leistungsschwäche, Konzentrationsproblemen, Haarausfall, trockener Haut, Gewichtszunahme und Verstopfung äußern kann. Selen als Nahrungsergänzungsmittel wirkt sich dagegen eher günstig auf die Autoimmunentzündung aus (z.B. Natriumselenit 100-200 ug pro Tag). Die Spiegel sollte man aber im Blut nachmessen lassen. Ein Zuviel könnte mit einem leicht gesteigerten Diabetesrisiko verbunden sein. Nimmt man Schilddrüsenhormone lebt es sich wieder ganz normal.

Unruhe und Nervosität verspüren hingegen Patienten, die mit einer *Hyperthyreose,* einer Überfunktion der Schilddrüse, umgehen müssen. Schlafstörungen, Menstruationsprobleme, Gewichtsabnahme, Schwitzen, Zittern, Haarausfall, Herzklopfen oder Herzrasen sind nur einige der Symptome. Liegt auch hier ursächlich eine Fehlsteuerung des Immunsystems vor, handelt es sich typischerweise um *Morbus Basedow,* der auch noch hervortretende Augen mit sich bringt. Dies geschieht durch das Einschwemmen von T-Lymphozyten, die Vermehrung von Bindegewebe mit Kollagen-Wucherung und die Einlagerung von Gelsubstanz im Gewebe, das die Augen umgibt. Sie treten dadurch hervor, manchmal so deutlich, dass die Lider das Auge nicht mehr richtig verdecken, die dadurch trocken und gerötet sind. Auch Sehstörungen wie Doppelbilder sind möglich, dazu kommen Druckgefühle im Auge und Lichtscheu. Internisten oder Endokrinologen verordnen dann Schilddrüsenhemmer, die das aus dem Häuschen geratene Organ wieder einregeln. Das ist wichtig, denn unbehandelt steigt das Risiko für Spätfolgen einer Schilddrüsenüberfunktion wie Herz-Kreislauf-Erkrankungen oder Osteoporose. Pendelt sich der Hormonspiegel dennoch nicht ein, kann die Schilddrüse operativ entfernt oder mit einer Radiojodtherapie behandelt werden.

Bei Patienten über sechzig kann es zu einer *Altershyperthyreose* kommen. Man beobachtet dann einen Gewichtsverlust und spürbaren Kräfteverfall. Eine beliebte Fehldiagnose ist hier die Tumorauszehrung. Wird bei der Suche nach dem vermeintlichen Tumor vergessen, erst einmal die Schilddrüse zu checken, und kommt dabei dann auch noch ein jodhaltiges Kontrastmittel zum Einsatz, kann der Patient in akute Lebensgefahr geraten, in eine *thyreotoxische Krise!* Auch Herzschwäche, Herzrhythmusstörungen oder Altersdepressionen können schlicht der Schilddrüse geschuldet sein. Denken Sie also bei entsprechenden Beschwerden auch an den kleinen Schmetterling im Hals.

Es lohnt sich bei nahezu allen unklaren körperlichen Beschwerden, den TSH-Wert, das Schilddrüsenregulationshormon im Blut, überprüfen zu lassen. Nicht selten hielt frau das hüpfende Herz für Symptome der Liebe, am Ende war es doch nur eine Schilddrüsenfehlfunktion. Auch die Hormone T3 und T4 kann man messen, ebenso bei Verdacht auf eine Autoimmunerkrankung die Schilddrüsen-Antikörper mit den Namen Mak, Tak und Trak (nicht zu verwechseln mit Tick, Trick und Track, den Neffen von Donald Duck). Allerdings deutet der alleinige Nachweis der Antikörper nicht automatisch auf eine Erkrankung hin, denn oftmals arbeitet die Schilddrüse weiterhin gut. Trotzdem sollte man die Werte hin und wieder kontrollieren.

Tipps für eine frohe Schilddrüse

- Sorgen Sie zur Vorbeugung von Schilddrüsenerkrankungen zeitlebens für eine ausreichende Jodversorgung des Körpers; der Spiegel lässt sich messen, im Blut und, noch sicherer, im Urin. Jodiertes Speisesalz ist gerade in unseren Breitengraden eine wichtige Ergänzung. (Selten kann extra Jodzufuhr ungünstig sein, bitte dazu den Hausarzt fragen).
- Wenn der Schmetterling Knubbel entwickelt, die Sie bereits tasten können oder die Ihnen Probleme beim Schlucken machen, heißt es ab zur Internistin, zum Endokrinologen und zur Nuklearmedizinerin!
- Zur Pflege einer gesunden Schilddrüse weisen Ernährungsmediziner mit folgenden Maßnahmen den Weg zu guten Blutspiegeln: Selenmangel ausgleichen mit Nahrungsergänzungsmitteln oder zwei Paranüssen am Tag, Omega-3-Fettsäuren, Vitamin D und Eisen. Und wie immer: Nicht rauchen!

Nieren: Hochleistungswaschmaschinen

Unsere Nieren arbeiten unermüdlich. Sie regeln den Flüssigkeits- und Elektrolythaushalt, den Säure-Basen-Haushalt, Blutdruck, Knochenstoffwechsel und die Bildung der roten Blutkörperchen – dazu gleich mehr. Vor allem aber filtern und reinigen sie das Blut von harnpflichtigen Substanzen. Das sind Endprodukte des Stoffwechsels, die für uns giftig sind und ausgeschieden werden müssen. 1800 Liter Blut täglich fließen durch das Paarorgan, das optisch an zwei dicke Kidneybohnen erinnert. Zusammen bringen die Nieren etwa 300 Gramm auf die Waage, sie können je eine Länge von bis

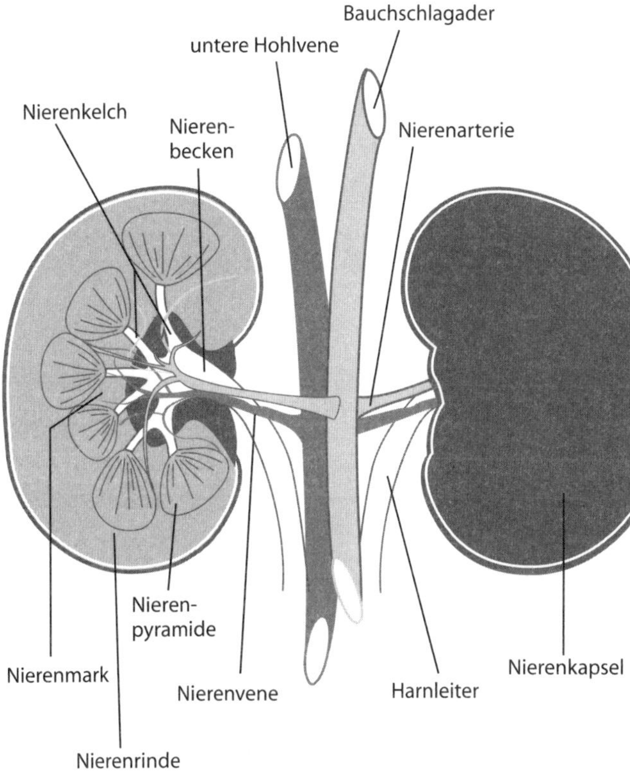

Die Nieren – wichtige Filter- und Waschstationen

zu zwölf Zentimetern, eine Dicke von bis zu fünf Zentimetern und eine Breite von bis zu sechs Zentimetern erreichen. Wenn man bedenkt, dass wir gut sechs Liter Blut im Körper haben, wird klar, was die beiden Nieren leisten: Sie waschen unser Blut etwa 300 Mal am Tag! Das würde keine handelsübliche Waschmaschine aushalten.

In jeder Niere verrichten bis zu 1,4 Millionen kleiner Waschmaschinen *(Nephrone)* ihren Dienst. Sie sind die Baueinheiten der Niere, die für deren Funktion sorgen. In den Nephronen befinden sich viele Knäuel aus feinsten Blutgefäßen *(Glomeruli),* deren Wände für bestimmte Blutbestandteile wie Glucose, Elektrolyte, Wasser und Harnstoff durchlässig sind. Sie werden in kleinen Röhrchen aufgefangen und als Primärharn gesammelt. Pro Minute stellen die Nieren 120 Milliliter Primärharn her, das sind rund 170 Liter am Tag. Diese Vorstufe des Urins (Sekundärharn) wird über ein kompliziertes Kanalsystem geleitet, wobei die Nierenzellen den Großteil der Flüssigkeit und kleine Moleküle – Wasser, Glucose, Aminosäuren und Blutsalze – wieder aufnehmen. Am Ende bleiben rund zwei Liter an konzentrierter Flüssigkeit übrig, die durch die beiden Harnleiter in die Harnblase gelangen und schließlich ausgeschieden werden (Sekundär- oder Endharn).

Wie oben bereits angedeutet haben die Nieren aber noch andere Aufgaben jenseits der Entgiftung. Sie überwachen und regulieren unseren Wasser- und Mineralienhaushalt, den Säure-Basen-Haushalt, den Blutdruck, den Stoffwechsel von Vitamin D, Calcium und Phosphat und somit auch unseren Knochenstoffwechsel; auch die Wiederaufnahme von Zucker, Aminosäuren und anderen wichtigen Stoffen vollzieht sich hier. Außerdem wird das Hormon Erythropoetin in der Niere produziert, das die Bildung der roten Blutkörperchen im Knochenmark anregt.

Auf unseren Nieren lastet also eine ganze Menge Verantwortung – kein Wunder, dass das nicht spurlos an ihnen vorübergeht. Nach rund vierzig Jahren im Dauerwaschgang (manchmal auch schon nach dreißig) lassen sich bei zwei Dritteln aller Menschen erste Veränderungen feststellen. Denn selbst wenn die Nieren gesund sind, lässt ihre Tüchtigkeit, Blut zu filtern, allmählich nach. Schwächend auf die Nierenleistung wirkt, wenn sich die Arterien der Nieren verengen und damit die Durchlässigkeit für das Blut zurückgeht: Die Nieren verlieren an Gewicht und schrumpfen. Wenn sich die Wände der kleinen Arterien verdicken, reduziert sich die Funktionsfähigkeit der Filterstationen. Die Fähigkeit, Stoffwechsel-Abbauprodukte und Medikamente auszuscheiden, den Urin je nach Bedürfnis zu verdünnen oder zu konzentrieren bzw. Säuren auszuscheiden, kann sich verschlechtern.

Trotzdem sind diese alterungsbedingten Veränderungen lange Zeit nicht so gravierend, dass die betroffenen Personen krank wären. Aber eine gestörte Nierenfunktion lässt sich nicht reparieren. Bei Patienten über siebzig steigt das Risiko für ein Nachlassen der Nierenfunktion auf ungefähr 50 Prozent – das ist der ganz normale Verschleiß. Die Filtrationsrate nimmt um etwa die Hälfte ab, denn auch die Anzahl der Filtereinheiten, der Nephrone, sinkt. Pi mal Daumen kann man sagen, dass sich die Nierenfunktion im Alter alle zehn Jahre um etwa zehn Milliliter pro Minute reduziert. Die Niere hält also ziemlich lange durch, und erst wenn die Gesamtfiltrationsrate unter 15 ml/Minute sinkt, ist der Mensch mit diesen Nieren nicht mehr lebensfähig und benötigt eine Dialyse oder eine Nierentransplantation.

Das Nachlassen der Nierenfunktion führt dazu, dass Stoffwechselabbauprodukte und Medikamente schlechter ausgeschieden werden, wodurch vermehrt Nebenwirkungen auftreten können. Das muss bei der Verordnung von Tabletten im Alter beachtet werden. Auch die Konzentration des Urins ändert sich, was neben dem verminderten Durstgefühl dazu führen kann, dass ältere Menschen schneller austrocknen. Auch Harnstoff und Kreatinin werden verstärkt im Blut angereichert. Beide entstehen täglich als Abfallprodukte verschiedener Stoffwechselvorgänge und werden normalerweise ausgeschieden.

Ein wichtiger Marker, um die Funktionsfähigkeit der Nieren

festzustellen, ist daher die sogenannte Kreatinin-Clearance. Sie gibt am Beispiel von Kreatinin an, wie schnell die Nieren harnpflichtige Stoffe ausscheiden können. Kreatinin ist ein Eiweiß, das aus dem Muskel stammt und zu fast 100 Prozent ausgeschieden wird, wenn die Filter gut arbeiten. Berechnen lässt sich das über Werte im Urin, der über einen längeren Zeitraum gesammelt werden sollte, und im Blutplasma. Der Kreatininwert, der im Blut gemessen wird, ist übrigens kein geeignetes Frühwarnsystem für eine Nierenschädigung, denn er steigt erst messbar an, wenn schon 75 Prozent nicht mehr funktionstüchtig sind. Zuverlässiger ist da die Abnahme des Cystatin-C-Wertes, eines körpereigenen Proteins, das ebenfalls Auskunft über die Filtrationsrate gibt.

Abgesehen vom natürlichen Alterungsprozess nehmen die Nierengefäße und Nierenkörperchen Schaden, wenn der Blutdruck zu hoch ist, durch Diabetes, Arteriosklerose, Übergewicht und durch nierenschädigende Botenstoffe aus dem inneren Bauchfett. Übergewicht in der Kindheit, Rauchen und Schmerzmittel beeinflussen die Nieren ebenfalls negativ. Liegt bereits eine schwerere Schädigung vor, sollte man versuchen, die Eiweißzufuhr über die Nahrung zu reduzieren. Das entlastet die Nieren, da so weniger Abfallprodukte aus dem Eiweißstoffwechsel anfallen, wie zum Beispiel Phosphat und Harnstoff (dazu gleich mehr).

Auch Nierenkrebs tritt eher im Alter auf, kann aber auch schon früher unentdeckt vorhanden sein. Er macht lange Zeit keinerlei Beschwerden. Wird er in einem frühen, kleinen, lokal begrenzten Zustand rechtzeitig entdeckt, ist er mittels Operation vollständig heilbar. Weil rund 70 Prozent der Nierentumore Zufallsfunde bildgebender Diagnostik sind, rege ich daher einen gelegentlichen Nieren-Ultraschall zur Früherkennung auch schon weit vor dem Seniorenalter an.

Tipps für fitte Nieren

- Nicht rauchen, hohen Blutdruck und Diabetes gut einstellen, damit die Nierendurchblutung gewährleistet bleibt. Ein optimaler Blutdruck beträgt 110/70 oder 120/80 mmHG. Damit sind die Nieren gut durchblutet und geschützt. Sind sie krank, können sie wiederum den Blutdruck steigern.
- Ab der Menopause kann es zu einer Versteifung der Blutgefäße kommen, sodass trotz gesunden Lebenswandels ein erhöhter Blutdruck entsteht. Magnesium und L-Arginin können helfen, den Blutdruck zu senken.
- Schädlich für die Nieren sind einige Antibiotika, mehrere Schmerzmittel, auch manche Kontrastmittel.
- Lassen Sie Ihre Nierenfunktion beim Hausarzt prüfen. Ein Nierenultraschall (besser noch ein MRT) kann Nierenkrebs – auch wenn der nicht allzu häufig ist – rechtzeitig offenlegen.
- Bauen Sie Übergewicht ab und trinken Sie regelmäßig und mindestens 1,5 bis 2 Liter am Tag, am besten Wasser oder ungesüßten Tee; wenn man stark schwitzt und Sport treibt, darf's auch mehr sein. Ältere Menschen verlieren ihr Durstgefühl und müssen sich eine Trinkroutine angewöhnen, um ihre Nieren zu retten – wie regelmäßiges Blumengießen.

Erhöhte Harnsäure & Gicht

Jürgen ist 53. Er kommt vom Tennisplatz, und sein Fußgelenk schmerzt. Selbstverständlich denkt er an eine Sportverletzung – für Männer seines Alters eher etwas Schmückendes, das zeigt, wie fit man noch so unterwegs ist. Wegen seiner Schmerzen sucht er am Nachmittag einen guten Kumpel aus dem Tennisklub auf, der Orthopäde ist. Nachdem Jürgen ihm erzählt hat, dass er am Vorabend mit Freunden gegrillt und sich jede Menge köstliche Fleischspieße einverleibt hat, kommt der Orthopäde dem wahren

Grund für Jürgens Schmerzen schnell auf die Spur: Die vermeintliche Sportverletzung ist ein Gichtanfall!

In den Wohlstandsländern haben 20 Prozent der Männer einen erhöhten Harnsäurespiegel im Blut oberhalb der Obergrenze von 7 mg/dl (Obergrenze für Frauen: 6,0 mg/dl). Bei Frauen steigt er meist erst nach der Menopause an, wenn die Östrogene nicht länger ihre harnsäureausscheidende Wirkung entfalten können. Eine richtige Gicht, also Harnsäureerhöhung plus Gelenkentzündung, tritt in Industrieländern bei etwa 2 Prozent der Bevölkerung auf (bei Männern und Frauen allerdings im Verhältnis neun zu eins) und nimmt im Alter statistisch zu. Je höher die Harnsäurewerte klettern, desto höher ist auch das Risiko für einen Gichtanfall, meist ab 9 mg/dl. Auch die Bildung von Nierensteinen wird dadurch begünstigt. Im chronischen Stadium können Knorpel und Gelenke Schaden nehmen.

Häufig kommt Gicht mit dem *metabolischen Syndrom* daher, das manche auch als Wohlstandssyndrom bezeichnen. Davon spricht man, wenn bestimmte Erkrankungen und Faktoren zusammentreffen, die typisch für Industrienationen sind: Bluthochdruck, Übergewicht, erhöhter Blutzucker- und Cholesterinspiegel, Stoffwechselstörungen, mangelnde Bewegung, Stress …

Aber natürlich können auch sportliche Typen wie Jürgen betroffen sein: In über 95 Prozent der Fälle liegt bei einem Gichtanfall eine Störung bei der Ausscheidung von Harnsäure über die Nieren vor. Wer diesbezüglich genetisch veranlagt ist (oft gibt es Gicht schon in der Familie), kann bei »purinreicher« Ernährung (Fleisch, Geflügel, Wurstwaren) schon mal Beschwerden bekommen. Seltener kommt es vor, dass im Körper zu viel Harnsäure produziert wird oder verstärkt anfällt; das kann etwa durch den Zellzerfall bei Blutkrebs geschehen, bei Nierenerkrankungen, Diabetes oder Fastenkuren. »Fasten und Feste« sind Risikofaktoren bei entsprechender Veranlagung. Fleisch und Bier (auch alkoholfreies!) enthalten nun mal viel Purin an sich, und bei striktem Fasten greift der Körper auf Fettgewebe zurück, das zu Ketonkörpern abgebaut wird.

Sammeln sich zu viele an, kann die Ausscheidung von Harnsäure über die Nieren verringert werden.

Purine sind als Bestandteil jeder Zelle notwendig für die Erbsubstanz und für den Aufbau neuer Zellen. Beim Abbau der Purine aus der Nahrung entsteht Harnsäure. Unser Körper enthält etwa 1 Gramm Harnsäure, bei Gichtkranken ist die Menge auf 30 Gramm und mehr angestiegen. Tagtäglich fallen an die 350 Milligramm Harnsäure aus unserem körpereigenen Stoffwechsel an, und ungefähr noch einmal so viel wird durch die Lebensmittelzufuhr angekarrt. Die Ausscheidung erfolgt zu zwei Dritteln über die Nieren und zu einem Drittel über den Darm. Medikamente können die Ausscheidung hemmen, wie zum Beispiel Tabletten, die Acetylsalicylsäure enthalten oder für die Entwässerung eingesetzt werden. Auch Stress tut hier seine Wirkung.

Der Gicht-Klassiker ist die stark schmerzhafte Gelenkentzündung des Großzehengrundgelenks: Dann kann nicht mal mehr die Bettdecke auf dem Fuß ertragen werden, Hautrötung, Überwärmung und Schwellung stellen sich ein. Aber auch andere Gelenke können betroffen sein, wie Sprunggelenke, Fußwurzel, Kniegelenk, Hand- und Ellenbogengelenk oder Fingergelenke, besonders das Daumengrundgelenk. Liegt bereits eine Gelenkentzündung vor, kommen Medikamente zum Einsatz. Bei einem erhöhten Harnsäurespiegel ohne Entzündung und präventiv hilft eine purinarme Diät: reichlich Wasser trinken, wenig Fleisch und Wurst, Verzicht auf Innereien, Krusten- und Schalentiere, fette Seefische wie Makrele, Lachs oder Sardine, kein Fleischextrakt, leider auch wenig Hülsenfrüchte und nur sehr sparsamer Alkoholgenuss. Bier ist nicht nur selbst purinreich, Alkohol in großen Mengen führt darüber hinaus auch zu einer Übersäuerung, weil beim Alkoholabbau basische Mineralstoffe verbraucht werden – mit einer Hemmung der Ausscheidung der Harnsäure über die Nieren und verstärkter Harnsäureherstellung in der Leber. Hier haben Sie also gleich drei Risikofaktoren für einen Gichtanfall! Auch die Zuckeraustauschstoffe Fructose, Sorbit und Xylit steigern die Harnsäurebildung.

Zweimal frisches Obst am Tag ist kein Problem, wohl aber Fruchtzucker als sehr weitverbreitetes billiges Süßungsmittel. Schauen Sie also auf die Inhaltsstoffe der Lebensmittel!

Tipps bei erhöhtem Harnsäurespiegel & Gicht

- Nicht fasten! Denn beim Abbau von Körperzellen steigt die Harnsäure stark an, Ketonkörper können die Harnsäureausscheidung behindern.
- Meiden Sie Lebensmittel mit hohem Puringehalt (siehe dazu Tabelle weiter unten).
- Setzen Sie bei Fleisch eher auf gekochtes statt gebratenes, denn Purine setzen sich ins Kochwasser ab.
- Meiden Sie Innereien und reduzieren Sie den Genuss von Krustentieren wie Hummer.
- Vorsicht mit Hülsenfrüchten und Kohlgemüse (Erbsen, weiße Bohnen, Linsen, Brokkoli, Rosenkohl).
- Wasser, Kaffee und Tee sind prima, nicht aber gezuckerte oder mit Fructose gesüßte Getränke.
- Ein Gläschen Wein ist besser als Bier. Denn Bier provoziert Gichtanfälle unabhängig von seinem relativ niedrigen Harnsäuregehalt. Hier schlägt sich auch der Hefegehalt negativ nieder.
- Hefegebäck oder andere Produkte mit Hefeextrakt sollten bei Gicht sehr selten auf dem Speiseplan stehen: Die in 100 g frischer Hefe enthaltenen Purine werden zu 750 mg Harnsäure umgewandelt, bei Trockenhefe sind es sogar 1800 mg.
- Insgesamt sollten Sie 300 bis 500 mg Harnsäure pro Tag nicht überschreiten. Die Formel für die Berechnung lautet: 1 mg Purin entspricht 2,4 mg Harnsäure.

In der folgenden Tabelle sind ein paar Lebensmittel und die Menge der gebildeten Harnsäure in Milligramm pro 100 Gramm angegeben. Bei großen Portionen fällt der Gehalt mehr ins Gewicht.

wenig Harnsäure (mg)	mittel	viel
Vollmilch 0	Camembert 30	Rosenkohl 60
		Weizenvollkornbrot 64
		Tofu 70
Quark/Joghurt 0	gekochter Reis 35	Champignons 60
Gurke 7	Haselnüsse 40	Putenbrust 120
Kopfsalat 10	Brötchen 40	Schinken mager, gekocht 130
Emmentaler 10	Spinat 50	Erbsen 150
Apfel 15	Blumenkohl 45	Rinderfilet 150
Bier 15 Hat aber dennoch negative Effekte, und trinkt man einen halben Liter, enthält der schon 75 mg!	Roggenbrot 55	Schweineschnitzel 170
gekochte Kartoffeln 15	Sojasoße 60	Thunfisch in Öl 180
gekochte Nudeln 22		Forelle 200
Spargel 25 Vorsicht, zu viel Spargel gilt als Gichtanfall-Auslöser!		Linsen 200
Erdbeeren, Bananen 25		Ölsardinen 345
		Innereien 220–920

Harnblase: Manchmal nicht ganz dicht

Im Jobprofil unserer Harnblase lautet das wichtigste Kriterium »maximale Flexibilität«. Denn wenn sie über die Harnleiter den fertigen Urin aufnimmt, der in den Nieren gebildet wurde, dehnen sich ihre Wände aus. Sie wächst an, die Blasenwand wird dünner, die Spannung erhöht sich. Ihr normales Fassungsvermögen liegt dabei zwischen 500 und 700 Millilitern Urin. Ab einem Füllstand von 150 bis 200 Millilitern merkt man, dass man demnächst mal aufs Klo gehen könnte oder zumindest, dass irgendwas in der Blase herumschwappt. Denn spezielle Nervenzellen in der Blasenwand funken den Füllstand ständig über Nervenbahnen an Rückenmark und Gehirn. Dort werden die Informationen verarbeitet und entsprechende Anweisungen an den Blasenschließmuskel zurückgesendet. Lautet die Meldung »volle Blase«, spannen wir den willkürlichen Blasenschließmuskel im Beckenboden so lange an, bis wir ein Klo oder ein ruhiges Fleckchen im Wald finden. Entspannen wir den Schließmuskel, zieht sich die Blase zusammen, und der Urin läuft über die Harnröhre in die Freiheit.

Die Höchstmenge an Urin, die unsere Blase halten kann, nimmt im Laufe des Lebens ab. Und weil auch an den Nervenleitungen zur Schaltzentrale Gehirn der Zahn der Zeit nagt, kommen manche Informationen verspätet oder nicht ganz korrekt an. Der Harndrang wird schneller und verstärkt wahrgenommen. Lange einhalten geht dann nicht mehr. Umgekehrt nimmt das Pipimachen mehr Zeit in Anspruch, weil sich die Blase nicht mehr so energetisch zusammenziehen kann und nur dröppelweise Urin in die Harnröhre schickt. Außerdem ist der loser gewordene Beckenboden samt Bändern auch keine wahre Hilfe mehr. Gleichzeitig zieht sich die Blase gerne auch mal unkontrolliert einfach so zusammen. Damit man dann nicht in die Hosen macht, werden diese Kontraktionen bei jüngeren Menschen durch Signale des Rückenmarks und des Gehirns blockiert. Das klappt im Alter leider nicht mehr ganz so reibungslos. Gelingt es irgendwann gar nicht mehr, kommt es zur Harninkontinenz.

Auch die Urinmenge, die nach dem Wasserlassen in der Blase verbleibt, der Restharn, nimmt im Alter zu. Bei Männern ist der Hauptgrund die vergrößerte Prostata, wodurch die Harnröhre blockiert werden kann; bei Frauen ist es die altersbedingte Senkung des Beckenbodens, die durch transvaginale Geburten und/oder Übergewicht verstärkt wird. Die Betroffenen spüren häufiger Harndrang und haben mit einem erhöhten Risiko für Harnwegsinfektionen zu tun, weil der Durchspüleffekt des Urins nachlässt und Bakterien aus dem Darm auch anatomisch kürzere und weniger straffe Wege hinein in die Blase zu bewältigen haben. Gerade bei Frauen kann es durch das Absinken des Östrogenspiegels während der Menopause zu einer Verkürzung der Harnröhre kommen, die Schleimhaut wird dünner und die Funktion des Blasenschließmuskels schwächer. Auch das schützende Türsteher-Mikrobiom verflacht in der Wirkung, wenn der Östrogenspiegel sinkt. Das kann die Lebensqualität beeinträchtigen. Urlaubsreisen etwa werden deutlich schwieriger.

Tatsächlich sind Millionen Deutsche unten nicht ganz dicht. Mit über sechzig Jahren leidet rund die Hälfte aller Frauen an Harninkontinenz, viele aber auch schon deutlich früher, etwa nach einer Entbindung, wenn der Beckenboden sich nicht wieder vollständig gestrafft und regeneriert hat. Ähnliches kann auch Männer betreffen, gehäuft nach Prostata-Operationen, wenn Nerven geschädigt worden sind, die die Blasenfunktion steuern.

Inkontinenz gibt es in verschiedenen Formen:

- Bei der *Stress- oder Belastungsinkontinenz* reicht ein kräftiges Husten oder Niesen, und schon beginnt es zu tröpfeln; hiervon sind besonders Frauen mit schwacher Beckenbodenmuskulatur betroffen.
- Bei der *Dranginkontinenz,* von der Frauen ebenfalls doppelt so häufig betroffen sind wie Männer, zieht sich die Blase unwillkürlich zusammen, noch bevor man gespürt hat, dass sie wirklich voll ist.
- Und es gibt Mischformen.

Beide Geschlechter neigen bei Erkrankungen wie Bandscheibenproblemen, Multipler Sklerose, Diabetes, Schlaganfall, Gehirntumor, Parkinson und Demenz gleichermaßen zu Inkontinenz. Auch Harnwegsinfekte und Tumore in der Blase können unwillkürliches Wasserlassen auslösen. Schlaganfallpatienten sind bis zu 60 Prozent davon betroffen. Oft wandelt sich hier ein anfänglicher Harnverhalt zu der oben beschriebenen Dranginkontinenz. Je nach Ursache und Ausmaß kann man eine Inkontinenz aber behandeln.

Tipps für eine happy Harnblase

- Bei Inkontinenz sucht man am besten Urologen oder Gynäkologen auf, um die genaue Ursache abklären zu lassen. Es gibt dafür auch spezialisierte Zentren.
- Für Männer und Frauen ist Beckenbodentraining sehr zu empfehlen: etwa durch Elektrostimulation, Yoga, Pilates oder die »Cantienica®-Methode«. Bei Frauen trainieren auch Liebeskugeln oder in die Vagina einzuführende Kegel die Muskulatur und außerdem Sex.
- Vom Arzt gibt es Medikamente, um die Einwirkung des vegetativen Parasympathikus an der Blase zu blocken, der den Vorgang des Wasserlassens steuert. Bei überaktiver Blase können zudem Botoxinjektionen die Muskulatur entspannen. Auch Nervenstimulationsverfahren über die Haut können wirksam sein.
- Für Frauen in der Menopause kann eine lokale oder systemische Hormontherapie hilfreich sein, auch zur Verbesserung der Stoffwechsellage und der Straffheit untenrum. Verbesserungen lassen sich auch mit dem Vaginallaser erreichen, der die trockene Vagina und zugleich indirekt auch die Blasenfunktion behandelt .
- Wenn nichts hilft, lassen sich Beckenbodenmuskeln und -fasern auch minimalinvasiv operativ straffen. Beckenbodenzentrum aufsuchen!

Bauchspeicheldrüse: Stoffwechselhaftes Schicksal

Eine glückliche Bauchspeicheldrüse – auch *Pankreas* genannt – begleitet uns ein Leben lang, ohne dass wir viel von ihr mitbekommen würden. Erst wenn 90 Prozent der von ihr hergestellten Enzyme krankheitsbedingt fehlen, merkt man, dass sie existiert(e). Die Drüse sitzt im hinteren Teil der Bauchhöhle, quer hinter dem Magen und zwischen Zwölffingerdarm und Milz. Dort erfüllt sie zwei sehr wichtige Aufgaben: Sie produziert die Verdauungssäfte, die für die Aufschlüsselung und Zerkleinerung der Nahrung im Darm notwendig sind, und bildet die Hormone Insulin und Glucagon, die den Zuckerstoffwechsel und damit Blutzuckerspiegel regulieren. Dafür zuständig sind bestimmte Zellgruppen in der Bauchspeicheldrüse, die Langerhans-Inseln genannt werden. In

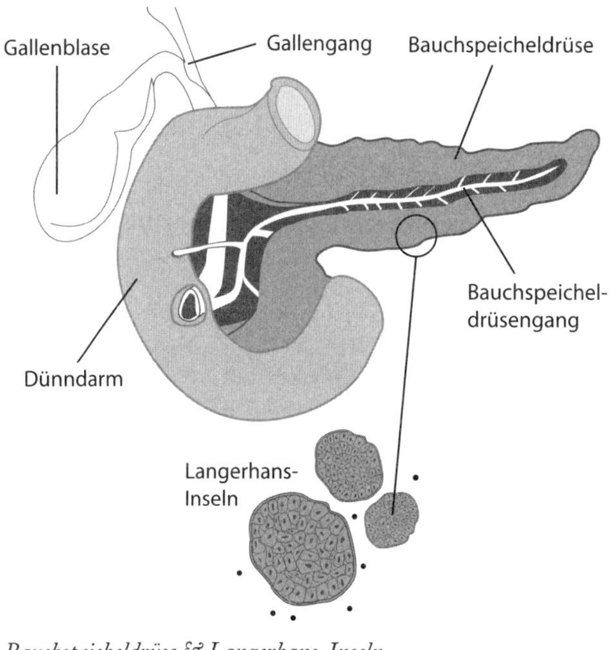

Bauchspeicheldrüse & Langerhans-Inseln

ihren Betazellen stellen sie Insulin her, in den Alphazellen Glucagon. Diese Botenstoffe geben sie über angrenzende Blutgefäße in den Blutkreislauf ab.

Den größten Teil der Bauchspeicheldrüse nimmt aber das Drüsengewebe ein, das den alkalischen Bauchspeichel bildet. Das Sekret ist in der Lage, den kompletten eintreffenden sauren Speisebrei mittels Bikarbonat zu neutralisieren. Die Drüsenzellen haben jeweils kleine Ausführungsgänge, über die sie den Bauchspeichel in einen Hauptkanal leiten. Damit nicht alles herumsuppt (immerhin werden am Tag zwischen 1,5 und zwei Liter davon produziert), gibt es eine muskuläre Mündungsklappe, die sich nur bei Bedarf zum Zwölffingerdarm hin öffnet.

Der Bauchspeichel produziert mehr als zwanzig verschiedene Enzyme, wie die Amylase für die Verdauung der Kohlenhydrate, die Lipase für die Fettverdauung und die Proteasen für die Eiweißverdauung. Wenn es hier beim Enzymnachschub zu Problemen kommt, kann der Darm die notwendigen Bestandteile der Nahrung nicht mehr ausreichend aufnehmen.

Fehlt Insulin, kommt es zu weitreichenden Störungen bei der Verstoffwechslung von Kohlenhydraten, Fetten und Proteinen bzw. der Aufnahme von Zucker in die Zellen. Menschen, bei denen die Insulinproduktion oder die Gewebeempfindlichkeit auf Insulin gestört ist, erkranken an Diabetes: Beim Typ-1-Diabetes zerstört das Immunsystem die insulinproduzierenden Zellen in der Bauchspeicheldrüse, beim Typ-2-Diabetes verliert das Insulin an Wirksamkeit. Die Bauchspeicheldrüse ackert und schuftet, um hier gegenzusteuern, und geht aufgrund der ständigen Überbelastung irgendwann in die Knie. (Mehr dazu im folgenden Unterkapitel.)

Die Bauchspeicheldrüse kann sich entzünden, dadurch können Verdauungsenzyme freigesetzt werden und umliegendes Gewebe angreifen. Pankreaskrebs tritt ab 65 Jahren häufiger auf, weil Krebs oft eine Alterserscheinung ist. Männer sind etwas häufiger davon betroffen als Frauen. Er macht anfangs keine Beschwerden, und wenn doch, lassen sich die nicht immer klar von den Symptomen einer Entzündung unterscheiden. Rechtzeitig entdeckt, kann der Tumor operativ entfernt werden. Bei einer Streuung ist die Prognose ungünstig, leider wird dieser Krebs oft erst in fortgeschrittenem Stadium erkannt. Aber glücklicherweise ist er nicht so häufig wie andere Krebsarten.

Tipps für die Bauchspeicheldrüsenpflege

- Nicht rauchen, Alkohol nur in Maßen trinken und auf eine ausgewogene Ernährung, ausreichend Bewegung und das Gewicht achten.
- Verarbeitetes Fleisch, Gegrilltes und Geräuchertes reduzieren oder meiden.
- Wenn die Bauchspeicheldrüse chronisch entzündet ist *(Pankreatitis),* sollten Alkohol und Zigaretten strikt vermieden werden, da sonst die Gefahr von Bauchspeicheldrüsenkrebs steigt.

Diabetes mellitus & das metabolische Syndrom

Die ärztliche Kollegin um die fünfzig ließ sich von der Blutzuckermessgerät-Vertreterin für mehrere Tage einen Glucose-Sensor an ihren Arm anschließen: Eine feine Messsonde liegt über 14 Tage im Gewebe und misst permanent den Gewebezucker-Spiegel. Per App lässt sich der Verlauf genau überwachen. Quasi im ärztlichen Selbstversuch wollte sie es für ihre Patienten testen. Als kleines Experiment prüfte sie gleich mal die Zuckerreaktion nach dem Genuss eines Stück Käsekuchens und verfolgte fasziniert das Ansteigen der eigenen Zuckerwerte, der Glucose. Leider schossen diese wider Erwarten massiv über das Ziel hinaus! Die Kollegin reagierte verblüfft: Offenbar litt sie an einer Vorstufe von Diabetes, obwohl sie nur ihren Bauchumfang als einzig wahrnehmbaren Risikofaktor betrachtete. Na ja, und sie schnaufte schon ganz schön

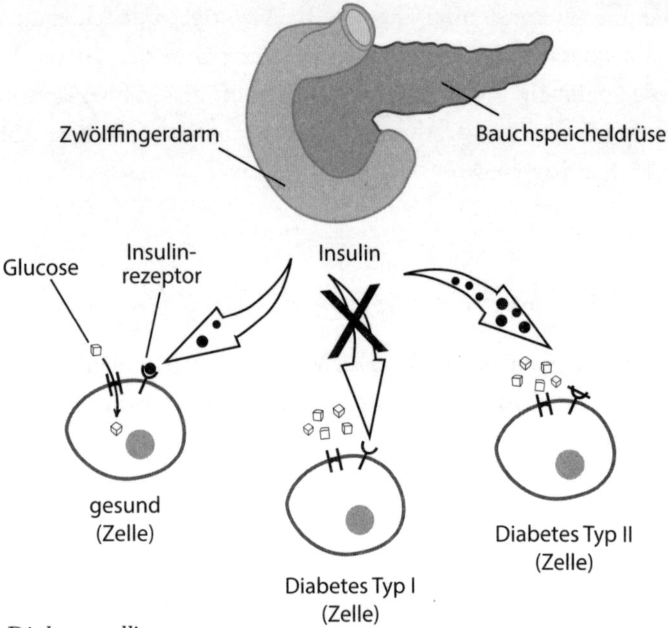

Diabetes mellitus

beim Treppensteigen, mit schnell eintretender Gesichtsröte … Dass sie von dieser Vorstufe erfahren hat, lag an der Sonde. Der Apotheken-Urintest, der Glucose im Harn detektiert, springt erst an, wenn bereits ein manifester Diabetes vorliegt, weil die Glucose über die Nieren vermehrt ausgeschieden wird. Er bietet sich also nicht unbedingt an, um einen verdeckten Diabetes aufzudecken. Sollten Sie einen entsprechenden Verdacht haben, besser sofort zur Hausärztin gehen.

In Deutschland leidet mittlerweile jeder zehnte Erwachsene an Diabetes, und die Zahl der Erkrankten wird bis zum Jahr 2040 um 77 Prozent auf unglaubliche zwölf Millionen steigen. Die meisten von ihnen haben die Diagnose Typ-2-Diabetes. Heutzutage spricht man längst nicht mehr von »Altersdiabetes«, denn auch junge Menschen können einen Diabetes mellitus Typ 2 (DM2) bekommen. Experten fordern daher eine Reihe von Präventivmaßnahmen: Wasserspender in Kitas und Schulen, keine Snack- und Limonadenautomaten; keine Mehrwertsteuer auf gesundes Essen, starke Besteuerung von Fast Food und Süßigkeiten; ein Werbeverbot für Süßigkeiten und ungesunde Lebensmittel, vor allem auch im Kinderprogramm; Strafsteuern, falls die Industrie den Zuckergehalt nicht vermindert, täglich eine Stunde Sport in Schule und Kita. Gefragt sind hier Gesundheits- und Bildungsministerium – und aufgeklärte Verbraucher. Denn am Ende entscheiden wir, was in den Einkaufskorb kommt.

Ein Hauptschauplatz des Diabetes-Leidens, das den gesamten Körper in Mitleidenschaft ziehen kann, ist die Bauchspeicheldrüse, genauer eine Störung der Insulinproduktion in den Betazellen der Langerhans-Inseln. Typ-1-Diabetes (DM1) tritt in den meisten Fällen schon im Kindes- und Jugendalter auf, kann aber auch Erwachsene treffen. Lebensstil und Übergewicht spielen hier keine Rolle. Der Diabetes wird durch Autoimmunprozesse etwa nach Virusinfektionen ausgelöst, wohl auf der Basis einer genetischen Veranlagung. Dabei werden die insulinproduzierenden Zellen zerstört. Die Betroffenen müssen das fehlende Insulin lebenslang mit Spritzen oder Insulinpumpen zuführen. Sie müssen ihren Blutzuckerspiegel engmaschig überwachen: Je nachdem, ob sie Kohlenhydrate zu sich nehmen oder sich sportlich betätigen und die Muskeln schneller den Zucker verwerten, müssen sie mehr oder weniger Insulin spritzen. Das müssen sie sehr gut beherrschen, da eine Überdosierung, eine Unterdosierung oder das Fehlen des Insulins im schlimmsten Fall tödlich enden können. Patienten mit DM1 müssen also im Selbstmanagement geschult sein. Damit wachsen ihre Chancen, eine normale Lebensqualität zu erreichen. Für sie sind moderne Messsysteme eine große Erleichterung, da diese den Gewebezucker über eine feine Sonde permanent messen, ohne dass die Betroffenen sich immer in die Fingerbeere stechen müssen. Diese Systeme müssen alle zehn Tage gewechselt werden. Duschen, Baden, Schwimmen ist damit möglich. Insulinpumpen sowie ganz moderne Geräte, die beides gleichzeitig können – über

Sonde permanent messen und die nötige Insulindosis automatisiert spritzen (Hybrid-Loop-System), alles mit einer App verbunden (Mahlzeiten muss man dem System noch mitteilen) –, sind eine fast »technische Heilung« des DM1 und werden als »künstliche Bauchspeicheldrüse« bezeichnet.

Der Typ-2-Diabetes hingegen ist in den meisten Fällen mit unserem westlichen Lebensstil verbunden und wird bereits als weltweite Epidemie bezeichnet, mit stetig steigenden Betroffenenzahlen. Auch schlanke Menschen mit Genveränderungen sind manchmal davon betroffen. Das Risiko für DM2 steigt im Alter. Bewegungsmangel und Überernährung sind dabei die Haupttreiber. Aber auch Stress und Depressionen können das Risiko erhöhen. Bei Kindern eines von Typ-2-Diabetes betroffenen Elternteils liegt die Wahrscheinlichkeit, später selbst daran zu erkranken, bei bis zu 50 Prozent. Sind beide Elternteile daran erkrankt, steigt das Risiko auf 80 Prozent. Hier zeigt die Epigenetik ihre Wirkung: Durch Überernährung und Bewegungsmangel werden Gene, die den Diabetes fördern können (200 bis 400 sind bislang bekannt) und deren Produkte verändert und ebenso die Bildung von MicroRNA, die den Zuckerstoffwechsel reguliert. Das wird sowohl von der Mutter als auch vom Vater auf das Baby vererbt. Wichtig sind deshalb auch gesunde Ernährung und Bewegung während der Schwangerschaft. Und für Menschen mit vorerkrankten Eltern ist die Prävention gleich doppelt wichtig.

Ganz am Anfang des DM2 steht die Insulinresistenz. Hier sind neben der Bauchspeicheldrüse die insulinabhängigen Gewebe wie Muskulatur, Fett und Leber weitere Schauplätze. *Insulinresistenz* bedeutet, dass der Körper – vor allem Muskel- und Fettzellen – nicht mehr so gut auf das Hormon reagiert, obwohl noch viel davon im Blut herumschwimmt. Eine Weile kompensiert die Bauchspeicheldrüse nämlich die Insulinresistenz. Weil der Blutzucker sich immer auf einem konstanten Level bewegen sollte – vor allem unser Gehirn ist auf Zucker angewiesen, um gut denken zu können –, beginnt die Bauchspeicheldrüse nun, mehr Insulin herzustellen. Wenn diese Betazellen ermüdet von der vielen Arbeit eines Tages zugrunde gehen, müssen auch Typ-2-Diabetiker Insulin spritzen. Bis dahin versucht man, sie mit blutzuckerregulierenden Medikamenten oral oder per Spritze zu behandeln.

Der Mehrbedarf an Insulin ist die Folge einer Störung des Zusammenwirkens von Insulin und seiner Empfangsstelle (Rezeptor) an der Zelloberfläche und/ oder der Verwertung der Glucose in der Zelle selbst. Damit die Verwertung von Glucose in der Zelle stattfinden kann, werden erhöhte Insulinspiegel benötigt. Die Rezeptoren sind wie Türen für Insulin auf der Zelle: Bei Insulinresistenz sind sie vermindert, lassen sich nicht mehr richtig öffnen, die Türklinke ist abgebrochen, und auch die Reaktion in der Zelle ist abgestumpft. Es dauert also länger, bis Zucker in die Zellen aufgenommen werden kann. Dies kann die Folge von Überernährung mit zu viel Zucker und Fett sein. Aber auch manche Medikamente wie Betablocker gegen hohen Blutdruck, Fettsenker *(Statine)* oder das Hormon Cortisol können dieses Missverhältnis begünstigen.

Insulin hemmt außerdem die Freisetzung von Glucose aus der Leber. Bei Hunger kommt der Gegenspieler von Insulin ins Spiel. Das Glucagon, das von den Alphazellen der Langerhans-Inseln ausgeschüttet wird, wenn wir unterzuckert sind, gelangt zur Leber und bewirkt dort die Freisetzung von Glucose aus den Glykogenspeichern. Die erhöhten Insulinspiegel verstärken das Hungergefühl, verschließen über drei bis sechs Stunden die Fettzellen, verhindern so das Abnehmen, was weiterhin zu Adipositas und zur vorzeitigen Entwicklung einer Arteriosklerose führen kann.

Diabetes wird oft von anderen Zivilisationskrankheiten begleitet, man spricht dann vom metabolischen Syndrom. Bei diesem Wohlstandssyndrom treffen gehäuft die folgenden Risikofaktoren zusammen: stammbetonte Adipositas, also Übergewicht mit Ansammlungen von Fett innerhalb des Bauchraums, gestörter Fettstoffwechsel, erhöhter arterieller Blutdruck und Störung der Glucosetoleranz bzw. Diabetes. Die wesentliche Ursache des metabolischen Syndroms ist die Zunahme des Fettgewebes innerhalb

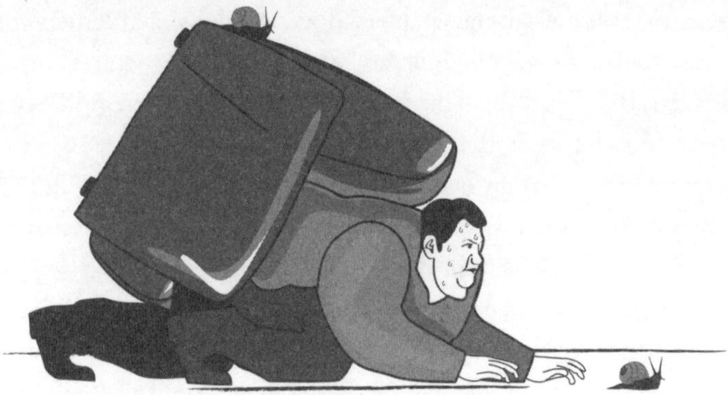

Eine der häufigsten Zivilisationskrankheiten:
Das metabolische Syndrom

des Bauchraums, um die Gefäße und insbesondere innerhalb der Leber.

Heute weiß man, dass hormonelle und Stoffwechselveränderungen eine entscheidende Rolle für die Entstehung des metabolischen Syndroms spielen. Die Fettzellen werden mehr und größer. Ihre Funktion verändert sich dann dramatisch. Sie werden weniger durchblutet, geraten unter Stress und stoßen mit Verzweiflungsbotenstoffen das Entzündungsgeschehen an. Diese Entzündungen im Stoffwechsel führen in der Folge zu Insulinresistenz, Fettstoffwechselstörungen, einem Anstieg des Blutdrucks und Gerinnungsanomalien – die wiederum das Risiko für unterschiedliche Komplikationen im Bereich der Organe ansteigen lassen. So für Arteriosklerose, Herz-Kreislauf-Erkrankungen, Nierenschäden, aber auch Krebs. 35 Prozent der Patienten mit einem metabolischen Syndrom haben außerdem ein Schlafapnoe-Syndrom, das die Situation weiter verschlechtert. Ein Teufelskreis.

Bei der Diabetes-Diagnostik gibt es ein paar Marker:

- Eine Bauchraum-Adipositas geht mit einem Taillenumfang von über 94 cm bei Männern und von über 80 cm bei Frauen oder einem BMI von über 30 kg/m^2 einher. Es versteht sich von selbst, dass bei einer Schwangerschaft und bei Blähungen der Bauchumfang nicht gemessen werden sollte!

- Der Blutzucker, gemessen morgens und nüchtern, sollte 100 mg/dl nicht überschreiten.
- Der Hba1c-Wert ist so etwas wie das Blutzucker-Gedächtnis: Er erzählt etwas über die letzten acht bis zwölf Wochen, denn so lange schippert der verzuckerte rote Blutfarbstoff Hämoglobin durchs Blut. Der Hba1c sollte bei Nichtdiabetikern unter 5,7 Prozent des Gesamthämoglobins liegen.
- Auch ein oraler Glucose-Toleranztest wird durchgeführt. Nach Bestimmung des Nüchtern-Blutzuckers trinken Erwachsene dazu eine Testlösung mit 75 g Glucose. Der Blutzuckerwert wird nüchtern und 120 Minuten nach Zuckeraufnahme im Plasma gemessen. Normale Werte liegen vor, wenn der Nüchtern-Blutzucker weniger oder gleich 100 mg/dl beträgt und zwei Stunden nach dem Trinken der Glucoselösung unter 140 mg/dl liegt. Ab einem Nüchtern-Blutzuckerwert von gleich oder über 126 mg/dl spricht man von Diabetes mellitus. Ebenso, wenn der Blutzucker zwei Stunden später gleich oder über 200 mg/dl liegt. Eine gestörte Glucosetoleranz liegt zwischen den Normal- und Diabeteswerten.
- HOMA-Index (Homeostasis Modell Assessment) bestimmen lassen: Er dient der Abschätzung des Ausmaßes der Insulinresistenz. Er wird aus Nüchtern-Insulin und Nüchtern-Glucose berechnet, gemessen nach zwölf Stunden Nahrungskarenz. Unter 2 ist alles im grünen Bereich. Bei DM2 liegt er meist über 5.

Ein manifester Diabetes kann eine große Zahl an krankhaften Symptomen zum Vorschein bringen: Am Anfang stehen Müdigkeit und Leistungsminderung sowie viel Durst und in der Folge viel Wasserlassen. Im weiteren Verlauf kann es zu nächtlichen Wadenkrämpfen kommen (weil durch das häufige Pieseln Elektrolyte und Magnesium verloren gehen), zu Sehstörungen, Juckreiz an der

Haut, Infektionsneigung, Rötung des Gesichtes, gelblichen rundlichen Herden an den Unterschenkeln, Potenzstörungen, Ausbleiben der Periode, Störungen der Nerven (Polyneuropathie) mit Gefühlsverlust an den Füßen und zu einer Verengung kleinerer und großer Blutgefäße *(Mikro- und Makroangiopathie)*. Auch Wundheilungsstörungen, Nieren- und Augenschäden können die Folge sein, dazu ein dreifach gesteigertes Herzinfarkt- und ein zweifach gesteigertes Schlaganfallrisiko. Es lohnt sich also gleich mehrfach, das persönliche Risikoprofil abzuklopfen und rechtzeitig gegenzusteuern.

Um rasante Blutzuckeranstiege mit der möglichen Folge von Insulinresistenz, Diabetes, Akne, Schuppenflechte, Ekzeme, Übergewicht, Migräne, Depressionen, Müdigkeit, Alzheimer, Herz-Kreislauf-Erkrankungen, Arthritis, Arthrose usw. zu verhindern, gibt es ein paar Tricks. Zucker setzt im Gehirn zwar das Belohnungshormon Dopamin frei, das wie eine Droge wirkt, aber der Effekt ist eben nur kurzfristig. Wenn Sie zu Beginn einer Mahlzeit Gemüse oder Salat essen, was gerne mit etwas Fett daherkommen darf, wird bereits ein Fangnetz aus Ballaststoffen und gesundem Pflanzenöl gegen eine zu schnelle Zuckerflutung ausgebreitet. Erst danach sollte die Mahlzeit mit Eiweiß und zum Schluss Kohlenhydraten weitergehen. Kohlenhydrate mit Eiweiß umwickelt, etwa Obst mit Joghurt, verlangsamt den Blutzuckeranstieg. Und wer nach dem Essen einen Verdauungsspaziergang unternimmt oder etwas Gymnastik macht, leitet den Zucker in die Muskulatur über.

Tipps gegen Typ-2-Diabetes

- Im Internet gibt es einen kostenlosen Diabetes-Risikotest (https://www.dife.de/news/diabetes-risiko-test/), die Krankenkassen bezahlen einen Check im Alter ab 35.
- Oberster Risikofaktor ist Übergewicht, vor allem zu viel Bauchraum-Fettgewebe. Fresszellen werden überstrapaziert und sto-

ßen Entzündungsbotenstoffe wie Interleukin 6 und TNF alpha aus, die Insulinresistenz fördern. Weil Bauchfett irgendwann Fettüberschüsse nicht mehr gut speichert, lagern die sich in der Leber, den Muskeln, im Herzen und in den Blutgefäßen an. Das verstärkt nicht nur die Insulinresistenz, sondern führt zu einer Reihe anderer Probleme … Der ideale BMI liegt zwischen 18,5 und 24,9 kg/m^2, im Alter auch höher, aber nicht über 29! Fettabsaugung hilft übrigens nicht, denn das betrifft nur das relativ harmlose Unterhautfettgewebe an Bauch, Hüften und Po und nicht das viszerale Fett im Bauchinnenraum.

- Täglich Sport oder Bewegung, z.B. eine Stunde zügiges Gehen, weil dadurch Blutzucker vermehrt in den Muskel aufgenommen wird. Sport und Gewichtsabnahme mindern die Insulinresistenz. Auch bei Kindern ist auf ausreichend Bewegung zu achten: Trampolin, Fahrrad, Ballspielen, Rollschuhlaufen … Durch verkürzte Schulzeiten gibt es zu wenig Sportstunden für die Kinder – eine schlechte Entwicklung! Dazu kommt stundenlanges Daddeln am Handy oder Computer.
- Medikamentöse Unterstützung gibt es bei der Hausärztin oder Diabetologen. Unbedingt zu empfehlen sind individualisierte Schulungen in Schwerpunktpraxen. Ein gutes Selbstmanagement hat einen positiven Einfluss auf die weitere Entwicklung des Diabetes. Diverse Medikamente sind auf dem Markt. Metformin etwa senkt die Insulinresistenz, SGLT-2-(Glucosetransporter-)Hemmer fördern die Zuckerausscheidung im Urin und führen zur Gewichtsabnahme. GLP (Glukagon-like-Peptid)-1-Agonisten, die sich an denselben Rezeptor binden wie das körpereigene Originalhormon, sind als Spritze und ganz neu auch als Tablette (Semaglutid) zugelassen und führen neben der Gewichtsabnahme zu einer besseren Blutzuckereinstellung; einige haben eine zusätzliche positive Wirkung auf das Herz.
- Kochen Sie nach Möglichkeit selbst, ballaststoffreich und gesund, Tipps dazu gibt es bei der Ernährungsberatung. Verzichten Sie auf Lebensmittel mit schnell freisetzendem Zucker wie

Honig (Honig enthält mehr Fructose als normaler Haushaltszucker), Sirup, Säfte, Limonaden, Süßigkeiten; außerdem auf Stärke aus verarbeitetem Brot, Getreide, Nudeln, Reis und Kartoffeln. Ausnahme: einmal gekocht und abgekühlt, bindet sich die resistente Stärke in Kartoffeln, Nudeln und Reis, die dann als löslicher Ballaststoff und nicht mehr zur Kalorien-Gewinnung genutzt wird.

- Süßstoffe meiden, sie tricksen das Gehirn aus. Die Verdauung wird eingeschaltet, das Gehirn will nun aber Süßes. Der Heißhunger auf Süßes wird gestärkt. Fructose als Süßungsmittel wird zu Fett umgewandelt. In Form von Obst ist es in Maßen ok. Einige Süßstoffe können das Mikrobiom im Darm stören.
- Augen auf beim Genuss von (ungesüßter) Pflanzenmilch: Hafermilch hat von Natur aus mehr Zucker als Mandelmilch. Letztere ist daher zu bevorzugen.
- Das altbewährte Hausmittel Essigwasser trinken oder 2 bis 6 Esslöffel Essig zum Essen nehmen: Das reduziert die Insulinfreisetzung, soll Zuckerspitzen vermeiden, wenn man es mit einer kohlenhydratreichen Mahlzeit kombiniert, und die Fettverbrennung ankurbeln. Es reduziert die Blutzuckerneubildung in der Leber, verbessert die Insulinsensitivität und die Gewebedurchblutung besonders bei Nichtdiabetikern.
- Mehr Gemüse als Obst essen. Besser als Smoothies sind immer die Varianten zum Kauen, da der Kauvorgang das Sättigungsgefühl beschleunigt.
- Regelmäßig Seefisch essen (hoffentlich ohne Schwermetalle) und bei Getreide eher die Vollkornvariante wählen: Haferflocken, Hirse oder die Pseudogetreide Amaranth, Quinoa, Buchweizen, Lupine, Hanf.
- Essenspausen ohne Snacks einhalten und gelegentlich ärztlich kontrolliert fasten. Bei Insulinresistenz Leberfasten nach Dr. Worm und Hafertage einlegen; Rezepte dafür finden sich im Internet.
- Selten bis nie Alkohol, Rotwein ab und zu ist ganz okay (zwei

bis drei Gläser pro Woche); nicht rauchen, das erhöht das Risiko für Sekundärerkrankungen.
- Die Aminosäure Arginin soll Diabetes vorbeugen, ebenso wie Kaffee (dazu 4–5 Tassen Kaffee am Tag).

Lunge: Atemlos

Als Medizinstudentin war ich fasziniert und manchmal auch erschrocken über die teils albernen, beschönigenden oder gar despektierlichen Begriffe, die Mediziner für bestimmte Krankheitssymptome auswählten. So war ich beeindruckt, als ich zum ersten Mal bei einer Visite auf der Lungenstation einen »Pink Puffer« (Rosa Keucher) zu sehen bekam und im Nachbarbett einen »Blue Bloater« (Blauer Aufgedunsener).

Der Pink Puffer war schlank, klapprig, hatte trockenen Reizhusten, Atemnot, atmete schnell und presste beim Ausatmen die Lippen zusammen, damit die Bronchien durch den Gegendruck beim Ausatmen nicht kollabierten. Pink Puffer hatte ein *Lungenemphysem,* eine chronische Überblähung der kleinen Bronchien und vor allem der Lungenbläschen. Diese Veränderungen sind nicht reversibel. Der Sauerstoffgehalt im Blut vermindert sich mit fortschreitender Erkrankung immer mehr, die Betroffenen benötigen häufig ein Sauerstoffgerät, einen O_2-Konzentrator. Neben dem wichtigsten Atemmuskel, dem Zwerchfell, aktivieren die Betroffenen die Atemhilfsmuskulatur, das sind einige Muskeln im Hals- und Brustbereich, verstärkt auch die Zwischenrippenmuskeln und die Bauchmuskulatur. Zur Rekrutierung dieser Hilfsmuskulatur nehmen die Betroffenen den »Kutschersitz« ein. Hierbei werden die Arme auf die Beine aufgestützt und tragen so das Gewicht des Schultergürtels. So kann die Atemhilfsmuskulatur besser den Brustkorb aufdehnen und zur sonst überwiegend vom Zwerchfell geleisteten Atemarbeit beitragen. Diese Sitzhaltung bringt nicht nur Erleichterung bei Atemnot, sie verbessert auch das Abhusten von *Sputum,* einer Mischung von Schleim und Speichel.

Bei seinem Bettnachbarn, dem Blue Bloater, stand die Verengung der Atemwege im Vordergrund, weniger das Lungenemphysem. Er war übergewichtig und hatte eine bläuliche Gesichtsfarbe. Blue Bloater haben zu viel Kohlendioxid im Blut, da dieses wegen der verminderten Atemleistung nicht genug abgeatmet wird. Auch der Blue Bloater leidet an Sauerstoffmangel, verspürt diesen aber deutlich weniger als der Pink Puffer, weil er in der Lage ist, in Reaktion auf den Sauerstoffmangel mehr rote Blutzellen zu bilden. Diese erhöhen die Transportkapazität für Sauerstoff. Im Gegensatz zum Pink Puffer haben sie einen sogenannten produktiven Husten – also einen mit Auswurf – und neigen vor allem in der kalten Jahreszeit zu Infekten der unteren Atemwege. Klassischerweise leidet der Blue Bloater auch unter einem Schlafapnoe-Syndrom mit vielen nächtlichen Atemaussetzern. Dazu mehr in Kapitel 17.

COPD

Beide Patienten litten an einer Variante der *Chronisch Obstruktiven Lungenerkrankung* (COPD), bei der die Atemwege verengt und entzündet sind. Sie tritt meist in der zweiten Lebenshälfte auf, ist unheilbar und kann sich auch trotz Behandlung verschlechtern, sodass sich die Lebenserwartung um fünf bis sieben Jahre verkürzen kann. Auch die Lebensqualität im Alltag ist stark eingeschränkt, selbst bei kleinen körperlichen Belastungen oder auch »beim Nichtstun« kommt es zu Atemnot, manchmal mit Erstickungsangst. Betroffene erhalten atemwegserweiternde, antientzündliche Inhalations- und Tablettentherapien, Sauerstoff und Lungensport. Bei beiden Varianten der COPD kann es im Verlauf der Erkrankung zu einer Mehrbelastung des Herzens kommen, die Wassereinlagerung in den Knöcheln ist häufig ein erstes Anzeichen. In den Industrieländern sterben etwa 10 Prozent der Menschen an einer Lungenkrankheit. Die drei häufigsten Ursachen sind das Lungenkarzinom (40 Prozent), die COPD (25 Prozent) oder eine Lungenentzündung (20 Prozent). Für viele Lungenerkrankungen ist ein chronischer Husten das Hauptsymptom. Deshalb sollte er ab einer Dauer von vier Wochen immer ärztlich abgeklärt werden.

Hartnäckiger Husten muss aber nicht immer gleich auf eine schwerwiegende Erkrankung der Lunge zurückzuführen sein: Eine häufige und relativ harmlose Ursache von Husten ist der *Post nasale Drip*. Wenn die Reinigungsfunktion der Nasennebenhöhlen-Schleimhaut durch kleine Flimmerhärchen nicht mehr so gut funktioniert, läuft Schleim an der Rachenhinterwand in den tieferen Schlund (nicht in die Lunge!!) und muss ständig weggeräuspert oder abgehustet werden. Dieses Dröppeln ist leider nicht gut zu behandeln und für die Betroffenen (und ihr Umfeld) teilweise extrem störend. Manchmal hilft über drei Monate zweimal am Tag gegebenes kortisonhaltiges Nasenspray.

Auch *Asthma bronchiale*, der Rückfluss von Magensäure *(Reflux)* im Liegen und viele Medikamente können einen chronischen Husten auslösen, vor allem Blutdrucksenker (ACE-Hemmer). Eine Herzschwäche (Herzinsuffizienz) kann durch den Rückstau von Blut in die Lunge ebenso Husten auslösen wie Lungenkrebs. Besonders schwer zu diagnostizieren und zu behandeln ist psychogener Husten, da hier keine organische Ursache gefunden werden kann. Sie sehen also schon, die Sache mit dem Husten ist nicht ganz einfach …

Wenn er mit einer Lungenfunktionsstörung zusammenhängt, ist deren Ursache zu 90 Prozent durch eine Verengung der Atemwege bedingt. Die liegt bei jedem dritten Raucher über vierzig vor, wird aber häufig zu spät diagnostiziert und behandelt. Die COPD betrifft circa 13 Prozent der Bevölkerung in Deutschland und tritt in der Regel erst Ü40 auf. Es gibt eine hohe Dunkelziffer, und der Frauenanteil steigt mit dem Anteil der Raucherinnen. COPD belegt nach Herzinfarkt und Schlaganfall aktuell Platz drei der Todesursachenstatistik. Neben Rauchen, einer starken Luftverschmutzung oder Staubbelastung am Arbeitsplatz, Rauch durch offenes Feuer, häufigen Infekten, Atemwegsinfekten in der Kindheit und Jugend sowie einem niedrigen Geburtsgewicht können eine COPD/ein Lungenemphysem selten auch aus genetischen Gründen auftreten; hier liegt ein alpha1-Antitrypsinmangel vor. Auch die häufigste genetische Erkrankung, die *Mukoviszidose,* führt neben der Produktion von zähem, klebrigem Schleim im Verlauf der Erkrankung zu einer COPD. Das Altern macht die Lage wie immer nicht gerade besser …

Die Lunge ist unser Austauschplatz für Atemgase: Aufnahme von Sauerstoff aus der Luft und Abgabe von CO_2 aus dem Körper. Die Luft gelangt über die Luftröhre in die zwei Hauptbronchien und weiter in die beiden Lungenflügel. Die Bronchien werden immer kleiner, verzweigen sich immer weiter und münden dann in den 300 Millionen Lungenbläschen *(Alveolen),* dem Ort des Gasaustausches. Sie bilden eine Gesamtoberfläche von 140 m^2! In der Wand der Alveolen liegen unzählige Kapillaren, die O_2 und CO_2 transportieren. Die Luft wird hier durch Fresszellen von Staub, Keimen und abgestorbenen Zellen befreit. Die Reinigung der Atemwege erfolgt zugleich über einen Schleimfilm, der über kleine Flimmerhärchen wie bei einem Weizenfeld im Wind nach oben Richtung Ausgang schlägt und den Dreck mitreißt. Bei Rauchern ist diese Müllabfuhr lahmgelegt und verkümmert. Feinstaub ist ebenfalls ein schlimmes Gift (nicht nur) für die Atemwege. In Ruhe atmen wir pro Minute 10 bis 15 Mal ein und aus und benötigen dafür sechs bis neun Liter Luft. Beim Sport sind es bis zu 170 Liter pro Minute.

Ein jugendlich beweglicher, nicht verknöcherter Brustkorb ist für die Blasebalg-Funktion der Lunge äußerst hilfreich, um sich richtig zu entfalten und Unterdruck aufzubauen, damit die Atemmuskulatur am Rumpf und das Zwerchfell optimale Ergebnisse erzielen können. Dadurch wird übrigens nicht nur Atemluft eingesaugt, sondern auch der Blutkreislauf in Schuss gehalten, da der Unterdruck im Brustkorb das Blut in Richtung Herz saugt.

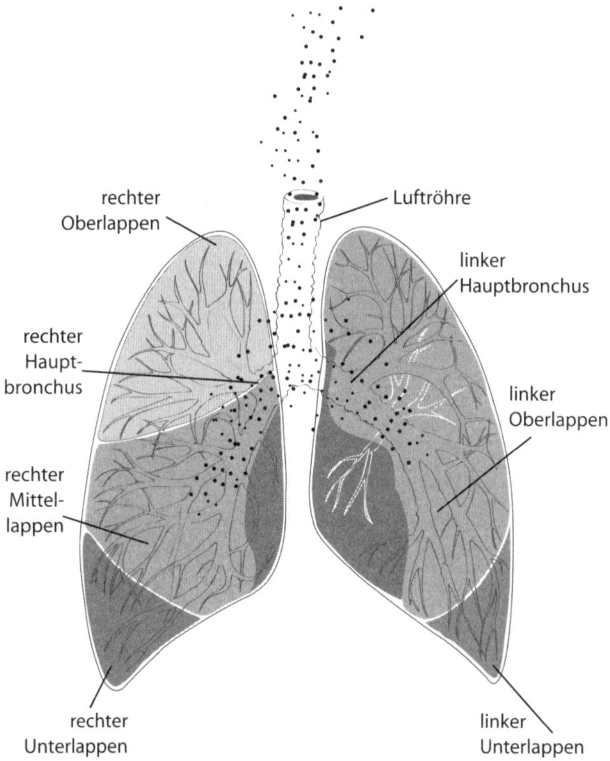

Aufbau der Lunge

Im Alter ist die Lunge weniger elastisch, und auch die Beweglichkeit des knöchernen Brustkorbs *(Thorax)* nimmt deutlich ab. Dadurch reduziert sich die Vitalkapazität, also das Lungenvolumen zwischen maximaler Einatmung und Ausatmung. Die Menge an Luft, die man nicht mehr ausatmen kann *(Residualvolumen)* nimmt ebenso zu wie der Atemwegswiderstand. Bei einem 25-Jährigen beträgt das maximale Atemzeitvolumen im Schnitt 165 l/min und sinkt auf mickrige 75 l/min bei einem 85-Jährigen ab, ebenso wie die maximale Sauerstoffaufnahme. Zusätzlich ist das Immunsystem weniger in der Lage, Infekte zu bekämpfen. Daher ist z.B. COVID-19 für ältere Menschen häufiger gefährlich als für jüngere. Wegen der Infektanfälligkeit fängt man sich auch gern eine bakterielle Lungenentzündung durch Pneumokokken ein, weshalb eine Impfung angeraten ist.

Lungenkrebs

Auch der Lungenkrebs ist wie viele andere Krebsarten ein typischer Alterskrebs und die Folge von Zellalterung, zunehmenden Zellmutationen und reduzierter Reparaturfähigkeit unseres Immunsystems. Die häufigste krebsauslösende Ursache ist und bleibt aber das Rauchen. Je mehr ein Mensch geraucht hat und je früher mit dem Rauchen begonnen wurde, umso höher ist das Krebsrisiko. Rauchen macht nicht nur Lungenkrebs, sondern ist auch bei vielen anderen Krebsarten die Hauptursache.

Das Risiko wird in »Packungsjahren« angegeben: Die Zahl der täglich gerauchten Packungen wird mit den Raucherjahren multipliziert. Vierzig Packungsjahre bedeuten ein etwa zehnfach erhöhtes Krebsrisiko, bis zu dreißigfach erhöht ist das Risiko bei einem Rauchbeginn in jugendlichem Alter. Wenn dann auch noch andere Faktoren hinzukommen, wie die Genetik oder Schadstoffbelastungen (Feinstaub, Dieselruß, Belastungen am Arbeitsplatz in der Industrie), steigt die Gefahr noch weiter an.

Lungenkrebs ist die häufigste Krebstodesursache bei Männern, bei Frauen steht er auf Platz zwei nach Brustkrebs. Der Häufigkeitsgipfel liegt bei 55 bis 60 Jahren, 5 Prozent der Patienten sind jünger als vierzig. Die Lunge hat ein paar Möglichkeiten zu regenerieren, manchmal schlägt die Reparatur aber fehl, und sie vernarbt. Hier hofft man auf Stammzelltherapie. Was jedenfalls immer ein guter Tipp ist – mit dem Rauchen aufhören und die Feinstaubbelastung reduzieren. Damit kann man definitiv was wuppen.

Tipps für luftige Lungen

- Sollten Sie an einer Pollenallergie leiden, lassen Sie diese behandeln, sonst besteht das Risiko des Etagenwechsels und der Ausbildung eines *allergischen Asthmas*. Ein allergisches Asthma geht mit einer speziellen Entzündungszellart in der Schleimhaut einher, die bei leichteren Erkrankungsformen noch gut behandelbar ist.
- Machen Sie einen Bogen um Zigaretten und meiden Sie Feinstaub. Also nicht unbedingt an der Hauptstraße joggen gehen …
- Einigen Untersuchungen zufolge fördern auch die Emissionen von Kopierern und Druckern Entzündungen und epigenetische Veränderungen in den Atemwegen. Zur Sicherheit kann man zu Hause und bei der Arbeit Filter nutzen, die man auf die Abluftschlitze der Geräte kleben kann.
- Tragen Sie Atemschutzmasken, wenn Sie einen Beruf ausüben, bei dem mit atemwegsschädigenden Substanzen hantiert wird.
- Treiben Sie Sport, um die Atemmuskulatur und das Herz-Kreislauf-System zu stärken.
- Das Probiotikum E. coli Stamm Nissle 1917 hat einen das Immunsystem stärkenden, antientzündlichen Effekt auf die Atemwege. Da das Mikrobiom der Atemwege mit dem Darmmikrobiom in enger Verbindung steht, kann es also einmal mehr sinnvoll sein, ballaststoffreich und probiotisch zu essen!

Leber & Galle: Detoxexperten

Der Titan Prometheus aus der griechischen Mythologie wurde an einen Felsen geschmiedet, weil er den Göttern das Feuer entwendet und den Menschen gebracht hatte. Dafür sollte er bestraft werden: Ein Adler hackte ihm täglich einen Teil seiner Leber heraus, der aber wie von Geisterhand am nächsten Tag schon wieder nachgewachsen war.

Nicht alles an dieser Geschichte gehört ins Reich der Mythologie: Tatsächlich kann man bis zu 80 Prozent der Leber entfernen, und innerhalb von sechs Monaten wird sie sich komplett regenerieren und wieder auf die Ursprungsgröße anwachsen – sofern das übrige Lebergewebe gesund ist. Dass sie wachsen muss, merkt die Leber an einer verstärkten Durchblutung. Mit dieser Fähigkeit zur Erneuerung ist sie einzigartig unter den menschlichen Organen. Und natürlich hat dieses keilförmige Ding eine Menge komplexer Funktionen. In der Leber werden unter anderem Gerinnungsfaktoren in Abhängigkeit von Vitamin K1 gebildet. K-Vitamine werden mit der Nahrung zugeführt oder von der Darmflora gebildet (darüber aber nur geringfügig nutzbar) und ist ein fettlösliches Vitamin. Neugeborene erhalten Vitamin-K1-Tropfen, da sie sonst ein erhöhtes Blutungsrisiko haben. Vitamin K1 gewinnen wir aus Pflanzenkost, etwa Kohl und Spinat, Vitamin K2 aus Eiern, Fleisch, Milch und bakteriell fermentierten Lebensmitteln, wie Natto, Kimchi, Sauerkraut und Joghurt, und wird auch durch die Darmflora gebildet, ist darüber aber nur geringfügig nutzbar. Vitamin K2 benötigen wir auch für den Knochenstoffwechsel und als Gefäßschutz. Auch das Eiweiß Albumin wird in der Leber gebildet, Vitamin B12 und Eisen *(Ferritin)* werden hier gespeichert. Nachts versorgt sie uns mit Glucose, damit der Blutzuckerspiegel nicht zu sehr sinkt. Sie räumt schädliche Stoffe weg, die im Darm oder andernorts anfallen, indem sie diese in harmlose Nebenprodukte umwandelt. Ammoniak etwa wird hier entgiftet, denn wenn es sich anstaut, würde es das Gehirn vergiften und uns gaga machen. Und last but not least ist sie für die Gallenproduktion zuständig, die wir für die Verdauung brauchen. Dafür produzieren die Leber, der Dünndarm und weitere Gewebe Cholesterin, unser Cholesterinspiegel geht gut zur Hälfte auf deren Konto. Den Rest nehmen wir über die Nahrung auf.

Leber und Gallenblase befinden sich im rechten Oberbauch, gleich unterhalb der Rippen. Haben die Leberzellen Galle produziert, wird diese in das System der Gallengänge abgegeben. Die leiten die zähe, grünlich-gelbe Gallenflüssigkeit weiter in die Gal-

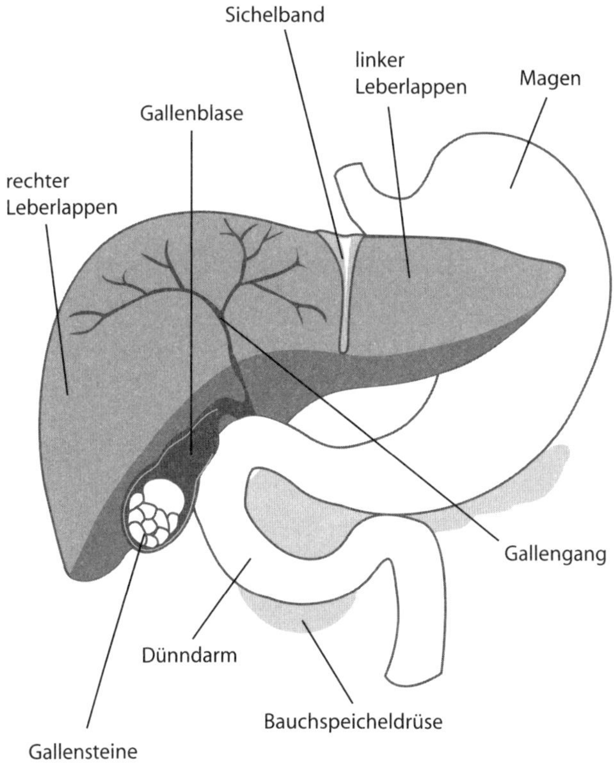

Leber & Galle

lenblase unterhalb der Leber, wo sie gespeichert wird. Knackpunkt ist, dass die Leber zwischen 700 und 800 Milliliter Galle pro Tag produziert, die Gallenblase aber nur 60 bis 70 Milliliter fasst. Deshalb fließt auch ein Großteil der Galle über den Gallengang in den Zwölffingerdarm, den ersten Abschnitt des Dünndarms. Zum Essen kommt dann noch die Galle aus dem Überschussreservoir Gallenblase hinzu, vor allem bei viel Fettgenuss. Man kann aber auch ohne Gallenblase leben, eben weil so viel Galle direkt Richtung Dünndarm düst.

Im Alterungsprozess verändert sich die Leber, das bedeutet aber nicht automatisch, dass die Leberwerte, die vom Hausarzt immer kontrolliert werden, ansteigen müssen. Unsere Leber kann eine ganze Menge ab! Schaut man bei einer Leberoperation zu, kann man den Unterschied zwischen alter und junger Leber sehen, die sich im Laufe des Lebens von hell- zu dunkelbraun verändert. Größe und Durchblutung nehmen ab – und damit die Regenerationsfähigkeit. Ebenso reduziert sich die Fähigkeit der Leber, Substanzen, wie etwa Alkohol oder Arzneimittel, zu entgiften. Daher müssen Arzneimitteldosen bei alten Menschen angepasst werden, damit es nicht zu unerwünschten Nebenwirkungen kommt. Die Gallenproduktion verändert sich, das Risiko für Gallensteine steigt. An diesen Klumpen aus Cholesterin und manchmal Bilirubin leiden 15 bis 20 Prozent der Bevölkerung. In 75 Prozent der Fälle verursachen sie keine Beschwerden und bleiben unbemerkt. Sie können allerdings schwere Schmerzattacken im Oberbauch rechts auslösen und auch in Rücken und rechte Schulter ausstrahlen. Möglich sind weiterhin Übelkeit, Erbrechen und Verdauungsstörungen aller Art. Gallensteine können Entzündungen oder Koliken hervorrufen, auf Wanderschaft gehen und zum Beispiel den Abfluss der Galle Richtung Darm blockieren. Dadurch kann es zu einem Rückstau kommen, mit Gelbsucht oder gefährlicher Bauchspeicheldrüsenentzündung. Die meisten Betroffenen, Ü60 ist es jeder(r) Zweite, kommen aber beschwerdefrei mit Gallensteinen zurecht. Im Ernstfall werden sie endoskopisch entfernt. Wenn sie bereits Koliken durch einen Verschluss ausgelöst haben, kann die Entfernung der Gallenblase ratsam sein. Aber selbst dann können sich die Steinchen immer noch bilden, und zwar überall dort, wo Galle jenseits der Gallenblase herumschwirrt.

Mediziner können sich hier wieder mal eine ziemlich uncharmante Faustregel merken, um die Risikofaktoren für Gallensteine immer parat zu haben – die 6 × F-Regel: female, fair, fat, forty, fertile, family. Mit anderen Worten, besonders beliebt bei Gallensteinen sind hellhäutige übergewichtige Frauen um die vierzig, noch fruchtbar und mit ebenfalls von Gallensteinen betroffenen Familienmitgliedern und damit einer genetischen Veranlagung.

Die Galle selbst besteht unter anderem aus Wasser, Schleimstoffen, Salzen der Gallensäuren, Lipiden, Cholesterin und dem gelbbraunen Gallenfarbstoff Bilirubin, einem Abbauprodukt des roten Blutfarbstoffs Hämoglobin. Kann die Gallenflüssigkeit nicht in den Darm gelangen, weil etwa ein Gallenstein oder ein Tumor der Gallenwege oder der Bauchspeicheldrüse den Gang blockiert, wird der Stuhl plötzlich hell wie Lehm. Die Gallenfarbstoffe gelangen also nicht mehr in den Stuhl, wo sie eigentlich bakteriell zum klassischen Kackbraun zersetzt werden sollen. Dann kann sich die Galle in die Leber zurückstauen, in die Blutbahn gelangen und Haut sowie Augen gelb machen *(Sklerenikterus)*. Im Darm sorgt die Galle für die Fettverdauung und dafür, dass überschüssiges Cholesterin, Hormone und Medikamente ausgeschieden werden.

Um festzustellen, wie es um die Leber bestellt ist, können die Leberenzyme im Blutbild bestimmt werden; daraus lässt sich dann das Ausmaß einer etwaigen Leberzellschädigung ableiten. Die häufigste Lebererkrankung in vielen westlichen Ländern ist die nichtalkoholische Fettlebererkrankung NAFLD *(Non-alcoholic fatty liver disease)*. 30 Prozent der erwachsenen Bevölkerung in den Industrienationen leiden darunter. Ein Viertel dieser Patienten entwickelt daraus die nichtalkoholische Fettleberentzündung NASH *(Non-alcoholic steatohepatitis)*. Die Ursachen sind in 90 Prozent der Fälle das metabolische Syndrom und Diabetes mellitus Typ 2: Es kommt zur Einlagerung von Fett in die Leberzellen. Bei einer schweren Fettleber sind zwei Drittel der Leberzellen betroffen. Die geschädigten Zellen nehmen Ballonform an und sterben dann ab. Entzündungen und ein bindegewebiger Umbau, wie etwa Vernarbungen, stellen sich ein. Ein ähnliches Bild von der Leber kann ein zu hoher Alkoholkonsum auslösen.

Die reine Fettleber hat an sich eine gute Prognose und kann über Veränderungen im Lebensstil und mithilfe diätetischer Maßnahmen verbessert oder geheilt werden. Ist allerdings schon eine Leberentzündung eingetreten, kann daraus eine Leberzirrhose entstehen. Sie hat wiederum ein erhöhtes Risiko für Leberzellkrebs.

Die alkoholische Fettlebererkrankung kommt ebenfalls häufig vor und betrifft 5 bis 10 Prozent der Bevölkerung Westeuropas. Ein Drittel aller Lebererkrankungen werden durch Alkoholkonsum ausgelöst! Relativ risikoarme Alkoholmengen pro Tag liegen im Schnitt für gesunde Männer bei 24 Gramm, für gesunde Frauen bei 12 Gramm reinem Alkohol. Das entspricht bei Männern etwas mehr als einem großen Glas Bier, bei Frauen einem Schoppen Wein von 0,125 Litern. Interessanterweise kann, wie schon an anderer Stelle berichtet, eine kleine Menge von alkoholischen Getränken das Risiko für Herzinfarkt und Schlaganfall vermindern. Um die Alkoholmenge in Gramm auszurechnen, braucht man folgende Angaben: Die Menge des Getränks in Milliliter, den Alkoholgehalt in Volumenprozent und das spezifische Alkoholgewicht (0,8g/cm^3). Mit folgender Formel kann man dann ausrechnen, was man da an reinem Alkohol gerade so trinkt. Bei einer Flasche Bier (330 ml, 4,8 Vol.-%) sieht das dann so aus:

$$330\,\text{ml} \times 4{,}8/100 \times 0{,}8 = 12{,}7\,\text{g Alkohol}$$

Na, dann prost – aber bitte in Maßen. Und gönnen Sie Ihrer Leber alkoholfreie Pausen, sonst wächst sie wirklich mit ihren Aufgaben. Mediziner sprechen bei einer solchen Vergrößerung von *Hepatomegalie*.

Tipps für Leber & Galle

- Übergewicht abbauen und metabolischem Syndrom vorbeugen. Eine ausgewogene Ernährung hilft bei der Regeneration der Leber. Weniger Zucker, Weißmehl, Fructose als Süßungsmittel und Alkohol.
- Stärken Sie Ihre Leber durch prä- und probiotische Lebensmittel und, daran wird aktuell geforscht, eventuell durch ausgewählte probiotische Nahrungsergänzungsmittel. Studien zeigen,

dass bakterielle Komponenten an Leberrezeptoren eine Wirkung entfalten können. Man kann so aber auch die Darmbarriere stärken und Toxine daran hindern, die Leber zu stressen.

- »Zwischen Leber und Milz passt immer ein Pils« ist falsch, siehe oben!
- Bewegen Sie sich ausreichend, denn jede verbrannte Kalorie muss dann nicht mehr in (Leber-)Fett umgewandelt werden.
- Haferkleie und und essenzielle Omega-3- und -6-Fettsäuren im optimalen Mengen-Verhältnis aus Fisch, Algenöl, Nüssen, Samen und kalt gepressten Ölen senken den Cholesterinspiegel und damit auch das Risiko für Gallensteine.
- Meiden Sie Transfette (gehärtete Fette, die oft in Fast Food stecken).

Magen: Gehätschelt & trotzdem sauer

Renate hatte Schmerzen in der Magengegend, also im linken Oberbauch; in einer Gesundheitssendung hatte sie gehört, dass das bei Frauen auch ein Anzeichen für einen Herzinfarkt sein könnte. Der Kardiologe gab Entwarnung: Glücklicherweise war das Herz tipptopp. Doch die Schmerzen blieben. Also unterzog sie sich einer Magenspiegelung: Speiseröhre, Magen und der Anfang des Dünndarms (Zwölffingerdarm). Renate trat mit leerem Magen an, zwei Stunden zuvor hatte sie noch mal etwas Wasser getrunken und bekam eine Dämmerspritze in die Vene. Außer einer leichten Schleimhautreizung zeigte sich auch hier nichts Dramatisches – kein Tumor, kein Magengeschwür. Die entnommene Biopsie brachte nicht mal das berüchtigte Bakterium *Helicobacter pylori* ans Licht, das man heutzutage mit Antibiotika behandelt, weil es ein erhöhtes Risiko für Magenkrebs mit sich bringt. Meistens ist man bereits seit der Kindheit mit dem Bakterium infiziert, manchmal erst im Verlauf des Lebens. Wenn sich, wie bei Renate, kein Grund für die Beschwerden finden lässt, spricht man gerne von Reizmagen, wovon

16 Prozent der sonst gesunden Bevölkerung betroffen sind; das wird in den psychosomatischen Formenkreis geschoben, hat demnach etwas mit Stress, Ärger oder Trauer zu tun, kurz damit, dass einem etwas auf den Magen schlägt.

Renates Magen war schlicht keine zwanzig mehr, so einfach war die Diagnose. Bis zu 40 Prozent der über Sechzigjährigen haben eine mickrige *(atrophische)* Magenschleimhaut und Entzündungen. Denn der Magen verändert sich bei der Reise durch das Leben!

Der Magen hat drei Hauptfunktionen. Er sondert die Verdauungsstoffe ab, er bewegt, mischt, zerkleinert und vermengt die Nahrung, und er produziert Hormone zur Selbstregulation. Außerdem sondert er Schleim ab, der ihn vor Attacken der Salzsäure schützt und davor, dass sich der Magen wegen der Säure quasi selbst verdaut. Die Verdauungssubstanzen werden jeweils in spezialisierten Zellen hergestellt: Salzsäure, mit einem pH-Wert von 1(!) fast so ätzend wie Batteriesäure, desinfiziert den Mageninhalt, schützt also vor Magen-Darm-Infekten und zersetzt Eiweiße, wie etwa rohes Fleisch. Wenn wir uns übergeben müssen, reizt diese Magensäure die Schleimhäute, führt zu Heiserkeit und kann – bei regelmäßigem Erbrechen wie etwa bei einer *Bulimie* – die Zähne zerstören.

Neben der Säure kommen auch Pepsinogen (Enzymvorstufe) für die Eiweißverdauung und Lipase (Enzym) für die Fettverdauung zum Einsatz. Der Intrinsic factor geht im Magen eine Verbindung mit Vitamin B12 ein und ist damit das Transport-Taxi für das Vitamin. Ist es nicht ausreichend im Angebot, wird zu wenig davon im Dünndarm aufgenommen. Weil Vitamin B12 aber für die Blutbildung wichtig ist, entwickelt sich so eine Blutarmut mit Blässe, Schwindel und Ermüdung; bei der Nerven- und Muskelfunktion entsteht ein sechsfach erhöhtes Risiko für Hirnatrophie mit Schlaf- und Gedächtnisstörungen, Depressionen, Psychosen, Halluzinationen. Patienten klagen außerdem über Missempfindungen, Lähmungen und Gangunsicherheit. Vitamin B12 ist auch wichtig für gesunde Schleimhäute: Ein Mangel macht Zungenbrennen und Mundschleimhautentzündung und kann nebenbei noch den Homocysteinspiegel erhöhen (Herz-Kreislauf-Risikomarker). Wir brauchen es auch für die Mitochondrien. Der Blutspiegel sollte also mal bestimmt werden. Therapeutisch gleicht man den Mangel mit hoch dosiertem Vitamin B12 aus. Kommt es aber nicht im Blut an, weil der Intrinsic factor fehlt (manche haben eine unbemerkte Magenschleimhautentzündung als Ursache), dann kann es fix gespritzt werden. Im Alter kann das durchaus nötig sein.

Mit den Jahren kommt es im Magen zu Veränderungen. Die Dehnungsfähigkeit vermindert sich, und auch die Entleerung geht langsamer vonstatten: Man ist schneller und länger satt und verträgt kleine Portionen besser als große. Der »Seniorenteller« im Restaurant ergibt also durchaus Sinn. Auch der Darm verlangsamt seine Peristaltik, also die Fähigkeit, sich in Wellenbewegungen zusammenzuziehen, wodurch der Stuhl in Richtung Ausgang bugsiert wird.

Tipps für einen munteren Magen

- Um den Vitamin-B12-Spiegel genau im Blut abzuschätzen, sollte neben Vitamin B12 auch Holo-CT abgenommen werden, was der aktiven Form des Vitamin-B12-Werts entspricht.
- Magenpflege gelingt mit Stressabbau und Ruhe beim Essen.
- Die Magenschleimhaut kann man mit Hafer und Papaya schützen und pflegen.
- Verzichten Sie auf Rauchen, Cola und Filterkaffee! Da die Kaffeesäuren beim Espresso besser eliminiert werden, vertragen Magenempfindliche ihn oft besser.
- Joggen, Pilates und andere das Zwerchfell trainierende Sportarten verengen den Mageneingang und verhindern, dass Magensaft in die Speiseröhre hinauffließt und dort Reizungen und sogar Husten auslösen kann, wenn er in die Lunge fließt.
- Bei Reflux, also aufsteigender Magensäure, etwas aufrechter schlafen, eventuell ein zweites Kissen unterlegen.

Darm: Mitunter gereizter Global Player

Der Magen-Darm-Trakt, der den größten Teil unseres Verdauungssystems ausmacht, durchläuft auf seiner Lebensreise immer mal wieder missliche Momente. Er leidet durch Erlahmung, zu wenig Flüssigkeitszufuhr oder Bewegungsmangel an Verstopfung. Es kommt aber auch zu Durchfällen, etwa durch eine sich ändernde Darmflora. Er kann sich schmerzhaft aufblähen und Gase entwickeln, deren unvermittelter Abgang zu peinlichen Momenten führen kann. Und ab und zu meldet sich der Reizdarm.

Wenn man mit einem Gastroenterologen befreundet ist, fragt man sich manchmal, wie es möglich ist, morgens zu ihm zur Darmspiegelung und abends miteinander unbeschwert in einem feinen Restaurant zum Essen zu gehen. Denkt er nicht dauernd daran, was er am Morgen da so ausgeleuchtet hat? Für die meisten ist der Darm nun einmal eher unappetitlich. Die Gastroenterologen hingegen lieben es, Schläuche von oben oder unten in Menschen hineinzuschieben. Ihnen scheinen die geruchlichen Aspekte nichts auszumachen. Ja sie behaupten sogar, da rieche gar nichts. Sie sind entzückt, wenn sie die Fältelungen der rosa Darmschleimhaut sehen, wenn sie dort Knubbel finden, sie entfernen und damit Menschenleben retten können. Sie sind happy über die vielen »Arschlöcher«, die sie gesund machen können – mehr brauchen sie nicht zum Glücklichsein. Durch ihren Schlauch betrachten sie bei der *Gastroskopie* von oben den Magen und den Beginn des Dünndarms, tiefer geht nicht. Bei der *Koloskopie* beleuchten sie dann den Übergang vom Dünndarm (fünf bis sechs Meter) in den Dickdarm (1,5 Meter), der wie ein umgekehrtes eckiges Hufeisen im Bauch liegt und über Rektum und Anus seinen Ausgang nimmt.

Der Dünndarm hat drei Abschnitte: Zwölffingerdarm *(Duodenum)*, Leerdarm *(Jejunum)*, Krummdarm *(Ileum)*. Sie vermischen die Nahrung mit Verdauungsenzymen, die zerlegen Fett, Eiweiß und Kohlenhydrate in kleinste Bestandteile, lösen diese Nährstoffe heraus und nehmen sie auf. Der Dickdarm entzieht dem ankom-

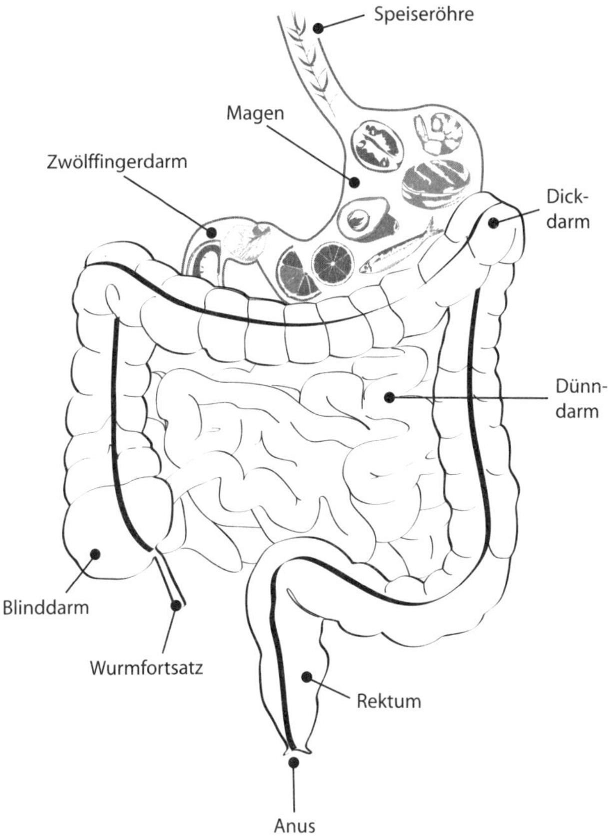

Magen-Darm-Trakt

menden Stuhl Wasser und Mineralien und formt ihn zur bekannten Wurst. Er hat einen deutlichen Tag-Nacht-Rhythmus und ist ein Zwangscharakter. Vormittags mag er aufs Klo, nachts will er seine Ruhe.

Reizdarm, Divertikel & Polypen

Wer sich mit dem Darm beschäftigt, interessiert sich wirklich für das Innerste eines Menschen. Denn viele leiden unter Magen-Darm-Beschwerden, davon sage und schreibe die Hälfte an einem Reizdarm, der im Bereich »Störung der Darm-Hirn-Achse« angesiedelt wird: Die Ursachen können Veranlagung, überempfindliche Darmnerven und Störungen in der Darmmuskulatur, psychische Faktoren wie Stress und Ärger, aber auch Darminfektionen oder eine COVID-19-Infektion sein, wenn die eine empfindliche Verschiebung der Darmflora nach sich zieht. Typischerweise tritt der Reizdarm mit Bauchschmerzen und Druckgefühl auf, akustisch eindrucksvoll begleitet von Darmgeräuschen, Blähungen, Durchfall oder Verstopfung. Glücklicherweise, und auch ein wichtiger Indikator, melden sich die Beschwerden nie nachts! Der Reizdarm kann in jedem Alter auftreten und trifft vermehrt Frauen. Bevor die Diagnose gestellt wird, werden mögliche organische Ursachen, Entzündungen oder Intoleranzen überprüft, die zu ähnlichen Symptomen führen können. Die Behandlung sollte individuell abgestimmt sein, denn was bei dem einen zu Besserung führt, sorgt beim anderen zu einer Verschlechterung. Schwerpunkte sind Ernährung mit Verbesserung der Darmflora, aber auch psychotherapeutische Verfahren und Stressmanagement.

Andere Probleme sind tatsächlich Teil des Alterungsprozesses: Klassischerweise entwickeln über 50 Prozent der über Siebzigjährigen *Divertikel* im Darm, also Ausstülpungen der Darmwand, in denen sich Stuhl ablagern kann. Die Divertikel können ohne Symptome bleiben, sich aber auch schwer entzünden *(Divertikulitis)* und den Darm durchbrechen. Dabei stülpt sich die Schleimhaut durch Lücken der muskulären Darmwand, oder alle Darmwandschichten sacken aus. Dies passiert bei hohem Druck im Darminneren, bei einer Neigung zu Blähungen und Verstopfung und natürlich durch das loser werdende Bindegewebe im Alter.

Das Gegenteil von Divertikeln sind *Polypen,* Schleimhautvorwölbungen, die nach innen in den Darm hineinragen und optisch ein wenig an Pilze erinnern: mit Stiel und rundlicher Kappe. Es gibt verschiedene Größen und Arten, manche davon eher harmlos. 70 Prozent der Polypen aber gehören zu den *Adenomen:* Aus ihnen kann mit relativ hoher Wahrscheinlichkeit im Verlauf von bis zu zehn Jahren ein Karzinom entstehen. Deshalb sind endoskopische Spiegelungen so wichtig für die Früherkennung! Wird ein Polyp entdeckt, kann er gleich mit einer Zange oder Schlinge entfernt werden, womit die Gefahr der Entartung gebannt ist, während Sie noch in einem leichten Schlummerschlaf sind und davon gar nichts mitbekommen. Damit wird die Untersuchung von der reinen Früherkennung zu einer aktiven Vorsorgemaßnahme – all in one!

Auch Polypen nehmen Ü60 deutlich zu und treffen rund 30 Prozent der Menschen. Weil sie immer wieder auftreten können, sollten Betroffene regelmäßig je nach Risiko alle drei bis fünf Jahre (manchmal noch kurzfristiger) und nicht Betroffene spätestens alle zehn Jahre zur Darmspiegelung gehen. Das Trinken des Abführmittels (mittlerweile geschmacklich verbessert) ist eine erträgliche Angelegenheit, das Abführen gleicht Wasserlassen und ist weniger eklig, als man denkt. Bei der Spiegelung kann man sich eine angenehme Schlafspritze geben lassen, und danach gibt es Kekse und Cappuccino.

Darmkrebs(-vorsorge!)

Deutschland ist in Europa das Land, dessen Bevölkerung am stärksten von Darmkrebs betroffen ist: Siebzig von 100 000 Menschen pro Jahr erkranken daran, es ist die zweithäufigste krebsbedingte Todesursache bei Männern nach dem Lungenkarzinom. Bei Frauen liegt Darmkrebs auf Platz drei nach dem Brustkrebs und dem Lungenkarzinom. 90 Prozent der Darmkrebserkrankungen treten nach dem fünfzigsten Lebensjahr auf, gelegentlich aber auch schon vor Erreichen des vierzigsten. Hat man davon betroffene Verwandte ersten Grades, ist das Risiko deutlich gesteigert. Hier sollten Frauen nicht erst ab 55 und Männer ab fünfzig mit turnusmäßigen Darmspiegelungen beginnen, sondern deutlich früher. Grober Richtwert: Wenn bei Ihren Eltern Darmkrebs zum Beispiel im Alter von fünfzig Jahren festgestellt wurde, sollten Sie mit vierzig mit entsprechenden Vorsorgeuntersuchungen beginnen. Bald wird das empfohlene Vorsorgealter voraussichtlich jeweils um fünf Jahre herabgesetzt – wegen zunehmend jüngerer Betroffener.

Neben genetischen Faktoren (10 Prozent) sind die weiteren Risikofaktoren für Darmerkrankungen mal wieder in unserem Lifestyle zu finden: in ballaststoffarmer, fettreicher und fleischreicher Kost, besonders mit rotem Fleisch, in hohem Alkoholkonsum und wenig Obst und Gemüse. Wichtig wären dagegen eine fett- und fleischarme, gemüsereiche (mediterrane) Kost, Getreide und Ballaststoffe. Auch Übergewicht und Rauchen, wenig Bewegung und unzureichende Flüssigkeitszufuhr bleiben im Darm nicht ohne Folgen. Darmkrebs kann zudem durch chronisch entzündliche Darmerkrankungen und Diabetes mellitus Typ 2 begünstigt werden.

Sollten Sie unter ausgeleierten Hämorrhoiden leiden und Blut auf dem Klopapier haben, lassen Sie dennoch mal einen Blick in den Darm werfen, denn die Hälfte aller Karzinompatienten hat gleichzeitig auch ein Hämorrhoidalleiden, also erweiterte Blutgefäße innerhalb des Darmschlauchs, die von innen für den Feinverschluss des Schließmuskels sorgen sollen.

Jede plötzliche Änderung der Stuhlgewohnheiten ab vierzig Jahren ist verdächtig und muss abgeklärt werden. Das Symptom des »falschen Freundes« – also ein Pups mit Stuhlabgang – oder auch üble Gerüche der Winde sind Alarmzeichen; die Ursache für den schlaffen Schließmuskel kann ein gewachsener Tumor sein. Weitere Warnsignale sind Müdigkeit, Leistungsminderung, Blutarmut, Schmerzen oder Verhärtungen im Bauch. Der gängige Test auf Blut im Stuhl kann eine Koloskopie zum Ausschluss eines Krebses auf keinen Fall ersetzen. Durch Austasten des Anus können erfahrene Ärztinnen und Ärzte rund 10 Prozent aller Karzinome diagnostizieren. 60 Prozent sind durch eine Spiegelung des Enddarms fassbar, der Rest nur durch eine komplette Darmspiegelung. Die Gefahr, den Darm im Zuge einer Spiegelung zu verletzen oder gar zu durchstoßen, liegt bei minimalen ein bis zwei Promille.

Mikrobiom & Darm-Haut-Achse

Das Mikrobiom in unserem Darm ist ein faszinierender Kosmos. In ihm tummeln sich viele gesundheitsfördernde Bakterien, die den Darm gegen unverdaute Nahrung, gegen Toxine oder andere Fremdstoffe verteidigen. Sind sie unterrepräsentiert, kann das zu einem löchrigen Darm führen, dem bereits erwähnten Leaky-Gut-Syndrom. Hier fehlt etwa der Schleimfresser *Akkermansia muciniphila,* der für die Regeneration der schützenden Schleimschicht durch die Darmzellen benötigt wird. Oft mangelt es auch am *Faecalibacterium prausnitzii*, einem entzündungshemmenden und die Zell-Barriereschicht abdichtenden Bakterium. Außerdem produziert es Buttersäure, die den Dickdarmzellen als Energielieferant dient. Besteht ein Mangel, kann sich neben der stillen Entzündung ein erhöhtes Darmkrebsrisiko einstellen. Auch Allergien haben dann grünes Licht.

Was unsere Darmflora angeht, können wir uns manches Eigentor schießen: durch zu wenig Ballaststoffe, zu häufigen Gebrauch von Antibiotika oder anderen Arzneimitteln, Schlafmangel, Stress oder durch ein Zuviel an mikrowellenerwärmtem Fertigfutter. »Ist die Flora aus dem Lot, merken wir's an unserem Kot«, lautet ein treffender Sinnspruch. Tatsächlich dienen die rund sieben Meter Darmschlauch nicht nur der Produktion von Ausscheidungen. Wir haben es hier mit einem wahren Jungbrunnen zu tun, von zentraler Bedeutung für Gesundheit, Krankheitsanfälligkeit und Lebensspanne.

Epidemiologen haben errechnet, dass wir unser Dasein bei gesunder Lebensweise um Jahre verlängern können! Im wissenschaftlichen Fokus steht daher alles, was wir selbst in der Hand haben: Bewegung, Sport, Schlaf, Psyche und ganz besonders die Ernährung. Über Pflanzenkost nehmen wir neben den bereits beschriebenen Mikronährstoffen Ballaststoffe und lebendige Bakterien zu uns, zudem viele bunte Pflanzenfarben und Bitterstoffe. Während faserige Ballaststoffe dem Stuhl die Form geben und als Dampframme den Stuhlgang erleichtern, sind lösliche Ballaststoffe das Futter oder der Dünger für die gesundheitsförderlichen Bakterien im Darm. Lebendige »probiotisch« wirkende Bakterien im Essen sind Nachschub für eine reichhaltige Darmflora.

Das Mikrobiom war lange ein Forschungsthema, das der Wissenschaft allenfalls gemäßigtes Interesse entlocken konnte. Im Laufe der letzten Jahre hat es aber eine Art Kultstatus erreicht und damit auch das Körperorgan, das seine Existenz bislang im Halbdunkel des Souterrains, am Ende unseres Verdauungstraktes, gefristet hat, ins Licht des wissenschaftlichen Interesses geholt: unseren Darm.

Im Grunde bezeichnet der Begriff Mikrobiom bzw. sein Plural Mikrobiota (zusammengesetzt aus gr. *mikrós* – klein – und *bios* – Leben) die Gesamtheit aller Mikroorganismen in der Erdkruste, den Gewässern und der Erdatmosphäre. Allein in menschlichen Därmen tummeln sich schon tausend verschiedene Organismen-Arten! Und jeder Mensch trägt dabei sein ganz individuelles Mikrobiom von 300 bis 500 Bakterienarten mit sich herum. Je höher diese Artenvielfalt, desto höher ist die Schutzwirkung für unsere Gesundheit und somit für Langlebigkeit. Auch Anti-Aging geht also über den Darm.

Anfangs meinte man noch, dass einzelne Spezialbakterien vor bestimmten Krankheiten schützen oder diese begünstigen könnten. Das erwies sich aber bald als zu simpel gedacht: Die Darmbewohner stehen nämlich auf vielfältige Weise untereinander und mit uns, ihrem Wirt, in Wechselwirkung. Sie sind keine Einzelkämpfer, sondern kooperierende Bakteriengruppen, von deren Teamwork wir profitieren können.

Um die genauen Effekte auf unser Leben besser zu verstehen, braucht es noch viele Jahre des Forschens, doch schon jetzt gibt es Erkenntnisse, was ein gesundes Mikrobiom ausmacht und welche therapeutischen Schlüsse man daraus ziehen kann: Unser Darmmikrobiom ist der wichtigste Regulator des Immunsystems, es sorgt für innere und äußere Balance und steht in regem Austausch mit Geweben und Organen. Sowohl Darm als auch Haut enthalten verschiedene Arten von Bakterien, Pilzen und Viren, die untereinander und mit dem Menschen eine Symbiose eingehen. Eine Störung dieses Gleichgewichts *(Dysbiose)* kann die Schutzbarrierefunktion der Haut und des Darms und auch der anderen Schleimhäute, etwa der Atemwege oder der Intimregion, beeinträchtigen.

Für einen gesunden Darm und damit einen gesunden Organismus wünschen wir uns »liebe« Bakteriengruppen, die für uns günstige Stoffwechselleistungen erbringen. Diese Darmbewohner helfen unseren Verdauungsenzymen, damit wir aus dem Speisebrei möglichst viele Nährstoffe gewinnen. Das Darmvolk bildet Fettsäuren zum Schutz der Darmzellen und produziert Botenstoffe und Vitamine (B1, B2, B6, B12, K2) und besetzt alle strategischen Punkte, um unerwünschte Darmbakterien fernzuhalten. Manche Bakterien regen die Schleimbildung an, andere gewinnen Phytoöstrogene aus der Nahrung, wieder andere unterstützen das Immunsystem, reduzieren Allergien und schützen nebenbei noch vor Osteoporose, Herz-Kreislauf-Erkrankungen und Entzündungen. Das Mikrobiom hält unsere Gehirnfunktionen am Laufen und spielt auch bei Übergewicht, Diabetes, Fettleber und dem Risiko für manche Krebserkrankungen eine Rolle.

Das Darmmikrobiom bringt gewichtige zwei Kilogramm auf die Waage! Die Anzahl von Bakterien im Dickdarm übersteigt leicht die Anzahl der Körperzellen im Verhältnis 1,3:1 und beträgt etwa 40 Billionen. Es unterscheidet sich in der Zusammensetzung vom Mikrobiom auf der Haut oder auf den Schleimhäuten und ist trotzdem ein Allrounder im menschlichen Körper. Über seine Stoffwechsel- und Immunaktivität kommuniziert es mit unserem gesamten Organismus und dient gleichzeitig als Bakteriennachschubstelle für Haut- und Schleimhaut: Beim Stuhlgang etwa kriechen einige der Viecher heraus, besiedeln andere Körperregionen und vermehren sich. So können Frauen ihre Scheidenflora mit Milchsäurebakterien stärken, indem sie sich nicht mehr nur ein Zäpfchen in die Vagina einführen, sondern die Bakterien vielmehr trinken – sie finden beim nächsten Stuhlgang zielsicher den Ort, wo sie für eine schlagkräftige Vaginalflora gebraucht werden.

Bevor die Wissenschaft zu der Erkenntnis gelangte, dass wir und unsere Mitbewohner eine Art Makroorganismus oder auch Ökosystem bilden, musste sie in einer Befreiungstat die bis dahin umfassend stigmatisierten Bakterien zu großen Teilen rehabilitieren: Während unsere Großeltern zu Wurzelbürste und Kernseife griffen, wenn es um Bakterien oder »Bazillen« ging, einfach weil beide Begriffe ausschließlich an Krankheitserreger denken ließen, wissen wir heute, wie wichtig Bakterien für unser Wohlbefinden, ja wie lebensnotwendig sie sind. Auf der Haut bestimmt das Mikrobiom netterweise auch, wie wir riechen, prägt also unseren individuellen Geruchsfingerabdruck und sorgt auch für unser erotisches Duftmarketing.

Wer wissen will, was sich in seinem persönlichen Mikrobiom so alles tummelt, kann eine Stuhlprobe an ein Speziallabor schicken und – allerdings gegen Gebühr, wenn nicht verordnet – einen genaueren Einblick erhalten. Unsere Gene entscheiden dabei mit, welche Bakterien sich bei uns besonders wohlfühlen. Den größeren Einfluss hat jedoch die Wahl der Nahrungsmittel, das hat man bei Zwillingsstudien herausgefunden. Gemüse, Nüsse, Saaten und mediterrane Kost generieren eine günstigere Darmflora als Fast Food mit süßen Limonaden, raffiniertem Getreide und verarbeitetem Fleisch. Das »ideale« Mikrobiom gibt es nicht, aber man kann am pH-Wert des Darminhaltes ablesen, wenn kein optimales Wohlfühlklima für die lieben Bakterien herrscht oder die Artenvielfalt eher an eine anfällige Monokultur erinnert als an einen robusten Mischwald.

Die Artenvielfalt ist äußerst wichtig und ein Indikator für Erkrankungen: Bei Menschen mit Übergewicht, Diabetes, Morbus Alzheimer, chronisch entzündlichen Darmerkrankungen, Darmkrebs oder Reizdarmsyndrom ist sie oft vermindert. Gleiches gilt für Patienten mit chronischem Müdigkeitssyndrom.

Alarm im Darm: Unverträglichkeiten

Wird die bakterielle Personaldecke dünner – etwa im höheren Lebensalter oder durch Antibiotikagaben, Infektionen, einseitige Ernährung oder Rauchen – und kann das Tagesgeschäft nicht mehr richtig wuppen, meldet unser Körper das durch verschiedenartige Beschwerden: Wir leiden plötzlich an Verstopfung, Blähungen oder Durchfall, Entzündungen und Gelenkbeschwerden, Schmerzen oder Übergewicht, Juckreiz, Pickeln, schuppender Haut und Rötungen. Manchmal stellen sich auch psychische Symptome ein. Was uns krank macht, ist der »westliche« Lebensstil. Nicht umsonst gibt es den Begriff »Zivilisationskrankheiten«. Es sind überwiegend Beschwerden, mit denen traditionell naturnah lebende Völker bislang eher wenig Probleme haben. Ihr Biom ist quasi authentischer, weil sie keine industriell hergestellten, mit allen möglichen Emulgatoren, Konservierungs- oder Geschmacksstoffen versetzten Lebensmittel durch ihren Verdauungstrakt leiten oder durch ihre Ernährung nicht mit Pestiziden in Kontakt kommen.

In unseren Breiten leiden etwa 70 Prozent der Bevölkerung unter einem divenhaften Darm, in der Mehrzahl übrigens Frauen. Das wird bislang damit erklärt, dass die in Phasen schwankenden weiblichen Hormone dem Verdauungsorgan auf unterschiedliche Weise Probleme bereiten. Sowohl Progesteron als auch Östrogen können für Verstopfung sorgen und so wie den Uterus auch den

Darm schmerzhaft melken. Für gewöhnlich klingen diese Beschwerden nach ein paar Tagen wieder ab. Geschieht das nicht, sollte der Arzt aufgesucht werden. Es besteht die Möglichkeit, dass die Probleme nicht im Darm liegen, sondern am Darm: Entzündungen, Polypen, Divertikel oder Tumore sollten ausgeschlossen werden. Auch Lebensmittelallergien und Nahrungsmittelunverträglichkeiten sind zu prüfen, ebenso das Vorkommen des Magenkeims Helicobacter pylori.

20 Prozent der Bevölkerung gehen davon aus, an einer Nahrungsmittelallergie zu leiden, Tendenz steigend. Wer heute ein Essen für Freunde veranstaltet, tut gut daran, vorher alle anzurufen, um zu recherchieren, wer an genau welcher Unverträglichkeit leidet. Je nach Zahl der Gäste wird die Länge der Liste die Varianten fürs Menüangebot stark ausdünnen. Unter uns: Klinisch nachgewiesen sind solche Allergien in Wahrheit nur bei 3 Prozent der Erwachsenen!

In Nordeuropa liegt die *Lactoseintoleranz* insgesamt bei 5 bis 15 Prozent, während sie in Afrika oder Ostasien in Teilen bei über 90 Prozent liegen kann. Der Grund ist genetisch bedingt: Bei uns hat sich durch die Milchviehhaltung eine Genmutation ereignet, die dazu führt, dass das Milchzucker abbauende Enzym Lactase nach der Stillzeit den Betrieb nicht wieder herunterfährt. Bei einer Intoleranz bzw. einem genetischen Stoppmechanismus für das Enzym gärt Milchzucker im Darm und sorgt für Bauchweh und Durchfall.

Eine *Fructoseintoleranz* ist nur äußerst selten genetisch bedingt und meistens Ausdruck einer schlappen Darmflora; oder man hat einfach zu viel Fructose aufgenommen – das können bereits zwei Glas Apfelsaft mit 35 bis 50 Gramm Fructose sein. Sie drängt dann in großer Menge unverarbeitet in den Dickdarm, zieht Wasser und wird von Bakterien vergoren. Für uns heißt das: Bauchweh, Blähungen und Durchfall. Haushaltszucker besteht übrigens zur Hälfte aus Fructose.

Ähnliche Beschwerden können Getreideprodukte hervorrufen.

Berüchtigt ist dabei die *Zöliakie,* eine Autoimmunerkrankung gegen das Klebereiweiß Gluten. Viel häufiger jedoch wird Weizen nicht vertragen, ohne dass eine Zöliakie vorliegt. Im modernen Hochleistungsweizen befindet sich auch eine erhöhte Konzentration eines natürlichen Pestizids Alpha Amylase-Trypsin-Inhibitor (ATI). Man schätzt diese »Biowaffe« als Trigger von Darmentzündungen und Autoimmunerkrankungen ein.

Getreide kam erst mit dem Sesshaftwerden des Menschen vor etwa 10000 Jahren auf den Speisezettel – zu wenig Zeit für die Evolution, sich ausreichend dafür zu wappnen. Zusätzlich dazu wird industriell produziertes Brot zu schnell verarbeitet und dann nicht gut vertragen, weil der Teig nicht ausreichend lang gehen durfte. Nur mit genügend Zeit werden die blähenden Kohlenhydrate durch gärende Milchsäurebakterien und Hefen abgebaut. Die Symptome können denen eines Reizdarms entsprechen. Dann ist es sinnvoll, Getreide zu reduzieren, vor allem Weizen. Hier lohnt es sich auf jeden Fall, die Darmschleimhaut zu regenerieren und sich zugleich um die Verbesserung der Darmflora zu bemühen, mit pro- und präbiotischer Nahrung oder Nahrungsergänzungsmitteln in Form von Pulvern, Kapseln oder Flüssigkeiten.

Die Darm-Hirn-Achse

Die Diagnostik bei Darmbeschwerden sollte immer umfassend sein. Allergietests, eine Ultraschalluntersuchung, Blut- und Stuhluntersuchungen und eine Magen-Darm-Spiegelung sind angeraten. Sollten die Untersuchungen zu keinem erkennbaren Befund führen, haben Sie mit hoher Wahrscheinlichkeit einen Reizdarm – genauer ausgedrückt, Darmbeschwerden ohne genaue organische Ursache. Diese lange belächelte und unter »Morbus Macke« eingeordnete Befindlichkeitsstörung wird durch Stress, psychische Belastungen, zu wenig Schlaf, mangelnde Bewegung, falsche Ernährung und Infektionen und Störungen des Darmnervensystems begünstigt, was wiederum mit einer Veränderung der Darmflora einhergeht.

Stress befeuert den Reizdarm, der wiederum oft von psychischen Beschwerden wie Depressionen oder Angststörungen begleitet wird. Es geht also in beide Richtungen, gleich einer Autobahn. Hirn und Darm sind über mehrere Wege miteinander verbunden: etwa über das vegetative und das Darm-Nervensystem und über Botenstoffe und Stoffwechselprodukte der Darmbakterien. Der Darm enthält gleich einem Darmhirn rund 100 Millionen Nervenzellen. Menschen mit entzündlichen Erkrankungen im Darm und einer Verschiebung der gesunden Darmflora tragen ein erhöhtes Risiko für die Entwicklung neurodegenerativer Erkrankungen wie Alzheimer-Demenz und Morbus Parkinson. Über die Darm-Hirn-Achse wird also nicht nur unser Appetit gesteuert, über diese Verbindung wirkt der Verdauungstrakt auch auf unsere Stimmungslage, an kognitiven und entzündlichen Prozessen sowie dem Altern insgesamt mit. Gibt es oben Probleme, kann man oft davon ausgehen, dass unten ebenfalls nicht alles eitel Freude und Sonnenschein ist – und umgekehrt. Das liegt daran, dass die Artenvielfalt des Mikrobioms im Laufe unseres Lebens zunächst zunimmt, sich dann aber reduziert, je älter ein Organismus ist. Außerdem beherbergt der alternde Körper mehr unerfreuliche Bakterien, wodurch die Balance in Schieflage gerät. Die Kommunikation zwischen Darmbewohnern und Mensch ist gestört, es werden Entzündungen und Krankheiten provoziert, und das Altern befeuert sich so selbst.

Zumal, wenn wir unseren steinzeitlichen Darm mit Nahrung bombardieren, die ihn auf Dauer ebenso stresst wie unser Lebensstil insgesamt. Aber gleichzeitig ist er doch alles in allem ein versöhnlich-verzeihendes Wesen, das uns dafür belohnt, wenn wir ihm etwas Gutes tun. Mit einem guten Bauchgefühl, das seine Wirkung auch in anderen Körperregionen entfaltet.

Darmpflege mit Prä- & Probiotika

Am einfachsten erreichen Sie dieses gute Bauchgefühl, indem Sie auf *prä- und probiotische Nahrungsmittel* setzen. Wenn man erlebt, wie auch schwerwiegende Darmprobleme (etwa chronisch entzündliche Darmerkrankungen), Neurodermitis, Pollenallergie, manche Migräne, sogar Nebenwirkungen einer Chemotherapie durch die Einnahme spezieller probiotischer Mischungen reduziert und wie Atemwegsinfektionen sogar schon bei Frühchen mit speziellen probiotischen Bakterien entgegengewirkt werden kann, steigert das die Faszination für diese neue, ganzheitlich wirksame und sehr gut verträgliche Möglichkeit zur Gesundheitsvorsorge bzw. als weitere Therapiesäule nur noch mehr. Wir können selbst wirksam werden, und zwar sofort.

Präbiotisch wirkende Ballaststoffe sorgen für eine Vermehrung der gesundheitsförderlichen Bakterien im Darm. Ihre »fermentierbaren Nahrungsfasern« dienen den Bakterien im Dickdarm als Futter, haben für den Menschen aber keine Kalorien. Sie sind in diversen Lebensmitteln enthalten und auch als Nahrungsergänzungsmittel auf dem Markt und wirken außerdem gegen Übergewicht und zu hohes Cholesterin. Präbiotische Lebensmittel sorgen dafür, dass sich vor allem Bifidobakterien in unserem Darm wohlfühlen. Krank machende Bakterienstämme wie Clostridien und bestimmte Arten von E. coli haben es dann schwerer, sich im Darm auszubreiten. Die ballaststoffreichen Bestandteile bestehen aus langkettigen Zuckerketten, einige sind wasserlöslich, andere nicht.

Fructo-Oligosaccharide (wasserlöslich); unverdauliche Mehrfachzucker, können bei manchen Blähungen verursachen	etwas unreife Bananen, Roggen, Hafer, Tomaten, Spargel, Knoblauch, Zwiebeln, Rote Beete, Rosenkohl, Brokkoli, Kohl, Bärlauch, Zuckererbsen, Wassermelone, helle Pfirsiche, Papaya, Cashewkerne
Galacto-Oligosaccharide (wasserlöslich); unverdauliche Mehrfachzucker	Milch und Muttermilch
Pektin (wasserlöslich)	in Früchten, besonders Äpfeln mit Schale
Inulin (wasserlöslich)	in Chicorée, Radicchio, Endivie, Topinambur, Pastinake, Schwarzwurzel, Artischocke, Lauch, Knoblauch, Weizen, Roggen, Bananen
Raffinose, Stachyose (wasserlöslich)	Bohnen (»jedes Böhnchen gibt ein Tönchen«), Linsen
Akazienfasern (wasserlöslich)	mit 80 Prozent besonders hoher Gehalt an löslichen Ballaststoffen und sehr blähungsarm
Resistente Stärke (wasserunlöslich, Energielieferant für Dickdarmbakterien)	in einmal erkalteten Kartoffeln (man kann sie dann auch problemlos wieder erwärmen), Reis und Nudeln, Brot, Getreideschrot, unreifen Bananen, Samen, Hülsenfrüchten
Beta Glucan	Hafer, Gerste, Algen, Pilze, Hefe

Zu den »Alleskönnern«, die sowohl löslicher wie unlöslicher Ballaststoff in einem sind, gehören **Flohsamenschalen:** Sie stammen aus einer Wegerich-Art, kommen häufig aus Indien und bestehen je zur Hälfte aus faserigen und löslichen Bestandteilen. Die faserigen formen den Stuhl, man kann besser aufs Klo, die löslichen wirken wie Dünger für gesundheitsförderliche Darmbakterien. Flohsamenschalen helfen bei Reizdarmsyndrom, Hämorrhoidalleiden, unterstützen bei der Gewichtsreduktion, lassen den Blutzucker langsamer ansteigen und reduzieren sogar erhöhte Cholesterinspiegel. Flohsamenschalen binden Gallensäuren im Darm, die dann ausgeschieden werden. Die Leber muss neue Gallensäuren herstellen und entzieht dazu dem Blut Cholesterin als Ausgangssubstanz. Die löslichen quellenden Ballaststoffe in den Flohsamenschalen werden im Darm fermentiert, und es entstehen kurzkettige Fettsäuren, die die Cholesterinsynthese in der Leber reduzieren und die Sättigungshormone beeinflussen.

Man kann täglich einen Esslöffel Flohsamenschalen mit ausreichend Flüssigkeit trinken, sie ins Müsli schütten, in jeden Teig einstreuen oder als Suppen-/Soßenbinder verwenden.

Leinsamen aus dem Flachs sind ebenfalls sehr gesund für Magen und Darm. Sie enthalten 27 Prozent Ballaststoffe. Die in der Schale befindlichen löslichen Ballast- oder »Schleimstoffe« können besonders gut wirken, wenn man die Saat schrotet. Das am besten selber tun, denn im Kontakt mit Luftsauerstoff wird die Saat (genau wie Leinöl) schnell ranzig (oder aber kleine Packungen kaufen, kühl und luftdicht verschlossen lagern und schnell verbrauchen). Die Schleimstoffe lindern Magen-Darm-Beschwerden und stärken das Mikrobiom; und weil die Saat auf das vier- bis achtfache Volumen aufquillt, sättigen Leinsamen und helfen dem Darm, den Stuhl glitschig und formvollendet zu halten.

Leinsamen wirken unterstützend bei Diabetes, erhöhten Blutfetten samt Herz-Kreislauf-Erkrankungen und Krebserkrankungen. Der hohe Fettgehalt von 43 Prozent spiegelt sich auch bei den Kalorien wider: 80 kcal kommen auf 1,5 EL. Allerdings wird nicht alles freigesetzt und vom Körper verwertet. Sie sind eine gute Eiweißquelle (ca. 3,3 g bei 1,5 EL). Außerdem enthalten sie die pflanzliche Omega-3-Fettsäure Alpha-Linolensäure, die zu 5 Prozent im Körper in die antientzündlichen Omega-3-Fettsäuren EPA und DHA umgewandelt wird. Ab damit ins Müsli, in den Smoothie, ins Brot, als Topping auf Joghurt oder Quark und in den Obstsalat. Achtung: Viele Leinsamen aus dem Supermarkt kommen häufig aus Kasachstan, Indien und Russland und können mit dem die Nieren schädigenden Schwermetall Cadmium belastet sein. Leinsamen aus der Apotheke sind auf Cadmium geprüft.

Vorsicht: Genau wie Bittermandeln und Aprikosenkerne enthalten Leinsamen natürlicherweise cyanogene Glycoside, die beim

Verzehr Blausäure freisetzen können. Blausäure kann schon in relativ geringen Mengen tödlich sein, wer sich aber an die Verzehrempfehlung von täglich etwa 1,5 Esslöffel hält, kann dies im Körper abbauen. Und: Beim Erhitzen verflüchtigt sich Blausäure.

Leinsamen enthalten Phytoöstrogene: Sie helfen gegen Haarausfall, bei Anti-Aging und sollen vor Brustkrebs schützen, sind allerdings bei hormonabhängigem Brustkrebs nicht mehr empfohlen.

Probiotisch wirkende Nahrungsmittel enthalten lebensfähige Mikroorganismen wie Milchsäurebakterien, Bifidobakterien und Hefen. Sie helfen dabei, die Schutzbarriere des Darms zu stärken und Krankheitserreger in Schach zu halten. Manche bilden auch kurzkettige Fettsäuren, die bei der Gesunderhaltung der Nervenzellen helfen. Es gibt sie in Kapsel- und flüssiger Form zu kaufen, aber sie sind z.B. auch enthalten in:

- ungespritztem Gemüse aus dem Garten, das ist natürlich besiedelt
- original griechischem Joghurt (nicht »griechischer Art«), bulgarischem Joghurt, Ayran, Kefir und Buttermilch
- in Eingemachtem und Fermentiertem wie frisches, unverarbeitetes Sauerkraut, Kimchi, (Mixed) Pickles und Natto (fermentierte Sojabohnen)
- in Brottrunk
- und in einem Fermentationsgetränk mit Effektiven Mikroorganismen der lang lebenden Menschen von der japanischen Insel Okinawa: es enthält 33 lebende Bakterien und Hefen sowie Enzyme, die gemeinsam im Rudel Zuckerrohrmelasse fermentiert haben. Auch hierzulande erhältlich.

Tipps für ein gutes Bauchgefühl, die auch bei Reizdarm helfen

- Gönnen Sie Ihrem Darm mal eine Pause: Reduzieren Sie Salz (Obergrenze 5 g/Tag), meiden Sie Cola und Tabak und verbannen Sie Zuchtweizen, Fast Food, Süßstoffe, Farbstoffe, Konservierungsmittel und pestizidbelastete Nahrung aus Ihrem Alltag! Sie alle sorgen für ein Abnehmen der Artenvielfalt.
- Pausieren Sie mit Filterkaffee. Wenn Sie ohne Koffein gar nicht in die Pötte oder auf den Pott kommen: Trinken Sie Espresso. Koffein kann den Darm in Schwung bringen, ist gesund für die Leber und hilft beim Schutz gegen Diabetes, aber es reizt vor allem in Form von Filterkaffee empfindliche Mägen und Därme durch Säuren und Gerbstoffe.
- Stärken Sie Ihr Mikrobiom mit prä- und probiotischen Nahrungsmitteln oder Nahrungsergänzungsmitteln (Präbiotika sind: Akazienfasern, Flohsamenschalen usw. Probiotika aus der Apotheke sind z.B. Lactobazillen, Bifidobakterien, E. coli Stamm Nissle 1917 und andere).
- Ausreichend Schlaf hat einen positiven Einfluss auf die Darmflora und umgekehrt.
- Zwei Liter Wasser oder (ungesüßter) Tee am Tag sorgen für guten Flutsch und Quellmöglichkeit der Schleimstoffe.
- Stressabbau: Überreizte Nerven und Stress haben einen negativen Einfluss auf das Mikrobiom.
- Kräutertees oder Zubereitungen können helfen: Kümmel, Kamille, Schwarztee, Fenchel, Pfefferminze, Ingwer, Melisse.
- Heilerde, Tannin-Gerbstoffkapseln, Papaya
- Bewegung hilft beim Vorwärtsrutschen des Darminhalts, der pH-Wert und die Stoffwechselleistung der Bakterien werden optimiert. Auch Magnesium verbessert die Aktivität von Nerven und Muskeln am Darmschlauch und erleichtert die Verdauungsbewegung. Sport reduziert Stress.

- Versuchen Sie mal die Aminosäure Tryptophan, die kann stimmungsaufhellend und im Darm verdauungsfördernd und schmerzlindernd wirken. Als Nahrungsergänzungsmittel 500 mg 1 bis 3 Mal/Tag einnehmen, bevorzugt abends. Steckt auch in Käse, Fisch, Fleisch, Eiern, Hülsenfrüchten, Getreide, Nüssen.
- Gehen Sie regelmäßig zur Darmspiegelung. Um die Organe des Bauches vollständig zu prüfen, wären eine Magenspiegelung, eine Darmspiegelung, ein Ultraschall oder MRT des Bauchs sinnvoll, außerdem Stuhl- und Blutchecks.
- Der Wirkstoff aus dem Aspirin (75–100 mg/Tag) – sofern man es zur Verbesserung der Durchblutung ohnehin nehmen muss. Dasselbe gilt für Milchprodukte – auch sie sollen das Darmkrebsrisiko minimieren.

KAPITEL 13

Zahn der Zeit

Als ich im Krankenhaus in der Pflege jobbte, wurde – wie so oft zu den Weihnachtsfeiertagen – mal wieder eine alte Dame aus dem Seniorenheim eingeliefert. Ich war mit der allgemeinen Körperreinigung beauftragt und ahnte anfangs nicht, dass das Herausnehmen ihrer Zahnprothese dabei die eigentliche Herausforderung werden würde. Wirklich nichts für schwache Nerven, denn unter der Prothese hatte sich ein eigenes Ökosystem, eine Art bakterielle Parallelwelt, entwickelt. Offensichtlich war die Prothese während der letzten Monate nur unregelmäßig aus dem Mund genommen und noch seltener gereinigt worden. Das, was ich da sah, roch nach schlimmster Verwesung – und es bewegte sich: kleine Maden.

»Damit Sie auch morgen noch kraftvoll zubeißen können!« Einige von uns sind mit dieser Zahncreme-Werbung aufgewachsen. Der Slogan wurde akustisch vom krachenden Biss in einen Apfel untermalt, und kurz darauf flimmerte das Ergebnis über den Fernsehbildschirm: Der Apfel ist völlig rein, nicht die Mikrospur von Zahnfleischbluten, sondern nur der eindrucksvolle Abdruck völlig ebenmäßiger und unverrückbar fest sitzender Zähne. So weit die Werbung und der eher illusorische Traum der zahnärztlichen Zunft.

Diesen Biss hatte meine Patientin aus dem Seniorenheim schon lange nicht mehr. Sie hatte ein »Gebiss«, andere haben vielleicht nur Teilprothesen. Beide oft genug schlecht sitzend mit den klassischen Schmatzgeräuschen und Lispeln beim Sprechen, weil sich auch der Kiefer mit der Zeit verändert. Wenn sich dann unter der Zahnprothese auch noch ein besonderes Biotop entwickelt, kann man als alter Mensch weder richtig essen noch die für eine gesunde Verdauung nötige Kauarbeit leisten. Biotop-Bewohner, entzündliche Prozesse und Verwesung schwächen das gesamte Immunsystem. Denn wie Sie ja aus den vorangegangenen Kapiteln wissen, hängen die verschiedenen Player miteinander zusammen, befinden sich Schleimhäute, Darm, Mikrobiome und vieles, was da kreucht und fleucht, in einem komplexen Wechselspiel.

Während meines Krankenhauseinsatzes blieben solche Befunde leider kein Einzelfall. Mit Würde im Alter hat das nichts zu tun, aber viel mit der zeitlich engen Taktung für »körpernahe Pflegeleistungen« und generellem Personalnotstand. Und natürlich mit unserer eigenen Zahngesundheit. Tatsächlich kann man mit seinen eigenen Zähnen alt und eines Tages begraben werden, dafür muss man sie aber zeitlebens in Schuss halten, denn dummerweise erneuern sie sich nicht, was ganz praktisch wäre bei der lebenslangen ständigen Belastung. Über meinen Großvater wird stolz berichtet, dass er nicht nur mit komplettem Zahnsatz, sondern sogar ohne eine einzige Zahnfüllung beerdigt worden sei. Trotzdem sind auch seine Zähne gealtert, sie werden bei uns allen dunkler, krumm, rau und schief. Diese Veränderungen am Kauorgan beschleunigen wiederum das Altern. Ein Teufelskreis, weshalb regelmäßige Instandhaltung essenziell ist.

Der Mund ist ein Katastrophensimulations-Labor. Hitze, Kälte, Feuchtigkeit, Säuren, Reibung, Druck und Bakterien wirken auf ihre ganz eigene Art auf alles ein, was sich darin befindet. Die tagtägliche Nahrungsaufnahme nutzt die Zähne ab, denn Nahrungsbestandteile können wie Schleifpartikel wirken, sodass der Zahnschmelz langsam dünner und dünner wird. Zucker feuert Bakterien an, Säuren zu bilden, die die Zahnoberfläche angreifen, wodurch einerseits natürlich Karies entstehen kann, die Zähne aber andererseits auch insgesamt an Höhe verlieren. Wenn sich auf diese Weise die Schneidezähne verkürzen, erinnert optisch nur noch wenig an das einst so jugendliche Lächeln. Hinzu kommt, dass im Alter dünner Zahnschmelz den Dentinkern gelblich hindurchscheinen lässt. Der Zahnschmelz bekommt Sprünge, in denen sich Farbpigmente aus Kaffee, Tee, Rotwein und farbigen Nahrungsmitteln einlagern, und schon werden aus ehemals strahlend weißen

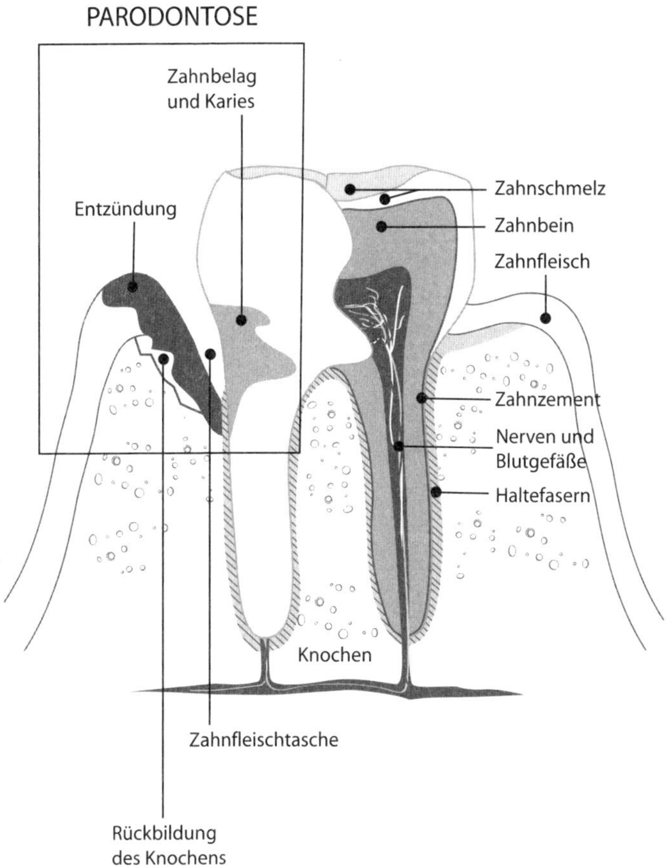

Aufbau des Zahns und seines Halteapparats

Zähnen gelb-bräunliche Stumpen. Ist der Zahnschmelz schließlich weg, kaut man auf dem Dentinkern herum, also dem weicheren Zahnkern. Die Zähne werden so immer schneller immer flacher, und die Kiefer bewegen sich aufeinander zu. Man sieht im unteren Gesichtsbereich etwas verkürzt und verkniffen aus, auch weil der Kiefer altersbedingt weniger wird. Die Lippen krempeln sich ein, der Zahnbogen füllt die Lippe von innen nicht mehr gut aus – erst recht, wenn dann auch noch die ersten Zähne fehlen. Das

Ineinander-Verzahnen während des Beißens und Kauens gelingt nicht mehr optimal, der Verschleiß greift irgendwann auch auf das Kiefergelenk über. Es kommt zu Störkontakten zwischen Zähnen und einer Instabilität im Kiefergelenk. Weil die Position der Zähne im Zusammenbiss die Position des Unterkiefer-Gelenkkopfs in der Oberkiefer-Gelenkpfanne bestimmt, verrutscht die Gelenkposition dann möglicherweise auch, und es kommt zu einer verspannten Kaumuskulatur. Das wiederum kann sich auf die Statik der Wirbelsäule und somit des ganzen Körpers auswirken. Daher sind Zahnärzte zu Recht diskret gekränkt, wenn man ihnen nicht den gebührenden Stellenwert in der Ganzkörpermedizin einräumt. Rezeptoren der Kaumuskulatur melden an das Gehirn, dass hier etwas nicht stimmt, der Muskeltonus steigt immer weiter, und das hat sogar einen Einfluss auf unsere Psyche. Nachts beginnen wir mit den Zähnen zu knirschen oder zu pressen, was den Schlaf und die Entspannung stören kann. Zähne können sich entzünden oder brechen, und das Zahnfleisch kann sich überlastet zurückziehen.

Geschädigte, löchrige Zähne werden im Laufe unseres Lebens mit allerlei Materialien versorgt: Keramik, Metalllegierungen, Kunststoffe, Zemente und (sehr selten noch) Amalgam werden im Mund eingesetzt. Von ihnen können während des Kauvorgangs, durch den Speichel und den Speisenkontakt permanent Moleküle abgerieben werden, die dann in den Magen-Darm-Trakt gelangen. Bei sensiblen Organismen kann sich das in einer gestörten Darmflora äußern, in Allergien, toxischen Reaktionen oder Missempfindungen, die auf den ersten Blick schwer zuzuordnen sind: Zungenbrennen ist so ein Beispiel. Chronische Entzündungen führen wiederum zu beschleunigter Alterung.

Die oben genannten Füllmaterialien können sofort, aber auch verzögert zu Allergien führen. Diese können die Mundschleimhaut sichtbar oder unsichtbar verändern, Rötungen entwickeln oder bewirken, dass man plötzlich eine Art Metallgeschmack im Mund hat. Auch entferntere Organe wie etwa der Darm können in Mitleidenschaft gezogen und von chronisch entzündlichen Erkrankungen befallen werden. Angenommen wird auch ein Zusammenhang mit Autoimmunprozessen im Körper, etwa mit der rheumatoiden Arthritis. Alles gute Gründe, bei Beschwerden auch einem Verdacht auf Unverträglichkeit von Zahnmaterialien nachzugehen. Hier sind neben Hauttests auch Bluttests möglich: Bei Verdacht auf den Sofort-Typ von Allergien nutzt man den Basophilen Degranulationstest, für Allergien des verzögerten Typs den Lymphozyten-Transformationstest. Außerdem sind einige Entzündungsbotenstoffe im Blut messbar.

Materialien, die der Kiefer abstößt, können zu einer zusätzlichen Schwächung des Knochens führen. Und zu geschwächten Zähnen finden Bakterien leichter Zutritt. Ist dann auch noch der Zahnhalteapparat geschädigt – die feinen Kollagenfasern, die die Zähne im Kiefer halten –, können sie gewissermaßen durchmarschieren und auf lustige Körperreise gehen. Eine Entzündung des Zahnhalteapparats wird von Betroffenen oft erst sehr spät bemerkt, da es sich um einen schleichenden Prozess handelt, der nicht selten nur beim Messen der Tiefe der Zahnfleischtaschen durch den Zahnarzt auffliegt. Schon eine Taschentiefe von 3,5 Millimeter (maximale Werte liegen bei 10 bis 12 Millimeter) entspricht einer etwa 50 cm^2 großen, offenen Wundfläche! Achtung: Bei Rauchern wird der Zahnhalteapparat schneller zerstört, aber das Warnsymptom Blutung fehlt, weil das Nikotin die Gefäße im Mundraum zusammenzieht!

Richtig dramatisch ist die Erkenntnis, dass chronische Zahnfleischentzündungen das Risiko für Lungenentzündungen und Herzinfarkt erhöhen, aber auch Rheumaerkrankungen, Diabetes, Frühgeburten, bakterielle Vaginose (chronische Fehlbesiedlung der Vagina), Schwangerschaftsdiabetes, Störungen der Fruchtbarkeit bei Männern und Frauen, Endometriose, Nesselsucht, das Aufblühen entzündlicher Hauterkrankungen und vieles andere mehr fördern. Wenn Sie morgen also nicht mehr kraftvoll zubeißen können, hat das Folgen für den gesamten Organismus!

Tipps für den kraftvollen Biss

- Lassen Sie beim Zahnarzt, je nach Zahnstatus, regelmäßig Röntgenbilder anfertigen. Die weithin genutzte Digitaltechnik hat nur eine minimale Strahlung. Alle zwei Jahre können routinemäßige Übersichtsaufnahmen sinnvoll sein.
- Labortests können anzeigen, ob sich der Verdacht auf Knochenabbau durch eine akute Zahnfleischentzündung bestätigt. Gemessen wird der sogenannte RANTES-Wert (ein Entzündungsbotenstoff aus Immunzellen), der bei Kieferknochenentzündung erhöht ist und als Trigger für viele chronische Erkrankungen gilt. Weitere Entzündungswerte, die von Zahnärzten gemessen werden: TNF-alpha, ein aggressives Gewebezerstörenzym, das an nahezu allen Entzündungsprozessen beteiligt ist; die Aktivität der *Matrix-Metallo-Proteinase 8 (aMMP8)* ist sogar direkt aus der Zahnfleischtasche oder dem Speichel bestimmbar. Auch sie ist ein Schlüsselenzym des Gewebeabbaus.
- Im Wurzelkanal behandelte Zähne können immer noch schädliche Restbakterien enthalten. Das Immunsystem entwickelt messbare Entzündungswerte z.B. gegen bakterielle Schwefelwasserstoffverbindungen wie Mercaptane/Thioether, die zudem einen unangenehmen Mundgeruch entfalten.
- Eine gute Zahnhygiene beinhaltet die regelmäßige Reinigung: Zwei Mal am Tag die Bürste so lange kreisen lassen, bis man überall gewesen ist. Die Zahnbürste kann, muss aber nicht elektrisch oder mit Ultraschall sein. Auch Zahnseide zur Reinigung der Zwischenräume kann täglich verwendet werden, am effektivsten ist sie ungewachst, weil daran am meisten hängen bleibt. Etwaige Blutungen zeigen: Hier ist bereits eine Entzündung im Gange – höchste Zeit zum regelmäßigen Fädeln!
- Anstatt Zahnseide kann man auch Interdentalbürsten verwenden. Aber Achtung, hier kommt es auf die richtige Größe an! Zu klein putzt nicht richtig und zu groß zerstört die empfindliche Zahnfleischpapille im Laufe der Zeit.

- Klappt was nicht? Bei Fragen konsultieren Sie am besten Ihre Zahnarztpraxis und bringen dazu Ihre zu Hause verwendeten Produkte mit.
- Gegen nächtliches Knirschen können Zahnärzte Schienen für die Nacht verordnen; eine Physiotherapie für die verspannte Kaumuskulatur oder Botox-Injektionen in die übertrainierten Kiefermuskeln können ebenfalls helfen.
- Auch ohne akute Probleme sollten Sie zwei Mal im Jahr zur Zahnprophylaxe gehen!
- kleine Verfärbungen zwischendurch erreicht man mit »Zahn-Radiergummis«.

TEIL II

Vital-Hacks

Jeder will alt werden, aber alt sein will niemand …

Sie haben in den vorangegangenen Kapiteln erfahren, wie Zellen und Gewebe altern und was das für die einzelnen Organe und das Skelett bedeutet. Anhand der Tipps konnten Sie sehen, was man in den einzelnen Bereichen vorbeugend tun und wie man bestehende Beschwerden lindern kann. Viele der Dos and Don'ts kamen dabei immer wieder vor. So steht ein ganz großes Stoppschild vor dem Rauchen!

Beim Rauchen nehmen wir sehr viele giftige Stoffe zu uns, wie das radioaktive Polonium, Schwermetalle, den Suchtstoff Nikotin und andere Gifte, die schlecht für unseren Organismus sind, ihn schnell altern lassen und für enorme gesundheitliche Risiken sorgen. Tabakrauch besteht aus einer festen Partikelphase, dem Teerkondensat und einer flüchtigen Gasphase. Er enthält viele Erbgut schädigende und Krebs erregende Stoffe, insbesondere polyzyklische aromatische Kohlenwasserstoffe, Nitrosamine und heterozyklische Amine. Alle Hautzellen haben Rezeptoren für Nikotin. Alle Hauterkrankungen werden durch Rauchen verschlechtert, das Hautkrebsrisiko steigt an, die Wundheilung und die Immunabwehr werden gestört, sodass auch chronisch entzündliche Hauterkrankungen unterhalten werden.

Rauchen verfärbt Ihre Finger und Nägel gelb, die Zähne wirken schmutzig und locker, Sie entwickeln eine schwarze Haarzunge. Die Haut wird trocken, uneben, bekommt Flecken. Die Unterlider beulen aus, Ihre Kieferlinie hängt, tiefe Falten und Furchen der Haut entstehen. Freie Radikale stressen das Gewebe, die Kollagenproduktion lahmt, Kollagen wird abgebaut. Die Zellreparatur ist gestört, Erbgutschäden sammeln sich an, das typisch fahle Rauchergesicht ist die Folge. Und natürlich passiert Ähnliches für uns unsichtbar im Inneren des Körpers: Teerlunge, Husten mit Auswurf, Luftnot bei Anstrengung, verstopfte Blutgefäße, Herzinfarkt, Schlaganfall, Raucherbein, Demenz, chronische Schleimhautentzündung, brüchige Knochen, Krebserkrankungen, Mundgeruch, Zahnverlust, Haarausfall, Augenschäden, Impotenz, Diabetes Typ 2 und, und, und. E-Zigaretten gelten leider nicht als eine gesunde Alternative. Außerdem riechen sie nach Furz. Wer die Glimmstängel aus seinem Leben verbannt, der kann nach zehn bis 15 Jahren Abstinenz statistisch gesehen wieder beim gleichen Erkrankungsrisiko ankommen wie ein Nichtraucher, aber mit mehr Falten.

Was aber können wir abgesehen vom Nichtrauchen jeden Tag tun, um unseren Körper als Ganzes zu unterstützen? Und kann man vielleicht sogar den Alterungsprozess insgesamt verlangsamen? Darum geht es in diesem Teil des Buches: Um die Erkenntnisse der Vital- und Ernährungsmedizin, genauer, um wichtige Kniffe – »Hacks«, ein noch sehr junges »eingedeutschtes« Wort aus dem Bereich Social Media. Aber das wussten Sie sicher schon!

KAPITEL 14

»... hält Leib und Seele zusammen«

»Lohnt sich das denn alles noch bei mir?« Der neunzigjährige, gut gekleidete, gepflegte, humorvolle Herr hatte diese Frage anlässlich der vorgeschlagenen Therapie gegen Hautkrebsvorstufen gestellt. Klar! »Instandhaltung« lohnt sich immer, egal in welcher Lebensphase. Erst recht, wenn sich der Aufwand in Grenzen hält. Daher kommen hier die wichtigsten Ansätze in Sachen Selfcare, die sich nicht nur lohnen, sondern auch gut in den Alltag integrieren lassen!

Trinken: Immer schön flüssig bleiben

Der Wasserbestand unseres gesamten Körpers macht zwischen 50 und 75 Prozent aus. Gesteuert wird der Wasserhaushalt über Hormone. Wasser plustert die Haut auf, macht sie optisch saftiger, natürlich auch die Hornschicht der Oberhaut, sodass sie für Stunden knitterärmer wirkt. Dies, sofern sie das verdunstende Wasser auch festhalten kann, was ihr dann hervorragend gelingt, wenn oben ein schöner Lipidfilm vorhanden ist, der nicht weggeseift wurde. Allerdings ist Wasser ein durchlaufender Posten, es wird nicht nachhaltig gebunden und muss daher regelmäßig weiter zugeführt werden!

Alte Menschen, deren Durstgefühl nicht mehr gut funktioniert, trocknen sehr schnell aus. Alternde Sinneszellen nehmen Durst weniger wahr, die Muskelmasse verringert sich und damit auch ein wichtiger Wasserspeicher. Die Wasser regelnden Hormonmengen ändern sich ebenfalls. Oft werden harntreibende Blutdrucktabletten oder Entwässerungspräparate genutzt, ein Diabetes liegt vor, oder der alte Mensch kann sich einfach nicht mehr selbst richtig versorgen – auf Kosten der Wasserzufuhr. Zudem wird über die Nieren mehr Wasser ausgeschieden, wenn die Rückaufnahme von Natrium in der Niere schlechter klappt, was Wasser nach sich zieht. Das kann man an stehen bleibenden Falten erkennen, wenn man die Haut zusammenzwickt und diese sich lange nicht auf ihre Normalposition zurückstellt. Ein deutliches Signal für einen Flüssigkeitsmangel, übrigens auch bei jüngeren Semestern!

Wasser oder ungesüßter (Kräuter-)Tee sollte über den gesamten Tag gleichmäßig verteilt getrunken werden, und zwar unabhängig vom Durstgefühl. Erwachsene zwischen 19 und fünfzig Jahren sollten 35 Milliliter Wasser pro Kilogramm Körpergewicht am Tag zu sich nehmen. Das sind bei einer 75 Kilo schweren Person circa 2,6 Liter am Tag. Zwei Drittel dieser Angabe beziehen sich auf die »aktive« Flüssigkeitszufuhr, ein Drittel auf die Flüssigkeit, die bereits in Lebensmitteln enthalten ist. Wem es schwerfällt, während der Arbeit oder auch an freien Tagen regelmäßig ans Trinken zu denken, kann sich über eine Handy-App, die Smartwatch oder einen schnöden Wecker daran erinnern lassen. Die Handy-App lobt einen sogar fürs Trinken. Das ist schön.

Übrigens darf es auch Kaffee sein, sofern man keine Magen-Darm-Probleme oder extrem hohen Blutdruck hat. Er wirkt zwar harntreibend, aber bei regelmäßigem Kaffeekonsum ist der Körper daran gewöhnt und gleicht etwaige Verluste gekonnt aus.

Es gibt Situationen, in denen ein erhöhter Flüssigkeitsbedarf besteht: bei hohen Außentemperaturen, sportlicher Betätigung, hohem Eiweiß- oder Salzverzehr, Krankheiten, Fieber, Diäten, trockener und kalter Luft. Hier müssen Sie noch mal eine Schippe draufpacken, genau wie bei Durchfall, wo nicht nur Flüssigkeit, sondern auch wichtige Elektrolyte flöten gehen.

Alkohol

Bis zu 100 Gramm Alkohol pro Woche gelten als herzschützend. Das sind 2,5 Liter Bier und fünfeinhalb 0,2er-Gläser Wein. Deshalb aber bitte jetzt nicht extra mehr davon trinken, wenn Sie bisher nicht auf diese Menge kommen … Das Herz kann man auch anderweitig schützen, und ein Zuviel an Alkohol verkürzt die Lebenserwartung um bis zu fünf Jahre.

Alkohol schädigt je nach Dosis jedes Organsystem in unserem Körper und ist für 75 000 Tote in Deutschland pro Jahr verantwortlich. Er steigert auch schon in geringen Mengen das Krebsrisiko und begünstigt Übergewicht. Alkohol trocknet das Gewebewasser aus und reduziert die Versorgung mit Mikronährstoffen, also Vitaminen und Spurenelementen, die man zur Hautregeneration, Abwehr und Wundheilung benötigt. Weil Alkohol auch die Hormonbalance stört, kann die Haut fettig und pickelig werden, Männern wachsen Brüste. Weil Alkohol das Anti-Pipi-Hormon unterdrückt, muss man dauernd pinkeln und trocknet schneller aus, was man vor allem an der Haut sieht. Besonders toxisch wirken die Abbauprodukte des Alkohols. Denn beim Abbau von Ethanol in der Leber entsteht das giftige Acetaldehyd: Es schädigt die Immunabwehr, die Mitochondrien, aktiviert den Zelltod, führt zu freien Radikalen und hemmt die Eiweißsynthese. Juckreiz, Verfärbungen und Nesselsucht, erweiterte Äderchen in Spinnenform, Blutschwämmchen, Adern am Rumpf, flush-artige Rötungen, rote Handflächen, Schuppenflechte, Hautkrebsvarianten – all das können Begleiterscheinungen sein, wenn man regelmäßig zu tief ins Glas schaut.

Frauen sollten nicht mehr als 12 Gramm, Männer nicht mehr als 24 Gramm reinen Alkohol täglich zu sich nehmen. Wobei die bessere Variante natürlich wäre, eben nicht täglich Alkohol zu konsumieren. Mindestens drei alkoholfreie Tage in der Woche wären angeraten, der Genuss im Idealfall begleitet von Essen. Zur Erinnerung: 10 bis 12 Gramm reiner Alkohol sind enthalten in 0,3 Liter Bier, 0,125 Liter Wein, 0,1 Liter Sekt und 40 Milliliter Schnaps.

Deutsche trinken über 10 Liter reinen Alkohol pro Kopf und Jahr (Jugendliche ab 15 mitgezählt), womit wir zu den Spitzenreitern zählen.

Kaffee

Kaffee enthält mehrere Antioxidantien, die Schutz gegen freie Radikale bieten, sowie sekundäre Pflanzenstoffe, Polyphenole inklusive Resveratrol. Da Kaffee bereits an vielen Stellen in diesem Buch erwähnt wurde, hier nur kurz noch einmal das Wichtigste: Je nach Studie bringen eine bis über vier Tassen– über den Tag verteilt – positive gesundheitliche Effekte. Kaffee kann vor Herz-Kreislauf-Erkrankungen und Schlaganfällen schützen und darf sogar von Bluthochdruckpatienten konsumiert werden; sie sollten allerdings in den ersten dreißig Minuten danach den Blutdruck nicht messen. Er schützt vor Gebärmutter- und Leberkrebs, mindert das Risiko für Morbus Parkinson, Diabetes, Alzheimer und Depression. In der Schwangerschaft, während der Stillzeit (wegen des Babys) und bei Osteoporose (wegen des Calciumverlusts über den Urin) sollte der Kaffeekonsum reduziert werden.

Das im Kaffee enthaltene Koffein steigert die Konzentration und macht wach. Eine Tasse Kaffee enthält 82 bis 120 Milligramm Koffein, das wirkt circa über vier Stunden. Die Wirkdauer kann durch Zugabe von Milch (wegen der Fette) verlängert werden. Kaffee regt die Durchblutung an, schützt sogar das Erbgut und ist daher ein Anti-Aging-Helfer. Wer einen empfindlichen Magen hat, greift am besten auf Espresso zurück. Er enthält weniger Säuren als Filterkaffee, da die durch ein anderes Röstverfahren verloren gehen. Bei erhöhten Cholesterinwerten hingegen eignet sich Filterkaffee besser, weil Stoffe, die den Cholesterinabbau in der Leber hemmen (die Diterpene Cafestol und Kahweol), im Filter hängen bleiben. Espresso, aber vor allem frisch aufgebrühter Kaffee, auch mit Stampfer »French Press« erhöhen das Cholesterin etwas. Bei Schlafproblemen sollte die letzte Tasse spätestens am frühen Nachmittag konsumiert werden. Resümee: Bis zu 5 Tassen Kaffee sind durchaus eine gute Sache.

Ernährung: Buenos días, Aminos & friends

Du bist, was du isst, das sieht man für alle wahrnehmbar an Haut und Wampe, das schlägt sich aber auch im Inneren positiv oder negativ nieder. »Eat more plants!« kam als Devise bereits mehrfach vor, doch es gibt noch einiges Gutes mehr, das wir unserem Körper einverleiben können:

Meiden Sie AGE!

Bei einem erhöhten Zuckerangebot im Körper – also bei unkontrolliertem Genuss von Haushaltszucker, Fructose und Weißmehl (Weizen) – entstehen im Blut die *Advanced Glycation Endproducts,* die ja mit AGE (Alter!) abgekürzt werden. Aber es handelt sich schließlich auch um Altersbeschleuniger-Moleküle: Der Zucker klebt sich an Proteine, aber auch an Lipide und Nukleinsäuren und vernetzt sie. Sie verlieren jedoch dadurch ihre Funktion, und das lässt uns schneller altern. Der bei Diabetikern bestimmte Langzeit-Blutzuckermarker HbA1c ist übrigens das Blutfarbstoff-Hämoglobin, an das sich Glucose geklebt hat, die Unterform eines AGEs.

Leider nehmen wir vorgefertigte AGEs auch über die Nahrung auf, sie stecken im Fleisch, in der Wurst, in Schinken und Käse. So richtig in Schwung bringen wir sie, wenn wir Lebensmittel grillen, braten oder frittieren. AGEs begünstigen Diabetes, Gefäß- und Herzerkrankungen, Osteoporose und Arthritis; sie fördern Entzündungen und verursachen Gewebestress. Auch Nerven werden verklebt, der Stoffwechsel wird gestört. Die Bildung von Fetten, Aminosäuren, Enzymen, Hormonen und Wachstumsfaktoren gerät außer Kontrolle.

Aktivieren Sie Jungbrunnen-Eiweiße!

Proteine sind ein schlagkräftiger Kader zur Verlängerung unseres Lebens. In den Zellen unseres Körpers (und dem von Mäusen) steckt sogar ein solches Jungbrunnen-Reservoir: Das Proteohormon ist benannt nach Klotho aus der griechischen Mythologie, der jüngsten der drei Schicksalsgöttinnen. Sie hat die Aufgabe, den Lebensfaden zu spinnen. Tatsächlich hat das nach ihr benannte Proteohormon die verheißungsvolle Fähigkeit, zumindest das Leben von Mäusen um 20 bis 30 Prozent verlängern zu können! Falls nicht zwischendurch doch noch eine Katze vorbeikommt. Wenn nicht, hält Klotho jung und sorgt für mehr Maus-Intelligenz.

Beim Menschen bremst Klotho die Auswirkung von Insulin auf unsere Zellen. Das Molekül reguliert Rezeptoren, Kanäle und Signalwege. Es schützt Zellen und Gewebe vor ungesteuerten Sauerstoffreaktionen, die sonst zu einem Überangebot von freien Radikalen führen würden, ein Zustand, der, wie wir bereits wissen, auch als oxidativer Stress bezeichnet wird.

Klotho ist ein Hansdampf in allen Gassen, wirbelt gleich an mehreren Stellen unseres Körpers, in den Nieren wie in der Haut, der Muskulatur, im Knochen, im Gehirn und in den Gefäßen. Etwa jeder fünfte Mensch kann sich über eine Klotho-Spezialausstattung mit der Genvariante »KL-VS« freuen, die auf eine erhöhte Lebenserwartung und eine bessere Hirnleistung hoffen lässt. Vollständig gegen Demenz geschützt sind diese Privilegierten allerdings auch nicht. Ihr geistiger Verfall nimmt allenfalls einen längeren Verlauf, denn er setzt auf einem höheren Niveau ein und wird oft erst später auffällig.

Alles könnte so schön sein, würden wir den Klotho-Siegeszug

nicht selbst allzu oft durch Überernährung oder den unangemessenen Konsum von Fetten und Kohlenhydraten aufhalten. Denn so werden doch wieder zu viele freie Radikale produziert, und die binden sofort Kapazitäten, die wir viel nötiger für die Herstellung unserer Schutzenzyme bräuchten. Doch damit nicht genug: Die Unterversorgung mit Klotho behindert auch die körpereigene Herstellung von Vitamin D3, das wir für den Schutz unserer Haut, für unsere Knochengesundheit und andere Baustellen im alternden Körper dringend brauchen.

Ein Mangel an Klotho reduziert leider auch die Aktivität weiterer Jungbrunnenproteine: die Sirtuine. Alle Lebewesen, Bakterien, Hefen, Würmer, Insekten, Säugetiere, Menschen und sogar Viren tragen sie in sich. Der Mensch allein hat sieben Sirtuin-Typen: Sie überwachen und steuern die unterschiedlichsten Prozesse in unserem Körper, das Wachstum von Nervenfasern, die Zellteilung, die Zellvermehrung oder den Zelltod und räumen mit molekularem Zellmüll auf. Sie bremsen oxidativen Stress, schützen unser Gewebe und regulieren die Insulinproduktion. Sirtuine schalten die guten Gene an und zeigen den nicht so guten die Rote Karte. Damit haben sie einen Effekt auf die Epigenetik, also die Verklebung oder Entklebung unseres Erbgutes. Die Pharmaforschung ist auf dem Weg, irgendwann Medikamente zu entwickeln, die die Sirtuine beeinflussen, um auf diese Weise Gefäßkrankheiten wie hohen Blutdruck mit allen Folgen und Nervenkrankheiten wie Morbus Parkinson oder auch Krebs lindern und heilen zu können beziehungsweise das Altern zu bremsen.

Das Gute ist, dass wir Sirtuine auch selber aktivieren können! Der wichtigste Aktivator der Jungbrunnen-Proteine ist die Kalorienrestriktion, der Hungerstress. Das gelingt durch die diversen Arten des Fastens (siehe dort), die immer noch effektivste Anti-Aging-Maßnahme überhaupt. Sirtuine – Sie erinnern sich vielleicht an das Kapitel über die Zellen – schalten den Organismus dann auf Wartung um, von Vermehrung und Wucherung auf Reparatur. Also kurbeln Sie Ihre Sirtuine an und speisen Sie sirtuinaktiver! Man kann sie übrigens auch mit stofflichen Schummelsubstanzen aktivieren, die Hunger vortäuschen – man trickst den Körper also etwas aus: über die sekundären Pflanzeninhaltsstoffe Resveratrol, Curcumin und Quercetin, über Kakaoflavonoide und Capsaicin.

Tipps für mehr Sirtuine

- *Resveratrol*: Diesen sekundären Pflanzenstoff (ein Polyphenol) treffen wir in der Weintraubenschale und mithin auch im Rotwein an. Er soll – neben der mediterranen Kost – erklären, warum Menschen in Frankreich und Sizilien länger leben und dabei statistisch gesehen weniger von Herzinfarkten heimgesucht werden als Menschen im übrigen Europa. Und das trotz Rauchens, fettem Käse und Weißbrot! Resveratrol gilt als Anheizer der Sirtuine, der Anti-Aging-Enzyme. Er wappnet die Traube gegen UV-Strahlung, Gifte, Bakterien, Pilz- und Virusinfektionen – und bietet uns Menschen einen ähnlichen Service. Allerdings ist der hemmungslose Genuss von Rotwein trotzdem nicht das Mittel der Wahl, das darf ich Ihnen von Ihrer Leber ausrichten! Und außerdem gibt es Resveratrol auch noch in anderer Darreichungsform: in Erdnüssen, Himbeeren oder Pflaumen – auch hier offenbar in Zusammenwirkung mit den übrigen Pflanzenbestandteilen. In Kapseln abgefüllt gilt es ab 120 mg pro Tag als wirksam. Manche Präparate kann man unter die Zunge legen und entgeht daher der ersten Zersetzung des Stoffs nach der Aufnahme aus dem Magen-Darm-Trakt bei der Leberpassage, sodass mehr im Blutkreislauf ankommt.
- Natürlich haben wir die Möglichkeit, auch einen kostenlosen Sirtuin-Turbo für Mensch und Tier zu nutzen: die Kalorienreduktion! Hunger macht uns zwar keine Freude, aber jünger! Vor allem intermittierendes Fasten kommt bei den Sirtuinen gut an.

Beim Nagetier Maus bewirkt diese Methode ein Anwachsen der Lebenserwartung um bis zu sagenhaften 40 Prozent!

- Sirtuine lassen sich auch durch Pflanzeninhaltsstoffe dieser Lebensmittel aktivieren: Knoblauch, Cashewkerne, Chilischoten, dunkle Schokolade, Curcuma mit Pfeffer, grüner Tee, Brokkoli, Zitrusfrüchte, Erdnüsse, Äpfel, Trauben, Olivenöl, Sojabohnen und eine Menge mehr.

Vertreiben Sie greise Zombiezellen mit Senolytika

Um die Zombiezellen loszuwerden, forschen Biotechfirmen seit Jahren weltweit an Senolytika. Das sind Wirkstoffe, die in der Lage sind, die Zombies, die nicht mehr an der Zellteilung teilnehmen, zu eliminieren. Im Tierversuch mit Mäusen konnte das Leben der Nager schon um 25 bis 30 Prozent verlängert werden – ein Traum, der sich allerdings nicht eins zu eins auf uns Menschen übertragen lässt … Am Menschen zu testen, birgt noch zu viele unüberschaubare Gefahren, in den nächsten Jahren aber werden sicherlich entsprechende Stoffe auf den Markt kommen. Erfreulicherweise kann man sich bis dahin gut mit sekundären Pflanzenstoffen behelfen.

Sekundäre Pflanzenstoffe

Eine große Gruppe davon sind die *Polyphenole* (z.B. Flavonoide, Isoflavonoide und Gerbstoffe). Sie helfen der Pflanze, Bestäuber und Samenverbreiter anzulocken, schützen aber auch vor UV-Strahlung und wirken so als Antioxidans. Gerbstoffe finden sich meist in den Wurzeln oder Rinden der Pflanzen (z.B. Eichen), Flavonoide eher in den oberirdischen Pflanzenteilen. Isoflavonoide können als Phytoöstrogene wirken, indem sie körpereigene Östrogene freisetzen, die sonst in einem Eiweißtaxi (SHBG) gebunden sind. Phytoöstrogene docken an körpereigene Östrogenrezeptoren

allenfalls eher schwach an. Jedenfalls werden sie daher gerne als Anti-Aging-Mittel eingesetzt.
In der Sojabohne und im Rotklee sind die Isoflavonoide Genistein und Daidzein enthalten. Equol ist ein Abbauprodukt aus Daidzein. Ein Drittel der Frauen hat das Glück, dass ihnen ihre besondere Darmflora dabei hilft, Equol aus Sojabohnen und deren Produkten effektiv herauszulösen und ihrem Körper zur Verfügung zu stellen; besonders häufig anzutreffen bei Asiatinnen. Bei einem Drittel der Frauen klappt es immerhin noch mäßig, und ein Drittel hat diese Beauty-Darmflora leider genetisch bedingt nicht. Weitere Phytoöstrogene sind neben den Isoflavonen die Lignane (in Leinsamen, Kürbiskernen, Roggen, Nüssen, Erdbeeren, Cranberries, Oliven, Brokkoli) und die Coumestane (in Soja-, Alfalfasprossen, Mungobohnen, Rotklee).

Auch unsere Haut ist mit abgelagerten Pflanzenstoffen versehen, die man beispielsweise von außen mit einem Spektroskop messen kann. Eifrige Pflanzenesser tragen mehr Pflanzenfarbstoff in ihrer Haut. Die in Studien untersuchten Probanden hatten zudem weniger Falten – ein erfreulicher Umstand.

Zwei dieser vielen wertvollen sekundären Pflanzenstoffe gelten explizit als Senolytika: *Quercetin,* enthalten z.B. in Äpfeln, Zwiebeln, Heidelbeeren und Kapern, und *Fisetin* aus Erdbeeren, Äpfeln, Trauben, Zwiebeln oder Gurken. Sekundäre Pflanzenstoffe schützen Pflanzen auf vielfältige Weise vor dem Verderb oder vor Fressfeinden. Genialerweise können sie mit ihren antioxidativen, antientzündlichen und vermutlich Antikrebs-Eigenschaften auch uns Menschen unterstützen – schlicht und ergreifend dadurch, dass wir diese Pflanzen oder Früchte einfach aufessen.

»An apple a day …«: Essen Sie mehr Pflanzen!

Veganer und Vegetarier sterben gesünder, leben aber nach aktuellem Stand gleich lang wie Mischköstler. Eine ganze Reihe von Pflanzenstoffen schafft es auf die Anti-Aging-Hitliste!

Lebensmittel	Pflanzenstoff & Wirkung
Rote Weintrauben, Himbeeren, Pflaumen, Erdnüsse, Rotwein, Rote Johannisbeeren, Preiselbeeren	Resveratrol (darüber haben Sie bereits gelesen), Polyphenol Wirkt antioxidativ
Traubenkerne, Erdnüsse, Heidelbeeren, Cranberries	OPC (oligomere Procyanidine) Neben dem Resveratrol könnte das französisch-sizilianische Paradoxon auch mit diesem Antioxidans zusammenhängen. In Nahrungsergänzungsmitteln ist es vor allem als Traubenkernextrakt enthalten. Nahrungsergänzungsmittel können tatsächlich höhere Konzentrationen als Lebensmittel liefern. Bunte Pflanzenkost jedoch liefert eine ganze Sinfonie aus kleinen, kombinierten Mengen guter Inhaltsstoffe, die dann im Komplex zum Superfood werden, weshalb die Abfüllung in Kapseln nicht das Nonplusultra sein muss.
Kakao	Polyphenole enthalten in der dunklen Schokolade (Kakaoanteil 75 Prozent und aufwärts); können unsere Sirtuine ankurbeln
Tomatenmark	Lycopin (rotes Farbpigment), Carotinoid Es schützt die Tomate im Sonnenlicht vor dem Photo-Aging und steckt auch in Wassermelonen. 1 Esslöffel am Tag (auch gern in Suppe, Soße, als Brotaufstrich), mit etwas Fett kombiniert für die bessere Aufnahme ist super! Bei der Verarbeitung zu Tomatenmark wird der Pflanzenstoff hochkonzentriert und ist aufgrund der Erhitzung besser bioverfügbar als aus frischen Tomaten.

Möhrensaft	Betacarotin, Provitamin A (oranges Farbpigment), Carotinoid Man trinke täglich ein Glas Karottensaft mit einem Tropfen Öl, damit das fettlösliche Provitamin in den Körper gelangt. Nach etwa vier Wochen ist die Haut von innen diskret orange durchgefärbt. Betacarotin wirkt antioxidativ und unterstützt dabei die Hautreparatur, es verlängert auch den Eigenschutz der Haut gegen die Sonne um das Zwei- bis Dreifache, reduziert auch hier die schädlichen Auswirkungen. Das Möhrengesicht sieht laut Studien viel attraktiver aus als künstlich gebräunte Haut. Steckt auch in Feldsalat, Grünkohl, roter Paprika, Spinat, Spirulina, Aprikosen, Papaya, Orangen u. a.
Grünalgen (in Kapseln abgefüllt)	Astaxanthin, Carotinoid Geraten Grünalgen unter Umweltstress, schütten sie Astaxanthin aus. Dieser Mechanismus soll die Pflanzen schon seit dreieinhalb Milliarden Jahren gegen Wettereinflüsse, Temperaturschwankungen und kosmische Strahlung schützen! Astaxanthin macht auch die orangerote Farbe bei Flamingos und beim Lachs. Der braucht diesen Turboschutz, um fit zu sein für das Stromaufwärtsschwimmen. Geringe Mengen stecken auch in Krabben, Garnelen, Hummer, Lachs, Karotten und roten Paprika.
Matcha-Pulver-Tee (quietschgrüne Sorte), grüner Tee aus gemahlenen Grünteeblättern	Chlorophyll, Epigallocatechingallat Mittlerweile auch in Tabletten oder flüssiger Form steht Chlorophyll zur Verfügung. Man nimmt es allerdings nach wie vor günstiger auf natürlichem Weg zu sich, über Kräuter, Algen und Gemüse, denn so profitiert man noch von unzähligen weiteren Nährstoffen und Ballaststoffen. In gemahlenen Grünteeblättern, Matchapulver, ist Chlorophyll enthalten, aber gleichzeitig noch viele Mineralien, Vitamine und sekundäre Pflanzenstoffen. Chlorophyll gilt als Anti-Aging-Stoff, und man nimmt an, dass es die Kollagensynthese erhöht (wichtig für Bindegewebe, Knochen und Knorpel) und Licht- und Sonnenschäden reparieren hilft. Matchapulver-Tee gilt als Superdrink für die Haut, den Körper und den Stoffwechsel. Matchapulver enthält die kompletten, gemahlenen Teeblätter. Dadurch nimmt man alle Pflanzeninhaltsstoffe auf. Der Koffeingehalt einer Tasse ähnelt dem des Espresso. Herzklopfen bekommt man aber weniger als durch Kaffee, da auch die Aminosäure L-Theanin enthalten ist. In Tierversuchen fand man pharmakologische Wirkungen: »So senkt diese

	Aminosäure in höheren Dosen zum Beispiel den Blutdruck, beeinflusst die Konzentrationen verschiedener Botenstoffe im Gehirn und wirkt Coffeineffekten entgegen. L-Theanin wird deshalb eine beruhigende und entspannende (sedierende) Wirkung zugeschrieben.« (Bundesinstitut für Risikobewertung) Matcha ist reich an Antioxidantien. Diese können Zellen schützen und Schäden am menschlichen Erbgut reparieren helfen: Polyphenole und Catechine – besonders das Epigallocatechingallat (bitte sprechen Sie mir nach!) mit positiven Effekten gegen Hautalterung. Man nehme 1 TL organisches möglichst leuchtend quietschgrünes Matcha-Pulver. Mit Wasser aufschäumen, im Milchschäumer bei nicht mehr als 80 °C oder mit einem (elektrischen) Quirl. Dazu gern einen Schuss Pflanzendrink, der macht es milder. Eine bis zwei Tassen täglich trinken. Weitere Chlorophyll-Quellen: Bio-Stangensellerie-Saft, jedes grüne Gemüse: z. B. Grünkohl, Spinat und grüne Kräuter, z. B. Petersilie u. v. m. In China und Japan schwört man seit Langem auf die lebensverlängernde Wirkung von grünem Tee. Man trinkt ihn gegen Entzündungen und Oxidation, er aktiviert die Sirtuine und soll krebsvorbeugend wirken. Und, weil er den Stoffwechsel ankurbelt, ist er auch eine Abnehmhilfe. Die Vitamine C, A, B, E und K finden sich ebenfalls darin, darüber hinaus viele Mineralien, wie Kalium, Mangan, Eisen, Zink, Kupfer, Calcium, Magnesium.
Curcuma	Curcumin ist der Inhaltsstoff von Gelbwurz-Curcuma aus Indien oder China. Das im Handel erhältliche Pulver bringt es allerdings nur auf 3 bis 5 Prozent Curcumin, noch weniger davon steckt im Curry-Gewürzpulver. Currywurst extra nützt also nix! Curcumin kann stark entzündungshemmend wirken, wird vom Körper aber nicht allzu leicht aufgenommen. Aussichtsreicher ist die Kombination mit Piperin (schwarzem Pfeffer), die uns auch noch leckere und scharfe Gerichte beschert. Es verbessert die Vitalstoffaufnahme aus dem Darm.
Himbeeren, Brombeeren, Heidelbeeren, Trauben, Johannisbeeren	Anthocyane (violett-blauer Farbstoff), Flavonoide Schutz gegen die Schäden der UV-Strahlen: Anthocyane absorbieren die Strahlung und schützen Erbgut und Eiweiße. Sie binden außerdem freie Radikale.

Rote Bete	Betain (rote Farbe) Es senkt die Aminosäure Homocystein im Blut ab, die krankheitswertig erhöht, die Innenhaut von Gefäßen schädigen kann und Herz-Kreislauf-Erkrankungen, Herzinfarkte, Schlaganfälle oder Demenz begünstigt. Betain findet sich auch in Brokkoli, Spinat, Zuckerrüben, Meeresfrüchten.
Alte Apfelsorten (Berlepsch, Boskop, Cox Orange u. a.)	Polyphenole, Carotinoide, Flavonide Apfelbäume von der Streuobstwiese kommen ohne Pestizide aus, ihre Polyphenole schützen sie vor Fraßfeinden. Leider werden diese Phenole bei modernen Sorten rausgezüchtet, für mehr Süße und Haltbarkeit im Supermarkt. Alte Apfelsorten sind noch voller Aromen, aber auch Bitterstoffen und schmecken süßsauer. Die enthaltenen Polyphenole können bei diesen Äpfeln sogar dafür sorgen, dass selbst Birkenallergiker, die an einer Kreuzallergie gegen Äpfel leiden, diese alten Sorten womöglich gut vertragen. Die Apfelschale bietet den löslichen Ballaststoff Pektin. Er hilft beim Abnehmen über die Stärkung der Schlankmachdarmflora. Auch enthalten sind Carotinoide (schöne Haut, Sonnenschutz) und Flavonoide mit Quercetin (Anti-Aging). Studien zeigten positive Effekte von Äpfeln und Apfelprodukten auf Herz-Kreislauf- und Immunsystem, gegen Diabetes, Asthma, Osteoporose, Alzheimer und zur Krebsprävention.
Granatapfel	Polyphenole, Gerbstoffe (Ellagitannine, hydrolisierbare Tannine), Anthocyane, Punicin (Omega-5-Fettsäure) Symbol der Fruchtbarkeit und Liebe und bringt Glück: Saft und Extrakte aus verschiedenen Teilen dieser Pflanze, einschließlich Fruchtschalen, Samen und Blättern, zeigten sowohl in Labor- als auch in Lebend-Studien Wirkung: antioxidativ (damit auch anti-aging), antidiabetisch, blutdrucksenkend, cholesterinsenkend, antimikrobiell und tumorhemmend (z. B. gegen Prostatakarzinom), antibakteriell und antiviral, über Mikrobiom-Effekte gegen frühe Alzheimerdemenz, Kollagenaufbau unterstützend, antientzündlich bei Darmproblemen und Arthrose, vermutlich auch Leber schützend. Ein Glas Saft am Tag, bitte ohne Zuckerzusatz. Achtung: kann den Abbau von Medikamenten verlangsamen.

Gewürze: »Spice up your life!«

Obwohl Denken uns physisch nicht sonderlich anstrengt, ist unser Gehirn mit all seinen Zuständigkeiten ein ziemlicher Energiefresser. Bereits in körperlicher Ruhe nimmt es sich 20 Prozent (ein Fünftel!) der Körperenergie, bei Aktivität fordert es deutlich mehr ein. Gute Gründe, bei der alltäglichen Nahrungsaufnahme ein bisschen zuzufüttern, aber nicht etwa durch eine Verdoppelung der üblichen Rationen, sondern durch gezielte Verfeinerung. Und dabei helfen Gewürze.

Gewürze sind meist getrocknete Blüten, Früchte, Knospen, Samen, Rinden, Wurzeln, Wurzelstöcke oder Zwiebeln. Man braucht davon meist nur geringe Mengen. Sie bestechen auch so durch ihre bunten prachtvollen Pflanzenfarben, den betörenden Duft der ätherischen Öle und den individuellen Geschmack, der durch Inhalts- bzw. Wirkstoffe (ganz ähnlich denen von Arzneimitteln) zustande kommt. Gewürze haben eine antioxidative Wirkung auf unseren Körper, sind deshalb bestens geeignet für Anti-Aging und ganz besonders segensreich für unsere Nervenzellen. Sie sind ein echtes (und zulässiges!) Mittel zum Gehirndoping und sollten regelmäßig auf dem Speiseplan stehen, zumal sie auch noch einen grandiosen Geschmack ins Essen zaubern und uns helfen, Salz zu sparen. Bei alldem haben sie definitiv weniger Nebenwirkungen als Medikamente. Sie gehören in die Kategorie der Phytopharmaka (Naturheilkunde) und bestechen mit einer einzigartigen Wirkstoffmischung.

Gewürze überwinden die Blut-Hirn-Schranke (»Zutritt nur für Berechtigte!«), die unser Hirn vor im Blut zirkulierenden Krankheitserregern, Botenstoffen und Toxinen schützt, und haben neben der Ankurbelung unserer sensorischen, motorischen und kognitiven Fähigkeiten (auch als »Neuro-Enhancement« bezeichnet) weitere positive Effekte auf die Gesundheit. Immerhin können sie Blutfette, Insulin und Blutdruck günstig beeinflussen, das Wachstum von Tumoren reduzieren, unser Immunsystem stärken und den Alterungsprozess verlangsamen. Als Multiplayer fangen sie auch Stressreaktionen im Körper ab. »Gehirndoping mit Gewürzen« nennt es die Biologin Sabine Paul in ihrem Buch.

Beim Einkauf empfiehlt es sich, auf Bio-Qualität zu achten, denn die Gewürze sollten auf Schwermetalle geprüft sein. Weil Wechselwirkungen mit Medikamenten möglich sind, sollten diese mit dem Hausarzt oder dem Apotheker erörtert werden.

Ein Soforteffekt von Gewürzen ist ihr Duft, der direkt Emotionen auslösen kann. Daneben erleichtern Gewürze die Aufnahme von Mikronährstoffen aus dem Speisebrei, die dann für die Produktion von Hirnbotenstoffen zur Verfügung stehen. Sie stärken das Darmimmunsystem und peppen unsere Darmflora auf. Besonders empfohlen werden: Chili, Gewürznelke, Ingwer, Knoblauch, Koriander, Kreuzkümmel, Kurkuma, Pfeffer, Safran, Zimt und viele mehr.

Kräuter

Der Begriff Kräuter umfasst frische oder getrocknete Blätter, Blüten, Sprossen bzw. den Stängel einer Pflanze. Sie werden dem Essen großzügiger als Gewürze beigegeben und als Heilkräuter in der Volksmedizin genutzt. Hier ein paar Klassiker:

Oregano (Origanum vulgare): Blätter und Öl enthalten die ätherischen Öle Carvacrol, Thymol, Eugenol und Rosmarinsäure. Oregano wird in medizinischen Dosen bei Atemwegs- und Magen-Darm-Erkrankungen, gegen Darmparasiten sowie als antimikrobielles Mittel verwendet. Daneben weisen viele wissenschaftliche Veröffentlichungen auf eine Wirkung gegen Viren und Pilze hin. Die ätherischen Öle des Oregano entfalten auch eine antioxidative, entzündungshemmende, antidiabetische und krebshemmende Wirkung. Diese Eigenschaften machen ihn besonders interessant für die Lebensmittel-, Kosmetik- und Pharmaindustrie. Vor allem aber ist er super für die gesunde Küche!

Thymian (Thymus vulgaris): noch so ein großartiges Küchenkraut, das die ätherischen Öle p-Cymol, γ-Terpinen, Linalool, Carvacrol und Thymol enthält. Sie wirken in Hustensaft und Mundspülungen bei Schleimhautproblemen. Thymian steigert die Durchblutung und gibt einen angenehmen Atem. Aber auch gegen Mückenstiche kommt er gern zum Einsatz.

Von der Volksmedizin in die wissenschaftliche Medizin: Thymian hilft bei der Wundbehandlung, gegen unerwünschte Erreger und bei der Beeinflussung von Autoimmunerkrankungen. Er hat eine enorme antibakterielle Aktivität und ist eine neue mögliche Quelle für natürliche Antiseptika mit Anwendungen in der Pharma- und Lebensmittelindustrie. Und nicht nur das: Im Labor zeigt sich eine deutliche Wirkung gegen multiresistente Bakterien, die nicht mal mehr durch klassische Antibiotika erwischt werden. Ebenso gegen hartnäckige Biofilme von Hefepilzen wie *Candida albicans*.

Und richtig faszinierend ist: Das Ungleichgewicht zwischen entzündungsfördernden und entzündungshemmenden Botenstoffen kann eine wichtige Rolle bei der Entstehung der Multiplen Sklerose und der Autoimmun-Enzephalomyelitis (Entzündung des Gehirns und Rückenmarks) spielen. Im Versuch mit Mäusen hat man die Produktion einiger entzündungshemmender (TGF-β, IL-4 und IL-10) und entzündungsfördernder (IFN-γ, IL-6 und IL-17) Botenstoffe erkrankter Mäuse gemessen, die dann mit Thymianextrakt behandelt wurden. Die Thymian-Mäuse zeigten darunter weniger klinische Symptome und Gewebeschäden als die Placebo-Mäuse. Außerdem war die Produktion von IFN-γ und IL-6 geringer. Die Produktion von IL-10 und TGF-β ist gestiegen: Die Forschung setzt große Hoffnungen auf die immunmodulierenden Effekte von Thymian bei der Entwicklung neuer Therapien.

Rosmarin (Rosmarinus officinalis L.) ist ein köstliches und weiteres bedeutsames Kraut der Volksmedizin. Zu der wichtigsten Gruppe von Verbindungen, die aus der Pflanze isoliert werden, gehören die *phenolischen Diterpene,* die für den Großteil der antioxidativen und pharmakologischen Aktivitäten der Pflanze verantwortlich sind. Diese Verbindungen aus Kohlenstoffatomen können den Zelltod von Nervenzellen hemmen, so gegen Demenz wirken und auch sonst unsere kognitiven Leistungen verbessern.

Rosmarin wirkt antimikrobiell gegen komplizierte Biofilme aus Bakterien oder Pilzen, gegen Entzündungen, Kopfschmerzen und Krämpfe. Er wirkt aktivierend und hat einen antidepressiven Effekt, den er über ein Balancieren der Darmflora erreicht. Außerdem werden in wissenschaftlichen Publikationen seine Anti-Aging- und Anti-Krebs-Wirkungen beschrieben. Es kann also gar nicht schaden, so etwas Herrliches wie Rosmarinkartoffeln regelmäßig zu genießen.

Lavendel (Lavandula angustifolia): Er bezaubert durch seine Schönheit und den betörenden Duft! Zahlreiche therapeutische Eigenschaften und biologische Aktivitäten werden ihm aber ebenfalls zugeschrieben. Durch Einnehmen, Inhalieren und Auftragen entfalten sich vor allem die in den Blüten enthaltenen Wirkstoffe: Sie sind krampflösend, antioxidativ, entzündungshemmend und antimikrobiell! Die Wirkbestandteile des ätherischen Öls sind Cineol, Borneol, Kampfer, Linalylacetat und Linalool. Daneben kommen in den Blüten Gerbstoffe und Flavonoide vor.

Auf die Haut aufgetragen, kann Lavendel nicht nur Mücken fernhalten, sondern auch schon erlittene Stiche »beruhigen«. Bei Akne hilft er gegen Schwellungen, Entzündungen und Aknebakterien. Seinen Duft einzuatmen wirkt sich positiv auf Schlaf und Psyche aus. Außerdem gibt es Hinweise, dass Lavendel einen angstlösenden Effekt haben könnte. Die beiden Terpenoid-Bestandteile des ätherischen Lavendelöls, Linalool und Linalylacetat, können in Kombination über die Hemmung spannungsgesteuerter Calciumkanäle die Verringerung der Aktivität von 5HT1A-Rezeptoren und die Erhöhung der Aktivität des Entspannungsnervengeflechts Parasympathikus bewirken und damit angstlösend sein.

Bei längerfristiger Anwendung scheint Lavendel östrogene und antiandrogene Effekte zu haben und soll das prämenstruelle Syndrom (PMS) lindern.

Achtung: Bei Babys und Kleinkindern können die ätherischen Öle zu Atemnot führen. Auch Asthmatiker und Allergiker sollten Vorsicht walten lassen!

Schachtelhalm (Equisetum): Genutzt wird seine Wirkung vor allem in Tees, zum Durchspülen bei bakteriellen und entzündlichen Erkrankungen der Nieren und Harnwege und zur Ausschwemmung von Ödemen. Die Volksmedizin wendet das Heilkraut auch bei vielen anderen Leiden an, etwa zur Förderung der Wundheilung, zur Unterstützung bei Rheuma und Vorbeugung von Gefäßerkrankungen.

Schachtelhalm enthält viel Kieselsäure. Die liefert Silizium, das sich bei der Wundheilung bewährt, straffes Bindegewebe unterstützt und gut für das Wachstum und die Stärkung der Haare und Nägel ist. Auch die Knochendichte kann Silizium verbessern. Man kann sich seinen Siliziumspiegel im Blut messen lassen. Gerade Personen, die hier unterversorgt sind, profitieren ganz besonders vom Auffüllen des Speichers: Silizium steckt in Vollkorn, Ei und vielen Gemüsen. Eine gewisse Zeit kann man auch mit Nahrungsergänzungsmitteln nachhelfen. Die enthalten dann oft Kieselsäure oder Schachtelhalmextrakt.

Frühlingskräuter-Mischung: Kresse, Schnittlauch, Petersilie, Kerbel, Pimpernelle, Borretsch, Sauerampfer – ein Feuerwerk an Mikronährstoffen aus den Vitaminen A, B1–6, C, K, Folsäure, Phosphor, Kalium, Schwefel, Eisen, Mangan, Magnesium, Chlorophyll, Bitterstoffen, Senföl und Gammalinolensäure! Dazu kommen noch die Ballaststoffe – ein toller Booster für Haut, Haare, Nägel, Darm, Immunsystem, Stoffwechsel und Kreislauf.

Man kann aus diesen Kräutern mit saurer Sahne, Joghurt, Quark, Mayonnaise oder Öl, Senf, Zitrone, gehacktem Ei, Salz und Pfeffer eine Soße zubereiten. Das Ei liefert noch Vitamin B12, Biotin, Vitamin D und E, Jodid, Zink, Selen und weiteres Eiweiß. Die Kräuter für diese superleckere Soße (in Hessen, meiner Heimat, nennt man es »Frankfodder Grie Soß«) findet man als frische Mischung in der Gemüseabteilung. Alles rein in die Küchenmaschine. Rezeptvariationen online. Natürlich kann man kreativ variieren.

Bitterstoffe

Zahl und Vielfalt der pflanzlichen Bitterstoffe sind riesig. Während der bittere Geschmack einiger Chemikalien eindringlich davor warnt, dass sie giftig und nicht zum Verzehr geeignet sind, geht von anderen Verbindungen erwiesenermaßen eine gesundheitsfördernde Wirkung aus. Deshalb sind Bitterstoffe längst Teil der Volksmedizin.

Mit Zunge und Mundschleimhaut nehmen wir über 25 verschiedene Rezeptortypen Bitterstoffe wahr. Zunächst können sie – wie gesagt – den Menschen vor giftigen Speisen schützen. Pflanzen machen sich durch Bitterstoffe besonders unattraktiv für Fressfeinde: »Friss mich nicht, ich bekomme dir nicht!«, lautet die Botschaft.

Bitterstoff-Rezeptoren finden sich überall im Körper, besonders in den glatten Muskelzellen der Verdauungsorgane, der Atemwege oder der Harnblase. Sie verändern immunologische Reaktionen, die Schilddrüsenfunktion und die Aufnahme von Nährstoffen aus dem Darm. Auch in Haut und Gehirn finden sich Bitterstoff-Rezeptoren, allerdings mit noch unklarer Bedeutung.

Viele Pharmazeutika aktivieren Bitterstoff-Rezeptoren, dazu gehören etwa Arzneimittel aus der Traditionellen Chinesischen oder der Ayurvedischen Medizin, aber auch moderne Schmerzmittel, nicht selten die Retter unseres Alltags. Schon Hippokrates (460–370 v. Chr.) und Hildegard von Bingen (1098–1179) erkannten die Segnungen bitterer Kräuter. Sie dienen also schon lange zur Vorbeugung von Krankheiten und zur Anregung der Verdauung, etwa indem sie den Speichelfluss steigern. Außerdem regulieren sie das Gewicht, können die Lust auf Süßes und den Appetit im Allgemeinen bremsen und helfen bei der Aufnahme von Vitamin B12. Bitterstoffe unterstützen demnach eine ganze Reihe gesunder Körperfunktionen, wirken gegen Diabetes und powern den Stoffwechsel und das Immunsystem – wichtige Faktoren beim Anti-Aging!

Leider wurden Bitterstoffe inzwischen aus vielen Lebensmitteln quasi herausgezüchtet, damit sie gefälliger schmecken. Dabei kann man sich gut an Bitterstoffe gewöhnen und sie sogar genießen. Kronzeugen hierfür sind Kaffee-, Grüntee-, Bier- oder Rotweintrinker. Reichlich Bitterstoffe finden sich – oft zusammen mit den löslichen Ballaststoffen, die unser Mikrobiom streicheln – in bitteren Salaten: Radicchio, Chicorée, Endivie und Rucola sind hier die Favoriten. Aber auch Kohlgemüse (Brokkoli, Rosenkohl), Fenchel, Artischocke, grüne Paprika, Radieschen und Spargel punkten mit Bitterstoffen. Ebenso wie zahlreiche Gewürze und Kräuter mit gesundheitsförderlicher Wirkung: Liebstöckel, Majoran, Thymian, Schafgarbe, Wermut, Löwenzahn, Engelwurz, Rosmarin, Estragon, Minze, Kurkuma, Kümmel, Anis, Senfkörner, Kardamom und Ingwer.

Aktivieren Sie die zelleigene Müllabfuhr mit Spermidin!

Spermidin ist ein biogenes Polyamin (Verbindung, die verschiedene Aminogruppen enthält), das in den 1970er-Jahren erstmals im männlichen Samen nachgewiesen wurde und deshalb diesen stolzen Namen trägt. Es ist eine körpereigene Substanz, die eine Art zelluläre Müllabfuhr bewirkt und sich einen besonderen Ruf als Leistungsbeschleuniger der Autophagie erworben hat. Bei diesem Recyclingprozess werden fehlgefaltete Proteine, kaputte Mitochondrien und schadhafte Membranbestandteile abgebaut und anderweitig verwertet. Müll, der ansonsten das Zellklima verpesten, die

Zelle schwächen und als Energiefresser wirken würde. Sogar unsere Hirnzellen hält das Spermidin fit, auf dass wir uns lange an einem gut funktionierenden Gedächtnis erfreuen können. Nach neueren Erkenntnissen wirkt Spermidin sogar antiviral. Wer gerade kein Sperma zur Hand hat, kann von der Wirkung des Spermidins aber auch auf andere Weise profitieren: Es steckt in reifem Käse, in Kürbiskernen, in Pilzen, Soja oder Weizenkeimen. Auch in Kapselform ist es inzwischen erhältlich, und wer Sport treibt und hin und wieder fastet, kurbelt die eigene Spermidinproduktion an.

Spermidin ist als Nahrungsergänzungsmittel für die Zufuhr höherer Dosen mit Vorsicht zu genießen. Hohe Spermidinspiegel waren laut einer aktuellen Studie mit stärkerer Gehirnalterung und mehr Alzheimer verbunden, obwohl es bis dato eigentlich als Schutz vor Demenz galt. Möglicherweise ist ein hoher Spermidin-Spiegel ein Biomarker für Alzheimer, ohne dass Spermidin dieses jedoch auslösen muss.

Essen Sie mehr Eiweiß!

Neben der Empfehlung »Essen Sie mehr Pflanzen!« gibt es einen weiteren wichtigen Rat: »Essen Sie mehr Eiweiß!« Proteine, am besten 20 bis 30 Gramm pro Mahlzeit, sind enorm wichtig. Wenn das im Alter bei nachlassendem Appetit nicht gewährleistet ist, können spezielle Drinks helfen, das Defizit auszugleichen.

»**Ph**änomenale **I**solde **trü**bt **mit**unter **Leu**tnant **Val**entins **lüs**terne **Trä**ume.« Dies ist ein klassischer Mediziner-Merkspruch, um sich die acht essenziellen Aminosäuren einprägen zu können, also die, die man zwingend mit der Nahrung zu sich nehmen muss, weil der Körper sie nicht in Eigenproduktion herstellen kann, und aus denen alle weiteren Aminosäuren und Proteine in unserem Körper gebildet werden. Sie heißen: Phenlyalanin, Isoleucin, Tryptophan, Methionin, Leucin, Valin, Lysin, Threonin. Zwei weitere

Aminosäuren gelten als halb-essenziell, das heißt, der Körper kann sie unter Extrembedingungen wie Krankheit oder schweren Belastungen zwar selbst produzieren, aber nicht in ausreichender Menge: Arginin und Histidin.

Aminosäuren und deren richtige Mischung in unserer Ernährung stehen im Fokus der Sport- und Präventionsmedizin. Wie viel Eiweiß ist gesund und von welchem Eiweiß darf es etwas mehr sein? Insgesamt nutzt der Mensch 21 Aminosäuren, um aus diesen Bausteinen Proteine aufzubauen. Jedes Protein hat dabei eine eigene Abfolge von Aminosäuren, wie Perlenketten mit unterschiedlich gefärbten und geformten Perlen. Diese Ketten werden im Körper zu 3-D-Strukturen zusammengefaltet und vernetzt.

Protein ist neben Kohlenhydraten und Fett ein Makronährstoff. Proteine sind Baustoffe für Zellen und Gewebe, Enzyme, Hormone, Antikörper, Gerinnungsfaktoren und Transportsubstanzen für Nährstoffe. Nahrungsproteine können zudem Energie bereitstellen: 1 Gramm Protein liefert 4 Kilokalorien. Wussten Sie, dass der Steinzeitmensch am Tag rund 250 Gramm Protein verdrückte? Das berichten Anthropologen über unsere Vorfahren, die Jäger und Sammler. Die heutige Standardempfehlung lautet dagegen nur 45 bis 80 Gramm Eiweiß pro Tag (oder 0,8 bis 1 Gramm pro Kilo Körpergewicht). Wer viel Sport treibt, dem gönnt man etwas mehr zum Muskelaufbau, und auch beim Abnehmen sorgt Eiweiß für ein gesteigertes Sättigungsgefühl und einen günstigen Einfluss auf den Blutzuckerspiegel. Von 100 Kalorien Eiweiß verbraucht der Körper gleich wieder 25 bis 30 bei der Verdauung, ein Viertel der Nahrungsenergie verpufft also und schlägt sich nicht in der Wampe nieder, außerdem hemmt es den Jo-Jo-Effekt. Das klingt doch gut!

Evolutionstechnisch ist für unsere Eiweißversorgung wohl definitiv noch Luft nach oben, und es ist ein Mythos, dass eine Überschreitung der modernen Standardempfehlungen eine normal arbeitende Niere überlasten würde. Um mal ein Gefühl für den Eiweißgehalt einzelner Speisen zu bekommen, lohnt ein Blick in die folgende Tabelle:

Nahrungsmittel	Eiweißgehalt je 100 g
2 Eier	13 g
Wal- & Haselnüsse	15 g
Tofu	15,5 g
Cashewkerne	17 g
Kichererbsen	19 g
Pistazien	20 g
Mandeln	22 g
Steak	25 g
Getrocknete gelbe Linsen	26 g
Erdnüsse	26 g
Parmesankäse	38 g
Sojaflocken	40 g

Es müssen also nicht unbedingt Eier, Fleisch, Milchprodukte oder Fisch sein, um unsere Proteinversorgung zu steigern.

Ei gilt als Referenz-Eiweiß. Seine Eiweißzusammensetzung liegt bei einer biologischen Wertigkeit von 100 und ist damit vollständig. Das lässt sich weiter steigern, wenn man Ei mit Kartoffeln oder Mais kombiniert. Veganer können stattdessen Getreide, Reis und Pseudogetreide (Quinoa, Amaranth, Buchweizen, Lupine) prima mit Hülsenfrüchten (Linsen, Kichererbsen, weiße Bohnen) und Sojaprodukten (Tofu, Tempeh, Seitan) oder mit Samen und Nüssen arrangieren. Pflanzliche Eiweißlieferanten muss man geschickt kombinieren, das steigert ihre biologische Wertigkeit, also die Verwertbarkeit für unseren Körper! Weitere gute vegane Eiweißquellen sind Brokkoli und Pilze, Soja und Kartoffeln, Reis und Bohnen,

Vollkornpita und Hummus sowie Haferflocken/Amaranth und Nüsse.

Pseudogetreide können alle süß und salzig zubereitet werden, haben eine hohe biologische Eiweißwertigkeit, sind glutenfrei und ein Ersatz für Mehle. Sie eignen sich als Müsli-Flocken oder warme Sättigungsbeilage ähnlich dem Reis und auch dazu, einen Salat aufzupeppen. Flocken einweichen und quellen lassen, Körner kochen. Sie liefern viele lösliche Ballaststoffe zur Darmpflege und reduzieren das Risiko für Zivilisationskrankheiten, etwa Typ-2-Diabetes. Die enthaltenen Kohlenhydrate sind komplex, haben also einen niedrigen *glykämischen Index*. Sie liefern wertvolle ungesättigte Fettsäuren und enthalten sehr viele Mineralien wie Silizium, Phosphor, Magnesium, Calcium, Mangan, Eisen, Kupfer, Zink, und Vitamine (B-Gruppe und E).

Gute pflanzliche Lieferanten von Ballaststoffen, Mineralien, Vitaminen, ungesättigten Fettsäuren und Eiweiß sind auch Hirse (glutenfrei), Haferflocken und Haferkleie (glutenfrei), Weizenkleie und Soja (glutenfrei).

Pflanzliche Eiweiße sollten einen hohen Stellenwert haben: Denn ein hoher Konsum *tierischer Eiweiße* – mit Joghurt oder Quark zum Frühstück, Pute oder Lachs zum Mittagessen und abends Mozzarella – vervierfachte in einer Studie des Fastenpapstes Dr. Valter Longo das Krebsrisiko bei Menschen im Alter zwischen fünfzig und 65 Jahren. Ein Wert, vergleichbar mit Tabakrauchen. Die tierischen Eiweiße stimulieren nämlich das Gewebewachstum durch die Freisetzung des Wachstumshormons IGF-1. Eiweiß aus pflanzlichen Quellen löste diesen Effekt dagegen nicht aus. Bei älteren Menschen ab 65 Jahren ändert sich die Lage wieder etwas: Bei ihnen reduzierte tierisches Eiweiß das Sterberisiko und stärkte ihre im Rückzug befindlichen Muskeln.

Heiß diskutiert ist die Frage, ob man über eine ausgewogene Ernährung an alle wichtigen Aminosäuren in den nötigen Mengen herankommt oder ob man zumindest als Sportler oder Kranker eine Extrazufuhr in Form spezieller Eiweiß-Shakes oder Nahrungsergänzungsmittel benötigt. Bei auszehrenden Erkrankungen, vor und nach operativen Eingriffen und in der intensivmedizinischen Betreuung kommen Aminosäuregemische jedenfalls seit Langem als Therapie zum Einsatz. Im Blut messen Ärzte regelmäßig das Gesamteiweiß. Meist liegt es im Normbereich. Doch das heißt nicht unbedingt, dass die Zusammensetzung und Ausstattung mit den essenziellen Aminosäuren ausreichend ist. Das kann daran liegen, dass das Nahrungseiweiß nicht immer die beste biologische Wertigkeit hat, dass zwar viel Protein gegessen wird, aber einzelne wichtige Aminosäuren dennoch fehlen und damit die Proteinbildung limitiert wird. Möglicherweise hindert auch eine gestörte Verdauung die Aufnahme von Aminosäuren über den Darm. Sei es bei einem Mangel an Magensäure oder bei einem nicht optimal zusammengesetzten Darmmikrobiom, das wiederum von der Genetik, der Ernährung, vom Schlaf oder der Medikamenteneinnahme abhängt.

Einige Labore bieten Aminogramme an (leider keine Kassenleistung). Das ist in gewissem Sinne nur eine Momentaufnahme, die den aktuellen Versorgungszustand widerspiegelt. Denn die Spiegel der Aminosäuren unterliegen einem ständigen Auf und Ab. Wenn die Blutentnahme nüchtern erfolgt, bildet ein Aminogramm die Versorgungslage des Körpers dennoch ganz gut ab: Wo der Organismus eine Unterversorgung aufweist, ist darin deutlich und stabil zu sehen. Füllt man die Mängel gezielt auf, beobachtet man mitunter erstaunliche gesundheitliche Effekte.

In der folgenden Tabelle finden Sie eine Auswahl interessanter, häufig verminderter Aminosäuren, welche Effekte sie haben und wo sie drinstecken:

Aminosäure	Bemerkenswertes
L-Arginin	Besonders in Kombination mit Citrullin verbessert es unsere sportliche Leistung und stärkt die Regeneration, weil es unsere Blutgefäße erweitert. Es hindert die Blutplättchen am Verkleben, was durch die Bildung von Stickstoff-Monoxid gelingt, das in großen Mengen auch als eine Art Natur-Viagra wirkt, weil es den Schwellkörpern gute Laune macht. Der Blutdruck wird gesenkt, die Haarwurzeln werden besser durchblutet (wirksam gegen Haarausfall), und unser Immunsystem erhält Botenstoffe und Hormone. L-Arginin kurbelt den Kollagenaufbau an, und auch unsere Darmflora profitiert: Übergewicht, Osteoporose und Diabetes haben weniger Chancen. Es verbessert Nervenfunktion, Hormonfreisetzung und Spermaqualität. Einziger Haken: Herpesviren nutzen Arginin zur Vermehrung. Gelatine, Soja, Nüsse, Kerne und Saaten, Hülsenfrüchte, Eier, Fleisch und Fisch bringen das L-Arginin zu uns und legen das Zellgift Ammoniak lahm.
L- Methionin & L-Cystein	Diese schwefelhaltigen Aminosäuren sind notwendig für die Entgiftung, den Zellschutz und die Arbeit unserer Immunzellen sowie wichtig für den Aufbau von Knochen, Haut, Haaren und Nägeln. Sie schützen das Herz-Kreislauf-System und beugen dem Muskelabbau vor. Aus Lysin und Methionin wird das unter Sportlern beliebte Eiweiß L-Carnitin aufgebaut, aus L-Methionin, L-Arginin und Glycin der Muskel-Energizer Kreatin. Diese Aminosäuren finden sich in zahlreichen Gemüsen, Sojabohnen, Hülsenfrüchten, Paranüssen, Sesam, Mais, Brokkoli, Ei, Fisch oder im Schweinefilet.
L-Lysin	strafft Haut und Bindegewebe durch Kollagenaufbau, wirkt Osteoporose entgegen und bremst Herpesviren aus, wenn man 3 g/Tag zu sich nimmt. Gute natürliche Lieferanten sind z. B. Fisch, Fleisch, Käse, Sojabohnen, Weizenkeime, Hülsenfrüchte, Kleie, Buchweizen, Haferflocken, Roggen.
L-Phenyl-alanin	ist nötig für die Bildung des Hautpigments Melanin (hilft also, Hautkrebs und UV-bedingter Hautalterung vorzubeugen), für den Aufbau der Schilddrüsenhormone und des Nervenbotenstoffs Dopamin (das Belohnungshormon ist wichtig für Bewegung, Koordination und Konzentration; es fehlt bei Morbus Parkinson). Es hilft unserer Stressresistenz durch die Bildung der Nervenbotenstoffe Noradrenalin und Adrenalin. Enthalten ist es in Sojabohnen, Käse, Mandeln, Thunfisch, Rindfleisch und Eiern.

L-Tryptophan	Aus ihr werden das Glückshormon Serotonin und das Schlafhormon Melatonin hergestellt. Melatonin spielt eine Doppelrolle als potenter Genwächter und sehr starkes Antioxidans. Wir brauchen diese Aminosäure also für ein sonniges Gemüt, für guten Schlaf und fürs Anti-Aging. Sie hält aber auch unseren Appetit unter Kontrolle, nimmt dem Reizdarm jeglichen Reiz und schützt die Kleinkraftwerke unserer Zellen, die Mitochondrien. Erfreulicherweise haben wir bei der L-Tryptophan-Zufuhr die Auswahl zwischen Käse, Fisch, Fleisch, Eiern, Hülsenfrüchten, Haferflocken, Cashewnüssen oder Sonnenblumenkernen. Tryptophan hat noch einen weiteren interessanten Effekt: Es bildet über Vitamin B3 (Niacin), das der Körper also selbst herstellen kann, das wir aber auch über die Nahrung aufnehmen – Fisch, Fleisch, Innereien, Mungobohnen, Erdnüsse, Pilze, Kaffee, Brot – das Coenzym NAD+ (Nicotinamid Adenin Dinucleotid oxidierte Form). Wie das »Co« verrät, ist es eine Art Hilfsstoff, der sich im Zellstoffwechsel mit anderen Stoffen verbrüdert: Er wird für die Energiegewinnung und andere Stoffwechselprozesse benötigt. Fünfzig- bis Sechzigjährige haben davon schon die Hälfte weniger als ein Dreißigjähriger. Diese Differenz schlägt sich in einer verminderten Wirkung der Sirtuine nieder, auch die DNA-Reparatur in der Zelle verlangsamt sich. Aus diesem Grund nehmen Anti-Aging-Jünger gerne NAD+-Vorstufen als Nahrungsergänzungsmittel ein: Nicotinamidribosid NR oder Nicotinamidmononukleotid NMN, das aktuell in den USA, voraussichtlich bald auch in Deutschland erhältlich ist in einer Dosis von 250 mg/Tag. 5-HTP (5-Hydroxtryptophan) ist der nächste Stoffwechselschritt nach Tryptophan auf dem Weg zum Serotonin. Viele nutzen es als Schlafhilfe und gegen depressive Verstimmung. NAD+ wirkt bei der Tätigkeit von über 500 Enzymen mit, es ist für uns lebenswichtig.

Die Arbeit unseres Stoffwechsels für den Schutz unseres Körpers und die Reparatur von Stoffwechselschäden ist ein lebenslanger Rund-um-die-Uhr-Betrieb. Natürlich flutscht dieser Prozess nur, wenn dafür die Materiallager unseres Körpers jederzeit gut gefüllt sind. Kommt es nur an einer Stelle zu Engpässen, bremsen die das System aus wie ein rostiges Zahnrad eine ansonsten gut funktionierende Schweizer Taschenuhr. Da uns unser Blutlabor trotz voller Teller, bewusster Ernährung und gesündester Lebensweise manchmal auf Mängel im inneren Großbetrieb hinweist, kann es sinnvoll sein, mit Nahrungsergänzungsmitteln nachzuhelfen. Sehr viele haben messbar zu wenig Vitamin D3, Omega-3-Fettsäuren,

Selen oder B-Vitamine, weshalb hier Supplemente angeraten sein können. Doch nicht selten fehlt auch noch mehr …

Nahrungsergänzungsmittel & ihre Wirkstoffe

Die Verabreichung von Nahrungsergänzungsmitteln ist ein großes und umstrittenes Thema. Es gibt keine eindeutigen großen Studien, die den Nutzen pauschal belegen würden. Ein Teil der Ärzteschaft lehnt daher Nahrungsergänzungsmittel komplett ab. Der andere Teil empfiehlt diese in der Regel, nutzt sie selber und sieht großartige Behandlungserfolge. Vor der Einnahme der meisten Nahrungsergänzungsmittel sollte ein Bluttest erfolgen, um festzustellen, ob, und wenn ja, wo Mängel vorliegen. Sie können dann helfen, das Defizit auszugleichen, wenn dies nicht allein über eine angepasste Ernährung gelingt.

Gerade in der Dermatologie sind erstaunliche und zügig sichtba-

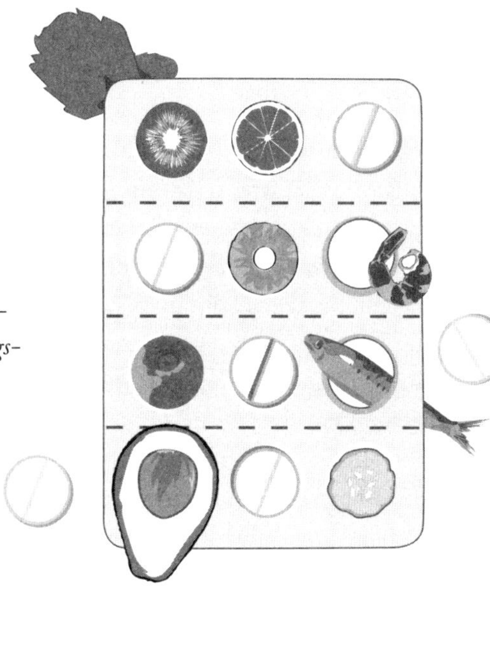

Nahrungs-ergänzungs-mittel

re Effekte auf Haut, Haare und Nagel-Gesundheit zu beobachten, wenn entsprechend aufgefüllt wird. Hier existiert auch eine Flut an Publikationen. Doch große Mengen an Nahrungsergänzungsmitteln, die nach dem Gießkannenprinzip ungezielt angewendet werden, können selbstverständlich auch schaden. Die fettlöslichen Vitamine E-D-K-A können sich im Körper anreichern. Zu viel Vitamine mit antioxidativer Wirkung können die Selbstheilungskräfte und die Freisetzung körpereigener Antioxidantien blockieren. Dies wurde beispielsweise in der Sportmedizin beobachtet. Ein Trainingseffekt blieb aus, wenn Nahrungsergänzungsmittel mit Antioxidantien hoch dosiert verabreicht wurden. Und sogar das so wichtige Vitamin B12 kann einerseits zu Akne führen und andererseits in übermäßiger Menge vermutlich sogar Krebszellen zum Wachstum animieren und das Risiko etwa für Lungen- oder Prostatakrebs erhöhen. Meine Empfehlung als täglich in der Praxis stehende Ärztin: Wenn messbare Mängel im Blut vorhanden sind, sollten diese gezielt ausgeglichen werden. Eine Dauertherapie oder eine Kur-Gabe kann sinnvoll sein. Nahrungsergänzungsmittel ersetzen keine ausgewogene pflanzenbetonte Ernährung, die farbenfroh, gern regional, saisonal und industriell nicht zu weit verarbeitet ist. Supplemente können sinnvoll sein bei Babys, in der Jugend, bei Kinderwunsch, in der Schwangerschaft und Stillzeit, bei Krankheit, nach Operationen, bei regelmäßiger Medikamenteneinnahme, im Zusammenhang mit einer Krebstherapie oder danach, im Alter, im Leistungssport, bei Stress, Infektanfälligkeit, Rauchern, regelmäßigem Alkoholkonsum, wenn man nicht immer auf seine fünf Portionen Obst und Gemüse täglich kommt. Besonders interessant ist die Gabe von Nahrungsergänzungsmitteln nach chronobiologischem Rhythmus. Morgens die aktivierenden Stoffe, zum Abend oder zur Nacht die regenerativen.

Es kann sinnvoll sein, manche Mikronähstoffe in Kombination zu nehmen, da sie einander brauchen. Da auch Nahrungsergänzungsmittel Neben- und Wechselwirkungen mit Medikamenten haben können, ist eine medizinische Beratung empfehlenswert.

Die folgende Tabelle zeigt einen Überblick über im Anti-Aging häufiger genutzte Supplemente:

Nahrungsergänzungsmittel	Indikation	Dosis/Tag, insbesondere bei messbarem Mangel
NADH (bioverfügbare Darreichungsform)	unterstützt die Mitochondrienfunktion, z. B. beim Sport und Erkrankungen und hilft im Alter bei der Energiegewinnung; Das Coenzym NADH produziert zusammen mit Sauerstoff Energie (ATP) in den Mitochondrien. Das Antioxidans wird in der Zelle aus Tryptophan über Niacin (Vitamin B3) hergestellt und hilft bei der Reparatur von Zellschäden.	10 mg findet sich auch in Fleisch, Fisch, gering in Pflanzenkost. Verliert sich aber beim Kochen und wird durch Magensäure zerstört, weshalb man es in Nahrungsergänzungsmitteln robuster verpackt, um es bioverfügbar zu machen.
Coenzym Q10 = Ubichinon (die aktivierte Form heißt Ubichinol)	unterstützt die Mitochondrienfunktion, z. B. beim Sport und Erkrankungen und hilft im Alter bei der Energiegewinnung; sinnvoll auch bei der Einnahme von Fettsenkertabletten und Herzproblemen. Aufgecremt als Anti-Faltencreme hilft dieses Antioxidans nichts; besser ist die Zuführung über die Nahrung.	30–300 mg steckt auch in Fleisch, Fisch, Nüssen, Hülsenfrüchten, Soja und in manchen Pflanzenölen (Soja-, Raps-, Sesamöl)
Mikronährstoffe für die Mitochondrien	Für besondere Belastungen gibt es diese Wirkstoffe auch kombiniert, meist in Kapselform: L-Carnitin, Vitamin B1, 2, 5, 6, 12, Vitamin C, E, Biotin, Zink, Ginkgo biloba, Resveratrol, Quercetin, Curcumin, OPC, Grüntee-Extrakt, Alpha-Liponsäure, Vitamin D3, L-Glutathion, Selen, Pyrrolchinolinchinon (hat an über 20 000 physiologischen Prozessen teil, arbeitet für Muskeln, Nerven und Immunsystem), Omega-3-Fettsäuren und Magnesium.	

Selen	entgiftet, reguliert die Proteinfaltung, die Herstellung von DNA, managt die Regeneration von Vitamin C und Ubichinol (beides potente Antioxidantien). Selen hilft beim Binden und Entgiften von Schwermetallen, die über Umweltbelastungen in unserem Körper aufschlagen. Sorgt für starke Nägel und Haare und wirkt antientzündlich. Unterstützt das Immunsystem, beschrieben werden auch verschiedene Anti-Krebs-effekte. Unterstützt die Schilddrüsenfunktion, reguliert Entzündungen und optimiert die Zellteilung. Der Referenzbereich im Blut ist für Präventionszwecke oft zu niedrig angegeben; Ziel im Serum eher um die 120 ug/l.	50–200 ug z. B. Natriumselenit steckt auch in Paranüssen (nicht mehr als zwei am Tag) und Kokosnüssen
Zink	Co-Faktor bei über 300 Enzymen im gesamten Stoffwechsel; ein Mangel macht raue Haut. Antientzündlich, wichtig für das Immunsystem und die Regeneration des Gewebes, insbesondere des Kollagens. Das Antioxidans stärkt unsere Sinneswahrnehmungen – Hören, Sehen (Nachtsehen), Riechen, Schmecken – und ist Teil der Herstellung von Botenstoffen im Nervensystem und der Produktion der Hormone, einschließlich der Sexualhormone und des Wachstumshormons IGF-1; es sorgt für robuste, gesunde Haut und Schleimhäute, entgiftet und ist ein wichtiger Player beim Vitamin-A-Stoffwechsel.	z. B. 5–30 mg Zinkorot oder 15–50 mg Zinkgluconat steckt auch in Austern, Kürbiskernen, Sesam, Kichererbsen, Vollkorn, Nüssen, Cashewkernen, Mandeln, Eiern und Rindfleisch
Silizium	stärkt Haare, Nägel und Bindegewebe, wichtig für Fettstoffwechsel und Immunsystem. Wenn es fehlt: dünnes Haar, Cellulite, Dehnungsstreifen, alte Haut und Osteoporose.	20–50 mg steckt auch in Kieselsäure, Reis, Vollkorngetreide, Hafer, Spinat, Kartoffeln und Paprika

Folsäure, Vitamin B9	kann im menschlichen Körper nicht in Eigenproduktion hergestellt werden. Wichtig für die Nerven-Ummantelung, die »Myelinscheiden«; senkt den Homocystein-Spiegel und schützt so vor Herz-Kreislauf-Erkrankungen. Bei Kinderwunsch und in der Schwangerschaft sollte sie immer zusätzlich eingenommen werden (hier 400 ug/Tag). Hat Einfluss auf die Funktion unserer Gene und den gesunden Zellstoffwechsel, der auch im Alter wichtig ist.	0,4–5 mg verdankt ihren Namen dem lateinischen folum (Blatt), denn sie kommt in grünem Blattgemüse, wie Spinat und Grünkohl, sowie in Hülsenfrüchten, Milchprodukten, Eiern, Fleisch und Fisch vor.
Biotin	Mangel mach raue Haut, rissige Nägel, Haarausfall. Wichtig für: Mitochondrienfunktion, Immunsystem, Blutbildung, Nervenfunktion, Fettstoffwechsel und Allgemeinbefinden.	0,1–5 mg in Leber, Eigelb, Hefe, Weizenkeimen, Nüssen, Champignons, Sojabohnen, Fisch, Haferflocken, Linsen, Käse, Bananen, Tomaten, Spinat, Kartoffeln u.v.m.
Omega-Fettsäuren	Bei den Inuit hat man beobachtet, dass sie zwar so gut wie nie Obst oder Gemüse essen (regional-saisonal in Grönland eher schwierig), trotzdem aber kaum vom Herzinfarkt betroffen sind. Das Geheimnis: Omega-3-Fettsäuren schützen die Gefäße und bewahren vor stillen Entzündungen. Sie beugen Krankheiten vor und mäßigen das Tempo des Alterns. Omega-6 wirkt entzündungsfördernd, Omega-3 aber antientzündlich. Man braucht beide in einem ausbalancierten Verhältnis. Die allermeisten Bewohner unserer Breiten haben jedoch einen Mangel an Omega-3-Fettsäuren.	1000 mg EPA + DHA steckt in Fischöl und fettem Seefisch: Lachs, Makrele, Thunfisch, Sardine oder Hering – am besten zwei- bis dreimal die Woche! Leider sammeln die Fische hier und da Schwermetalle auf, von Mikroplastik gar nicht zu reden. Wir wissen noch gar nicht, welche Langzeitwirkung ihr Verzehr in uns auslösen kann. Die weltweiten Fischfangbedingungen sind ebenfalls kein Grund

	Die Omega-3-Fettsäure DHA ist der ideale Baumarkt für unser Oberstübchen: Zwischen 10 und 15 Prozent des Gehirns sind daraus aufgebaut, wir brauchen sie für psychische und kognitive Funktionen, Gehirnfitness und den Erhalt der grauen Zellen. EPA schreibt man gute antidepressive Effekte zu.	zur Freude. Wer also lieber einen Bogen um Hering & Co. machen will, greift zu Algenöl. Hier sollte explizit nicht nur DHA, sondern auch EPA draufstehen und drin sein. Pflanzliche Omega-3-Varianten aus Rapsöl, Leinöl, Walnussöl, Hanfsamenöl werden beim Verzehr nur zu ca. 5 Prozent in EPA und DHA umgewandelt.
Vitamin D3	weniger ein Vitamin als ein Hormon, da es über die Nahrung geliefert wird, aber auch in der Haut in der Sonne unter UVB Strahlung synthetisiert wird. Hilft gegen Winterdepression und bei der Vorbeugung vor manchen Krebserkrankungen (am Äquator gibt es weniger Erkrankungen an Brust-, Prostata- oder Darmkrebs). Drei große Metaanalysen der letzten Jahre zeigten, dass eine Ergänzung mit Vitamin D die Sterberate an Krebs um 13 Prozent verringern würde. Das Deutsche Krebsforschungszentrum hat errechnet, dass Vitamin-D-Gaben für alle Deutschen ab fünfzig etwa 30 000 Todesfälle im Jahr vermeiden und bei gleichzeitiger Kostenersparnis 300 000 Lebensjahre gewonnen werden könnten. Wird gegen Rachitis und Osteoporose eingesetzt und ermöglicht unserem Körper die Aufnahme von Calcium, das eine Schlüsselrolle in unserem Immunsystem spielt. Ein Mangel wurde im Zusammen-	800–4000 IE; ab 2000 IE sinnvoll mit Blutspiegelbestimmung; eine Kombination mit Vitamin K2 (100–200ug pro Tag) wird für Knochen und Gefäße zunehmend nahegelegt; Vitamin D3 steckt auch in fettem Seefisch, Milchprodukten, Eiern, Pilzen

	hang mit schweren COVID-Verläufen und anderen Infektionen gesehen. Wirkt antiviral und auf die Hormonregulation.	
Melatonin	Dunkelheitshormon, Taktgeber des Tag-Nacht-Rhythmus, Genwächter! Mitochondrienschutz und Antioxidans; zur Prävention oder zur Therapie von Erschöpfungszuständen, zur Erholung nach einer Krankheit. Empfohlen wird ein Präparat, das den Wirkstoff in kleinen Pulsen über die Nacht verteilt freisetzt, weil dies das natürliche Muster der nächtlichen Freisetzung am besten imitiert. Ungünstiger sind Präparate, die am nächsten Morgen einen Überhang haben können (öfter bei Retardpräparaten) oder zu kurz wirksam sind und nur am Anfang der Nacht den Wirkstoff freisetzen. Das körpereigene Regulationssystem wird nicht gestört, sondern nur ergänzt. Die Einnahme sollte vor dem Schlafengehen immer zur gleichen Uhrzeit erfolgen – etwa stets um 22 oder 23 Uhr. 80 Prozent der alten Menschen haben einen Mangel und daher vermeintlich »senile Bettflucht«. Tryptophan und 5-Hydroxy-Tryptophan (5-HTP) helfen beim Serotonin- und Melatonin-Aufbau und können ebenfalls den Schlaf erleichtern.	1, 2, 3, 5 mg bis hin zu 15 mg bei besonderer Belastung immer zur selben Zeit, ca. eine halbe Stunde vor der Nachtruhe. (Kinder haben übrigens natürlicherweise den 10- bis 100-fachen Spiegel von Erwachsenen)
Magnesium	Aktivator bei mehr als 300 Enzymsystemen! Wichtig für den Mitochondrienstoffwechsel, verbessert die Herzaktion, wirkt gegen Muskelkrämpfe und Verstopfung entgegen; entspannt zur Nacht, wirkt gegen Kopf-	300–400 mg steckt auch in Brokkoli, Vollkorn, Hülsenfrüchten, Nüssen, Samen, Kernen, dunklem Blattgemüse

	schmerzen, vorbeugend gegen Osteoporose und bei der Diabetes-Prophylaxe. Reguliert den Fettstoffwechsel und schützt die Telomere.	Avocado, Bananen, dunkler Schokolade
NMN (Nicotin-amidmono-nucleotid)	Entsteht auch im Körper aus der Aminosäure L-Tryptophan und ist ein Vorläufer von NAD+. Wichtig für die Mitochondrienfunktion, steigert die DNA- und Sirtuinproduktion, hat eine Anti-Aging-Wirkung und unterstützt Herz, Immun- und Nervensystem. Erhältlich in den USA, voraussichtlich bald auch in Deutschland. Über Langzeiteffekte oder die optimale Dosierung besteht noch Forschungsbedarf.	250 mg steckt auch in Avocado, Gurke, Kohl, Brokkoli, Edamame (grüne, unreife Sojabohnen in der Schote)

KAPITEL 15

Seien Sie Waage-mutig!

Obwohl wir uns noch jung und kräftig fühlen, beginnt unser Körper mit dreißig Jahren abzubauen und unsere Muskulatur schleichend in Fett umzuwandeln. Forscher zeigten jüngst, dass der Energieverbrauch des Menschen im Alter zwischen zwanzig und sechzig weitgehend stabil bleibt. Die Stoffwechsel-Kapazität der Zellen nimmt erst mit Anfang sechzig messbar ab! Dass wir als Besitzer dieser Zellen aber schon früher leichter zunehmen, hat eine Reihe anderer Gründe, die wir uns ja schon angesehen haben: Die Wachstumshormone sinken schon ab zwanzig langsam und stetig. Die Muskulatur wird somit weniger, die Hormone auch, wir könnten also zunehmend nur von Luft und Liebe leben und weniger von Essen.

Übergewicht ist ein massiver Alterungsbeschleuniger und Krankmacher. Aber wenn man ein paar Pfunde zu viel auf den Rippen hat, wird es mit dem Alter und dem geringeren Grundumsatz nicht gerade leichter, sie loszuwerden ... Und irgendwelche vermeintlichen Super-Fix-Diäten aus Zeitschriften mit jeder Menge Kalorienzählen und Rezepten, bei denen man erst mal stundenlang einkaufen gehen muss (okay, verbrennt Kalorien), machen weder Spaß, noch führen sie in der Regel zum Erfolg. Ich sage nur: Jo-Jo! Auch hier braucht man also einen etwas längeren Atem und muss dranbleiben an der Ernährungsumstellung und ab und zu mal einen Blick auf die Waage werfen. Für ganz Waage-mutige: Bei Übergewicht bedeutet jedes Kilogramm mehr zwei Monate weniger Lebenszeit, oder anders gesagt, je nach Ausmaß von moderat bis stark ein Minus von drei bis zehn Jahren. Eine Gewichtsreduktion kann also die Lebenszeit verlängern.

Ähnliche Effekte werden auch einigen auf dem Markt befindlichen Arzneimitteln zugeschrieben. Sie können ebenfalls helfen, altersbedingte Krankheiten in Schach zu halten: *Acetylsalicylsäure* (ASS) etwa, für die Blutverdünnung und höher dosiert auch gegen Schmerzen und Entzündungen, bietet womöglich Schutz vor Darmkrebs. *Metformin* als Anti-Typ-2-Diabetes-Medikament lässt Diabetiker bestimmten Studien zufolge sogar länger leben als Nichtdiabetiker. Seit über vierzig Jahren ist es zum Einnehmen auf dem Markt. Es senkt den Blutzucker, indem über die Leber weniger Glucose ins Blut abgegeben und Zucker langsamer aus dem Darm aufgenommen wird; die Insulinempfindlichkeit der Zellen und der Fettstoffwechsel werden so verbessert. Einige Ärzte feiern es als Anti-Aging-Medikament und manche naschen es, auch ohne an Diabetes zu leiden. Ein Kollege lief damit auch noch Marathon und brachte sich dabei fast selber um, denn er entwickelte unter diesen Extrembedingungen die berüchtigte Laktatazidose, also eine gefährliche Übersäuerung des Stoffwechsels mit Kopfweh und Übelkeit.

Metformin hilft beim Abnehmen und der Verjüngung des Immunsystems, kann Alzheimer und Morbus Parkinson entgegenwirken und bei Brustkrebs den Zelltod der bösartigen Zellen fördern. Es wirkt den erhöhten Zuckerspiegeln entgegen, was einer der Altersbeschleuniger schlechthin ist. Es hat schützende Effekte gegenüber hohem Blutdruck, Herzinfarkt und Schlaganfall. Sogar Schwangere mit Diabetes und Frauen mit polyzystischen Ovarien und zu vielen männlichen Hormonen profitieren von diesem Medikament. Auch bei Endometriose hilft es laut aktueller Untersuchungen. Da Metformin den Transporter im Darm hemmt, sollte man Vitamin B12 dazu einnehmen.

Das Medikament *Semaglutid* ist ebenfalls ein Diabetesmittel. Es imitiert ein Darmhormon (Glucagon-like-peptide-1), wird einmal pro Woche gespritzt (seit Neuestem auch in Tablettenform erhältlich) und auch erfolgreich zum Abbau von Übergewicht genutzt. In den USA hat es dafür bereits eine Zulassung, in Europa wird es noch im »Off-Label Use« gegeben. Semaglutid fördert die Insulinfreisetzung in der Bauchspeicheldrüse und die Empfindlichkeit der Gewebezellen auf Insulin, bremst ebenfalls die Zuckerneubildung in der Leber und den Blutzuckeranstieg durch eine verlangsamte Magen-Darm-Passage. Es dämpft die Lust auf Fettes, hemmt den Appetit und scheint sogar einen herzschützenden Effekt zu haben. Noch intensiver gegen Diabetes sowie beim Abnehmen hilft neuerdings der Wirkstoff Tirzepatid (ein »Twinkretin«, weil es zwei Wirkweisen hat). Man möchte so auch den Dickmacher-Effekt des Hunger auslösenden Hormons Ghrelin im Gehirn neutralisieren. Ghrelin hemmt zudem die Kalorienverbrennung und hält die Fettspeicher so gut gefüllt.

Gewichtskontrolle & Abnehmen: Bauchgefühl braucht keine Kilos

Wir haben ja bereits über das innere *(viszerale)* Bauchfett als wahre Hexenküche für Entzündungsstoffe gesprochen. Sie befeuern altersspezifische Leiden wie Arterienverkalkung, Gelenkentzündungen und Diabetes, aber auch Krebs – unter fröhlicher Mitwirkung von Alkohol, Nikotin oder Umweltbelastungen. Trotz des zu begrüßenden Trends der Bodypositivity, der uns zugesteht, normale Körper haben zu dürfen und uns »dennoch« schön zu fühlen, sollte man die Gewichtskontrolle also ernst nehmen.

Übergewicht ist immer von vielen Faktoren abhängig. Die landläufige Erklärung »der/die futtert einfach zu viel«, greift daher viel zu kurz. Unsere Fettspeicherung wird zunächst einmal von unseren Genen und der Epigenetik geprägt. Deshalb werden die biologischen Kinder übergewichtiger Eltern öfter dick als Kinder, die von dicken Eltern adoptiert wurden. Dennoch sind Mütter und Väter kein unausweichliches Schicksal. Die genetische Basisausstattung lässt sich durch eine gesunde Lebensführung günstig beeinflussen. Dazu gehört eine ausreichende Versorgung mit Mikronährstoffen – also Vitaminen, essenziellen Fettsäuren, Spurenelementen, Mineralien und sekundären Pflanzenstoffen –, und dazu gehört ebenfalls eine ausgewogene Zusammensetzung der Darmbakterien. Darüber gleich mehr.

Medikamente und Hormone verändern ebenfalls unsere Figur. Die Kraft der Hormone lässt sich besonders gut in der Zeit der Pubertät beobachten, wenn Östrogene dem eben gerade noch knabenhaften Mädchen zu weiblichen Rundungen verhelfen. Wer eine Schilddrüsenunterfunktion hat, also einen Mangel an Schilddrüsenhormonen, der nimmt zu. Auch das Wachstumshormon IGF-1 kann uns – neben der Fähigkeit, Muskeln zu vergrößern – leider auch dick machen: wenn es nach Zucker- und Milchkonsum gemeinsam mit Insulin übermäßig ansteigt und die Genbremse FoxO abtransportiert (dazu gleich mehr); dann nimmt man zu (und kann Akne bekommen). IGF-1 steigt zu stark, wenn sich unsere Kost zu sehr von der einstigen Steinzeitnahrung entfernt hat: zu oft und zu viel Milch, reichlich Kohlenhydrate, Zucker und kalorienreiches Fast Food sind garantierte Dickmacher.

Auch das Hormon Cortisol kann für eine kräftige Gewichtszunahme sorgen. Wer Kortisontabletten einnehmen muss, lagert nicht nur Wasser ein, er bekommt auch großen Hunger und setzt deshalb echtes Fett an. Mediziner nennen die Resultate sehr unschön Stammfettsucht, Stiernacken und Vollmondgesicht. Selbst das körpereigene Cortisol kann diese Probleme verursachen. Es wird bei Dauerstress verstärkt aus der Nebenniere freigesetzt, auch bei schlechtem Schlaf und bei Menschen, die nachts schnarchen und Atemaussetzer haben. Diese nächtliche Belastung ist ebenfalls ein echter Dickmacher.

Wie oben schon erwähnt, beeinflusst die Darmflora ebenfalls unser Gewicht. Antibiotika und zuckerhaltige, industriell verarbeitete Nahrung verändern die Zusammensetzung unserer Darmbakterien. Krank machende Bakterien können sich vermehren, schützende werden zurückgedrängt. Fettleibige Menschen weisen im Stuhl eine bis zu 200-fache Konzentration der Bakterienart *Firmicutes* auf. Das sind besonders rege Gesellen, die aus eigentlich kaum verwertbaren Ballaststoffen weiter fleißig Kalorien herauslösen.

Dank Firmicutes wird dann selbst das Salatblatt zur Kalorienbombe! Auf diese Weise gewinnen die Betroffenen etwa 20 Prozent mehr Energie aus ihrer Nahrung als andere Menschen. Es gibt ihn also wirklich, den guten Futterverwerter, immerhin, während einer Hungersnot, eindeutig ein Überlebensvorteil! Wer wissen will, welche Darmbewohner bei ihm das Sagen haben, kann das über eine molekulargenetische Stuhlanalyse untersuchen lassen.

Übergewicht ist ein zentraler Faktor bei vielen Zivilisationskrankheiten – beides Probleme, die unsere Steinzeit-Vorfahren nicht kannten. Sie ernährten sich anders und bewegten sich mehr, und dass sie trotzdem nicht besonders alt geworden sind, lag eher an anderen Gefahren, denen sie ausgesetzt waren. Mit der Sesshaftwerdung begann der Mensch, Getreide anzubauen, der Anteil der kohlenhydrathaltigen Nahrungsmittel stieg. Es war die Zeit, in der zum ersten Mal Zivilisationskrankheiten auftraten. Davor aß man Nüsse, Wurzeln, Samen, nährstoffreiche Pflanzen, und man jagte Tiere. Die Jagd begann oft in den Morgenstunden und auf nüchternen Magen. Hatte man dann nach kilometerlangem Steppenlauf endlich ein Tier erlegt, zerlegt und zubereitet, war man schon viele Stunden ohne Nahrung unterwegs, teils seit dem Vortag oder auch länger. Jedenfalls lag einem nicht noch die Pasta vom Abendessen im Magen. Diese Nahrungskarenz von mindestens 16 bis18 Stunden nennt man heute sehr modern *Intermittierendes Fasten* (dazu gleich mehr). Zahllose Studien belegen: kurzzeitige Fasten- oder Hungerphasen lassen Menschen älter, gesünder und schlanker werden. Das heißt, wenn Sie ein- bis zweimal pro Woche zeitig Abendbrot essen und dann am nächsten Morgen das Frühstück weglassen, erreichen Sie fast Steinzeitniveau. Man kann natürlich auch aufs Abendessen verzichten, das entspricht dem bewährten Dinner-Cancelling und tunt auf natürliche Weise das Wachstumshormon, das dann beim Abnehmen hilft. Nachts wollen wir also Wachstumshormon für Muskelwachstum, tagsüber macht es uns eher fett.

Wenn Sie langfristig abnehmen wollen, machen Sie bitte keine

Diät! Abzunehmen und das Gewicht auf Dauer zu halten, das gelingt nur mit einer Ernährungsumstellung und einer Erhöhung des Grundumsatzes durch Bewegung. Kalorienzählen und Essen abwiegen nimmt den Spaß am Essen. Dennoch kann es sinnvoll sein, über ein paar Tage ein Ernährungstagebuch zu führen und dabei die Mengen und Kalorien zu erfassen, um ein Gefühl dafür zu bekommen, dass Tomaten und Oliven mit Pinienkernen und Hüttenkäse kalorientechnisch weniger reinhauen als Pizza, wie viel Energie ein Bier liefert und dass man schnell geneigt ist, sehr viel mehr zu essen, als es der Umsatz am Tag erfordert. Wem das zu mühsam ist, der kann diese Aufgabe auch von einer App erledigen lassen.

Nur, damit Sie mal ein Gefühl bekommen:

Um ein Kilo Fett zu verlieren, muss man 7000 Kalorien sparen. Das tägliche Kaloriendefizit sollte aber 300 bis 500 kcal nicht überschreiten. Sonst setzt man seinen Stoffwechsel auf Sparflamme, dem dann das »Einschlafen« droht. Es kommt natürlich auch auf die Qualität des Lebensmittels und auf die Geschwindigkeit der Freisetzung der Kalorien aus dem Lebensmittel an. Dennoch hilft es, sich die Kaloriendichte vor Augen zu führen, damit man vom Volumen her nicht unbedingt weniger isst, aber klüger und damit weniger überenergetisch!

Zu einer negativen Energiebilanz kommt man auch, wenn man mehr Energie verbraucht, als man dem Körper zuführt. Mit einer höheren Gangart strengt man sich mehr an, verbrennt mehr und verliert an Gewicht. Sehr schön überwachen lässt sich der »Fettverbrennungspuls« mit Fitness-Trackern oder Smartwatches mit entsprechenden Apps.

Was den Puls angeht, müssen Abnehmwillige aber auch auf ihr Körpergefühl achten! Wer zu lasch trainiert, wird keine Erfolge erzielen. Wer sich aber überanstrengt, wird nicht allzu lange durchhalten, sondern eher frustriert und demotiviert sein Vorhaben abbrechen. Das Stichwort lautet: Fordern, aber nicht überfordern! Wer ganz sichergehen möchte, sollte seinen idealen Belastungspuls bei einer Sportärztin oder einem Sportarzt mithilfe eines Belastungs-EKGs herausfinden.

Tipps für wonnige Waagenmomente

- Essen Sie maximal drei Mal oder gerne auch nur zwei Mal am Tag. Dazwischen mindestens fünf Stunden Nahrungspause, zu trinken nur Wasser und ungesüßter Tee. So können Glucose und Insulin absinken.
- Trinken Sie regelmäßig, manchmal verwechselt man Durst mit Hunger, Wasser füllt den Magen auch erst mal.
- Seien Sie sparsam mit Kohlenhydraten, besonders bei Nicht-Vollkornprodukten: Sie machen schnell wieder hungrig und reduzieren die Fettverbrennung um 35 Prozent – und das noch mehrere Stunden nach einer Mahlzeit. Die Fettzellen werden durch große Insulinmengen »verriegelt«, sodass Fett nicht abgebaut werden kann.
- Essen Sie lieber reichlich Gemüse, weniger Obst (Fruchtzucker!), viel Nüsse, Saaten, Hülsenfrüchte, Tofu, Buchweizen, Quinoa, Lupine, Amaranth, Eier, Käse, Fisch und – wer es mag – auch mal Fleisch. Gemüse und Eiweiß machen schnell satt, fördern eine schlank machende Darmflora und liefern viele Mikronährstoffe. Auch gesundes Fett hilft dem Stoffwechsel beim Abnehmen. Gut sind kalt gepresste Öle, reich an gesunden Pflanzenstoffen, Vitamin E und mit ungesättigten Fettsäuren, die die Zellmembranen fließfähig und geschmeidig halten: Raps-, Hanf-, Lein-, Walnuss- und Olivenöl. Algen- und Fischöl haben wir bereits besprochen.
- Bewegung kurbelt den Grundumsatz und die Fettverbrennung an. Zwei Mal pro Woche Ausdauertraining durch Walken, Joggen, Schwimmen oder Radfahren und zwei Mal pro Woche Muskelaufbau, gern auch mit Liegestütze, Klimmzügen, Hanteln, Geräten oder Gymnastik.

- Schlafen Sie gut und ausreichend und lassen Sie Atemaussetzer behandeln. Wenn Sie nicht gut abnehmen können, ist eine Schlafanalyse sinnvoll. Hier gibt es spezielle Geräte von Schlafmedizinerinnen und -medizinern oder Wearables (tragbare Minicomputer als Uhr, Ring, Gurt usw. zur Selbstvermessung und Überwachung), die die Sauerstoffsättigung, den Puls und die Schlafphasen ermitteln.
- Checken Sie die Schilddrüse und den Eisenhaushalt.
- Wenn Ihnen das Abnehmen schwerfällt, nutzen Sie ein analoges oder besser digitales Ernährungstagebuch. Geben Sie Ihre Mahlzeiten ein. Wiegen Sie mal für eine Weile das Essen ab. Sie werden erstaunt sein, wie schnell man auf große Energiemengen kommt. So kann man über einen definierten Zeitraum ein Gefühl für Mengen und Kalorien bekommen. Das muss keine Dauereinrichtung sein, sondern eher eine Lernphase. Es ist auch möglich, die sportliche Aktivität gegenzurechnen und zu erleben, dass man mehr essen kann, wenn man sich mehr bewegt.

Fasten: Verzicht mit Wirkung

Fast jeder kennt diesen lustigen Cartoon, in dem eine Maus bitterlich weinend vor dem gähnend leeren Kühlschrank eines Single-Haushaltes sitzt … Was indes nur wenige Singles und noch weniger Mäuse wissen: Diese Konstellation ist im Grunde günstig und kann beider Leben verlängern! Lässt man nämlich Mäuse hungern, klettern ihre Lebenserwartung und ihr maximal erreichbares Alter in die Höhe, Alterserkrankungen verschieben sich weiter nach hinten. Das haben Studien übrigens schon vor hundert Jahren belegt. Und so bitter es klingt: Auch Menschen, die eine Hungersnot durchleiden mussten, leben tendenziell länger. Das rührt daher, dass während einer Hungerperiode einfach weniger Fette und Kohlenhydrate konsumiert und vor allem verstoffwechselt werden, sodass endlich mal weniger freie Radikale anfallen.

Auch die Ausschüttung von Insulin und dem Wachstumshormon IGF-1 wird auf Sparflamme geschaltet, wenn wir versuchen, den Gürtel wenigstens ein Loch enger zu schnallen. Beide Hormone zeigen der Zelle an, ob weniger oder mehr Zucker im Blut angeschwommen kommt: Ist weniger Zucker auf der Piste, kann die Zelle sich eingehender der Produktion der schon erwähnten Kampf- und Schutzenzyme zuwenden. Unterstützt wird deren Herstellung durch das Lebensverlängerungs-Eiweiß FoxO. Das klingt zwar nach lustigem Zeichentrickfilm, ist hier aber die Abkürzung für *Forkhead-Box-O-Protein*. FoxO reguliert die Langlebigkeits-Gene. Wo viel Insulin oder IGF-1 im Spiel ist, wird FoxO gefesselt, entfernt und zur Untätigkeit verdammt. Hungern wir aber, kann es sein Licht leuchten lassen und die Produktion der Zellschutzstoffe höchstselbst und direkt am Erbgut im Zellkern auf Trab bringen. In dieser Zeit lassen auch die Mitochondrien in der Produktion freier Radikale nach – eine wichtige Kampfpause, in der die Zellen Zeit und Raum für Regeneration, Reparatur und Wiederaufbau haben. Dieser »Selbstverzehr«, die Autophagie, entsorgt nicht nur alten Zellmüll, sondern macht auch den DNA-Schutzenzymen, den Sirtuinen, Beine. Sie lässt sich übrigens auch mit Ausdauersport und High Intensity Interval Training ankurbeln.

Essen und Fasten sind letztlich genau wie Wachen und Schlafen die Basis unseres Lebensrhythmus, und jede(r) tut es ganz automatisch. Da man nicht gleichzeitig schlafen und essen kann, ist es logisch, dass die Kalorienaufnahme zu Schlafenszeiten klar nach unten geht. Nachts fastet man auf natürliche Weise, tagsüber isst man. Die Nahrungszufuhr bringt uns Energie für unsere tägliche Performance und füllt die Depots, aus denen wir nachts oder auch in schweren Zeiten schöpfen können. Wenn man krank ist, geht der Appetit automatisch verloren, damit sich der Körper nicht mit dem Verdauen herumplagen muss, sondern mit der Wiederherstellung der Gesundheit beschäftigen kann. Sportliche Höchstleistungen erbringt man ebenfalls nicht gerade vollgefressen, und auch im

Geistigen trifft die alte Volksweisheit zu: »Ein voller Bauch studiert nicht gern!«

Fasten kann man auf ganz unterschiedliche Weise. Expertinnen und Experten für Fasten legen übrigens Wert auf die Feststellung, dass Fasten nicht gleichbedeutend mit Hungern ist, da es hier nicht zu echtem Mangel oder Entbehrungen kommt. Man kann es nutzen, um abzunehmen, das Entscheidende aber sind die gesundheitlichen Auswirkungen auf Körper und Seele, insbesondere, wenn man sich dafür richtig Zeit nehmen kann. Neben dem zellulären Hausputz, der auch mit »Entgiftung« umschrieben werden kann (wobei wir in der Regel nicht im toxikologischen Sinne »vergiftet« sind), sensibilisiert man beim Fasten die Geschmacksknospen, beschäftigt sich mit gesunder Ernährung und bekommt wieder ein besseres Körpergefühl. Auch Entzündungen klingen ab. Es ist während des Fastens sogar möglich zu wandern, dabei abzunehmen, aber dennoch ausgeglichen und kraftvoll zu bleiben oder gar an Kraft zuzulegen!

Als gesunder Mensch können Sie ohne ärztliche Betreuung fasten und die einschlägige Ratgeber-Literatur nutzen oder einfach online Fasten-Pakete bestellen, die Ihre Rationen fertig abgepackt und in der richtigen Kalorienmenge enthalten. Sie können aber auch Urlaub in einem Fastenhotel machen, wo Sie viel Geld dafür zahlen, dass Sie kein Fünf-Gänge-Menü serviert bekommen, sondern nur eine Brühe und Tee. Dafür gibt's dort gleich noch Wellnessangebote, die das Wohlbefinden zusätzlich steigern können.

Für was immer man sich entscheidet: Auf keinen Fall fasten sollte man in Schwangerschaft und Stillzeit, wenn man gerade einen Wundheilungsprozess (etwa nach einer Operation) durchläuft oder wenn man jünger als 16 Jahre ist. Beim Vorliegen von ernsthaften Erkrankungen und Krebs vorher den Arzt konsultieren bzw. die Fastenkur medizinisch begleiten lassen.

Hier ein kurzer Überblick über gängige Methoden des Fastens:

Nulldiät

Eine Nulldiät, bei der man nur Wasser oder ungesüßten Tee trinkt, ist keinesfalls über einen längeren Zeitraum zu empfehlen! Denn hier kommt es zum Abbau von Körpereiweiß aus Herz und Muskulatur und zu Störungen des Kaliumhaushaltes, was zu Herzrhythmusstörungen führen kann. Außerdem setzt der Jo-Jo-Effekt bereits ein, wenn der Körper in den Energiesparmodus schaltet. Und er hält auch dann noch an, wenn man schon wieder normal isst.

Intermittierendes Fasten

Das Intervallfasten, wie man diese Variante auch nennt, lässt sich sehr gut in den Alltag einbauen und hilft bei der Gewichtskontrolle. Bei der 16:8-Methode nimmt man 16 Stunden lang nichts zu sich, in den restlichen acht Stunden des Tages wird wie gewohnt gegessen – gerne natürlich gesunde und naturnahe Kost. Man kann auch das Frühstück weglassen oder das Abendessen. Allerdings besteht bei chronobiologisch orientierten Medizinern die Auffassung, dass auf das Frühstück nicht verzichtet werden sollte, weil es von den meisten Essern leichter verstoffwechselt wird als das Mittag- oder Abendessen. Dinner Cancelling gilt als besonders effektiv: Nicht nur, weil nachts so eine leichte Unterzuckerung eintritt und damit das Abnehmen besser gelingt, sondern auch, weil in den Morgenstunden vermehrt Wachstumshormon ausgeschüttet wird, was auf natürliche Weise das Abnehmen und die Verjüngung unterstützt. Dies passiert übrigens auch in der ersten Tiefschlafphase kurz nach Mitternacht (Kohlenhydrate am Abend stören diesen Prozess). Es folgt also klar einem Tag-Nacht-Rhythmus und kann intensiv in Kindheit und Jugend und geringer auch im späteren Leben den Erhalt von Geweben unterstützen: Muskeln werden mehr, Bauchfett wird weniger, Libido und Performance legen zu. Diese natürliche Version wirkt super. Sich das Wachstumshormon im Alter mit dem

Wunsch nach Anti-Aging künstlich spritzen zu lassen, birgt allerdings die Gefahr der Stimulation von Krebs und treibt das Diabetes-Risiko in die Höhe. Der Chronobiologie ist also der alte Spruch tatsächlich am liebsten: »Frühstücke morgens wie ein Kaiser, esse mittags wie ein König, abends wie ein Bettler!« Morgens gerne dann auch komplexe Kohlenhydrate (also keinen Zucker und Weißmehl, sondern Vollkorn, Obst, Gemüse), da ist das Insulin natürlicherweise am höchsten. Am Abend dann eher auf Gemüse und Eiweiß setzen.

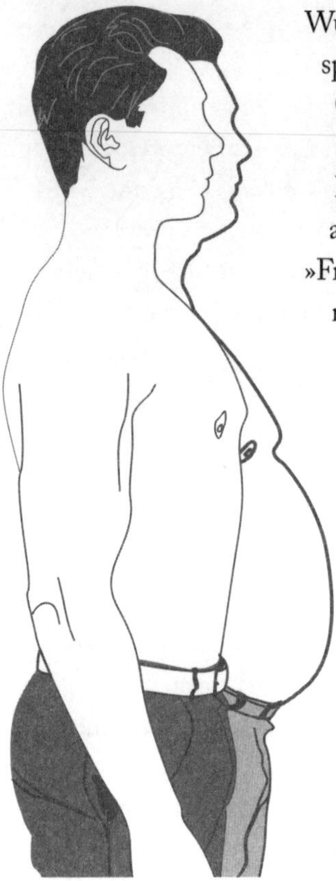

Eine Reduzierung des Bauchfetts hat viele positive Gesundheitsfolgen.

Intervallfasten ist alltagstauglich, es hat nur einen kleinen Haken: eine Essenspause von 16 Stunden ist für ausgeprägte Autophagie etwas zu kurz. Sie beginnt verstärkt erst nach 24 bis 72 Stunden im Insulin-Low. Aber ein Anfang ist gemacht – und ein Jo-Jo-Effekt nicht zu erwarten.

Eine andere Variante des Intervallfastens folgt der 5:2-Methode: Hier isst man an fünf Wochentagen normal, an den beiden übrigen wird die Kalorienzahl dann aber drastisch heruntergeschraubt, nämlich auf gerade mal 500 bis 600 kcal. Das ist weit unter dem Grundumsatz, der bei Frauen durchschnittlich bei 1400 kcal, bei Männern bei 1600 kcal am Tag liegt. Alternativ kann man alternierend fasten, also im Wechsel einen Tag normal essen, am nächsten dann mit reduzierter Kalorienzahl von 500 bis 600 kcal, dann wieder normal und so weiter.

Während des Intervallfastens sind nur Wasser und ungesüßte Tees oder Kaffee erlaubt, um den Effekt nicht zu neutralisieren. Also kein Schuss Milch und auch keine Süßstoffe, die im Gehirn Einfluss auf den Stoffwechsel ausüben könnten.

Heilfasten

Dieses Verfahren aus der Naturheilkunde wurde ursprünglich genutzt, um stoffwechselbedingte Erkrankungen wie Übergewicht, Diabetes, Herz-Kreislauf-Erkrankungen oder Fettleber zu lindern. Auch chronisch entzündliche Erkrankungen aus dem rheumatischen Formenkreis oder an der Haut – beispielsweise Ekzeme oder Schuppenflechte – lassen sich so behandeln. Neurodermitis, Allergien, Migräne und Süchte können weitere Indikationen sein.

Im Tiermodell hat sich gezeigt, dass Fasten hilft, Krebs vorzubeugen. Ärztlich betreut (!) können auch Krebspatienten fasten, und es gibt Anhaltspunkte dafür, dass es den Erfolg etwa einer Chemotherapie unterstützen kann oder deren Nebenwirkungen lindert. Um bei krankheitsbedingt bereits stark gewichtsreduzierten Patienten einem weiteren zu starken Kalorienverlust vorzubeugen, ist das Scheinfasten möglicherweise die bessere Option, da hier mehr Kalorien erlaubt sind. (Darauf wird in den folgenden Abschnitten noch näher eingegangen.) Generell gilt, dass Heilfasten unbedingt unter ärztlicher Betreuung ablaufen sollte, falls bei Ihnen eine Krankheit vorliegt. Ärzte müssen die Medikamenteneinnahme anpassen, außerdem sollten die Patienten Schulungen rund um Ernährung, Bewegung oder Entspannungsverfahren erhalten. Für Gesunde ist das Heilfasten auch ohne ärztliche Kontrolle möglich.

Buchinger & Mayr

Ein bekanntes Fastenverfahren ist das traditionelle Buchinger-Fasten, benannt nach dem Arzt Otto Buchinger (1878–1966): Nach einem Entlastungstag und einer Darmentleerung wird der Fastende auf etwa 500 kcal pro Tag gesetzt, mit Gemüsebrühe, Obst- und Gemüsesäften, Kräutertee und Wasser. Das Ganze geht über eine bis vier Wochen. Den Abschluss bilden ein bis zwei Aufbautage. Diese Fastenmethode lässt sich allerdings schwerer im Alltag durchführen.

Vielleicht haben Sie auch schon vom Mayr-Fasten gehört, das seinen Namen dem Mediziner Franz Xaver Mayr (1875–1965) verdankt und auch als »Milch-Semmel-Kur« bekannt ist: Hier knabbert man nach dem Abführen alte Brötchen, die man mit etwas Milch zu sich nimmt. Eingebettet ist die Kur in ein Programm mit Massagen und Bädern.

Scheinfasten

Diese sehr zeitgemäße und interessante Art des Fastens geht auf den amerikanischen Gerontologen Valter D. Longo (* 1967) zurück: Man imitiert hier stoffwechseltechnisch echtes Fasten, nimmt aber mehr Kalorien zu sich, nämlich etwa 800 kcal am Tag. Zugleich verzichtet man auf Zucker und tierisches Eiweiß. Damit wird der Zellschalter »mTor«, ein Protein, quasi ausgeknipst. Kommen Eiweiß und Zucker daher, erteilt mTor den Zellen den Befehl zur Teilung, schließlich wurden ja gerade aufbauende Nährstoffe angeliefert. Damit Autophagie stattfinden kann, darf mTor also nicht aktiviert sein. Auch das Wachstumshormon IgF-1 bleibt auf niedrigem Niveau, wenn Zucker und Eiweiß fehlen.

Die Lebensmittel bei dieser Fastenart sind vegan, vor allem Gemüse, Nüsse, Öle und Avocado stehen auf dem Speiseplan.

KAPITEL 16

Physikalische & körperliche Reize

Ganz gleich, ob beruflicher Stress oder Überlastung im Homeoffice (oder beides) zu Schlafstörungen und innerer Unruhe führen und Leib und Seele bedrücken – wir tun gut daran, persönliche Strategien gegen solche Attacken auf unser Wohlbefinden zu entwickeln. Nicht jede(r) flüchtet sich bei erstbester Gelegenheit in eine Krankschreibung, und den Weg zu einer Kur gegen Burn-out oder sonstige Erschöpfungszustände haben die Krankenkassen inzwischen relativ steil und kurvenreich gestaltet. Also heißt die Devise: Hilf dir selbst! Ein paar Möglichkeiten habe ich hier für Sie zusammengestellt.

Waldbaden: Auch für Nichtschwimmer

Am unaufwendigsten erscheint eine Methode, die vor einiger Zeit unter der anfangs als leicht Mumpitz-verdächtig empfundenen Bezeichnung »Waldbaden« in unseren Gesichtskreis gerückt ist. In Japan, wo man uns in dieser Hinsicht mal wieder einige Nasenlängen voraus ist, trägt sie den viel ehrfurchtgebietenderen Namen »Shinrin Yoku«, wird schon seit Jahrzehnten erforscht und gefördert und soll dort sogar auf Rezept erhältlich sein.

Mittlerweile gilt der bewusste Aufenthalt im Wald auch hierzulande als eine inzwischen in mehreren Studien untersuchte Entspannungstechnik – akustisch, visuell und durch Düfte. Die ätherischen Öle, die der Baumbestand in unsere Atemluft abgibt, powern unser Immunsystem. Wissenschaftler beschreiben nicht nur positive Auswirkungen auf unser Herz-Kreislauf-System. Der bewusste und auf Entspannung zielende Aufenthalt im Wald stärkt das Nerven- und Hormonsystem und befeuert den Stoffwechsel.

So wird Stress abgebaut, und unsere Emotionen werden positiv beeinflusst. Das ist wichtig, wenn wir Angstzuständen oder Depressionen vorbeugen wollen. Allerdings ersetzt Waldbaden keine Psychotherapie.

Wer Lust dazu hat, kann dem Waldbad – gewissermaßen als Badezusatz – Bewegung oder Meditationsübungen hinzufügen. Wichtig ist, dabei auf keinen Fall gleich in den nächsten nervenzehrenden Optimierungsdrang zu rutschen. Auch hier ist die innere Stimme nicht der schlechteste Gesprächspartner: Alle Sinne zu öffnen, sie auf die unmittelbare Umgebung und nur auf das Hier und Jetzt zu richten, kann zu therapeutischen Erfolgen führen. Vor allem bei regelmäßiger Anwendung. Hierzulande gibt es mittlerweile viele Angebote wie etwa: Bücher, Kurse und natürlich einen Bundesverband für Waldbaden e.V.

Sauna: Einfach mal Dampf ablassen

Jahrtausendealt ist das Regelwerk für eine Entspannungstechnik, die aus Finnland zu uns gekommen ist und mit ihr das bei uns populärste finnische Wort: Sauna. Nicht umsonst ist die dortige Saunakultur wegen ihrer seit Langem bekannten medizinischen Effekte seit Ende 2020 »Immaterielles Kulturerbe der UNESCO«. In der Schwitzstube regt das Ansteigen unserer Innentemperatur auf bis zu 39 Grad das Immunsystem dazu an, die Produktion von Abwehrstoffen zu steigern und diese über die verstärkte Durchblutung überall hinzuliefern; die Abwechslung von Hitze und Abkühlung im Freien und mit kalten Wassergüssen trainiert unsere Blutgefäße und macht sie flexibler. Auch unsere Haut mag das Sauna-Ambiente. Wichtig ist hier, sich nicht sofort exzessiv unter die »Obensitzer« zu drängen oder den Aufenthalt in der Hitze bis zum Ohnmachtsanfall auszudehnen. Das Pensum und die Wahl der Liegefläche lieber langsam steigern.

Auch wenn der verschwitzte Saunabesuch in den letzten Jahren ein bisschen aus dem allgemeinen Lifestyle- und Fitnessfokus verschwunden ist, seine Wunderwirkung auf Wohlbefinden und gesundheitliche Widerstandskraft bleibt unbestritten. So untersuchte eine in die Zukunft gerichtete Kohortenstudie an finnischen Männern den Zusammenhang zwischen Häufigkeit und Dauer des Saunabades und dem Risiko, an plötzlichem Herztod oder einer Herz-Kreislauf-Erkrankung zu versterben; auch die Gesamtsterblichkeit wurde in den Blick genommen. Dabei zeigte sich bei regelmäßigen Saunabädern eine signifikante Risikominderung von bis zu 63 Prozent für plötzlichen Herztod und von 40 Prozent für die Gesamtsterblichkeit für Herz-Kreislauf-Erkrankungen. Es hilft also wirklich, regelmäßig unter Dampf zu stehen!

Andere Studien belegen außerdem eine 66-prozentige Reduktion des Demenzrisikos, den Rückgang von Schmerzen, Depressionen, Müdigkeit und Hunger. Sie zeigten eine Verbesserung der Blutfette, die Stimulierung des Wachstumshormons, eine Verbesserung der Hautdurchfeuchtung, die Minderung der Talgproduktion und eine Stärkung des Säureschutzmantels. Allerdings reduziert Saunieren auch die Spermien und macht sie schlapp – aber nur vorübergehend. Sozusagen ein kurzfristiges, wenn auch nicht sonderlich sicheres Verhütungsmittel …

In Dampfbädern geht es nicht ganz so heiß her wie in der finnischen Sauna, aber sie sind – neben ähnlichen

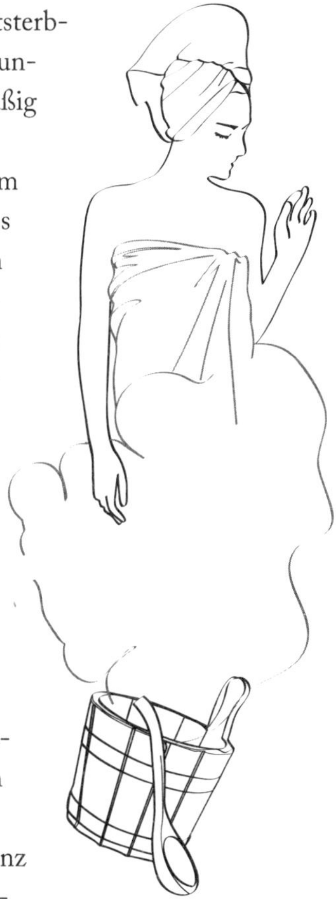

Der Saunabesuch tut uns gut.

Effekten – auch noch Balsam für die Atemwege: Die können mithilfe der zerstäubten Sole, gerne kombiniert mit Eukalyptus, schön entschleimen!

Kälteanwendungen & Kneippen

Natürlich ist Kälte kein Allheilmittel gegen Depressionen, Schmerzen, Durchblutungsstörungen und Migräne, doch gibt es Untersuchungen, die Kälte in diesen Bereichen ganz beeindruckende Effekte bescheinigen. Kälte führt dazu, dass sich die Blutgefäße vor allem der Haut zusammenziehen, die Durchblutung wird also zunächst reduziert. Bevor es aber so richtig eng wird, steuert unser Körper dagegen. Diese Mehrdurchblutung liefert neue Immunsystem-Zellen und aktiviert den Stoffwechsel des Gewebes, sodass man besser gegen Infektionen geschützt ist. Bei Kältereizen wird unser Stress- und Aktivitätsnervensystem des Sympathikus aktiviert. Die Botenstoffe Beta-Endorphin (hebt die Stimmung bis hin zur Euphorie) und Noradrenalin steigen an und entfalten ihre Effekte im Herz-Kreislauf-System und im Gehirn. Die Kälterezeptoren der Haut senden elektrische Nervenimpulse an das Gehirn und machen uns so energievoller und wacher. Kälte lässt unser braunes Fettgewebe wieder anwachsen, das wir nach dem Säuglingsalter leider abbauen. Braun nennt man es, weil es reich an Mitochondrien ist. Übergewicht und Zivilsationskrankheiten kann man mit braunem Fettgewebe im Körper gut reduzieren. Dazu reicht es auch, sich jeden Tag ein Weilchen bei frischen 17 Grad aufzuhalten oder mal im T-Shirt rauszugehen.

Natürlich ist alles eine Frage der Dosis: In einer medizinischen Kältekammer mit minus 110 °C bis minus 140 °C sollte man sich nur zwei bis drei Minuten aufhalten. Patienten mit Schmerzen können durch die Kältekammer Schmerzmittel reduzieren, Sportler nutzen sie für die bessere Regeneration. Nicht umsonst lieben sie daher auch die Eiswanne. Die niedrigen Temperaturen regene-

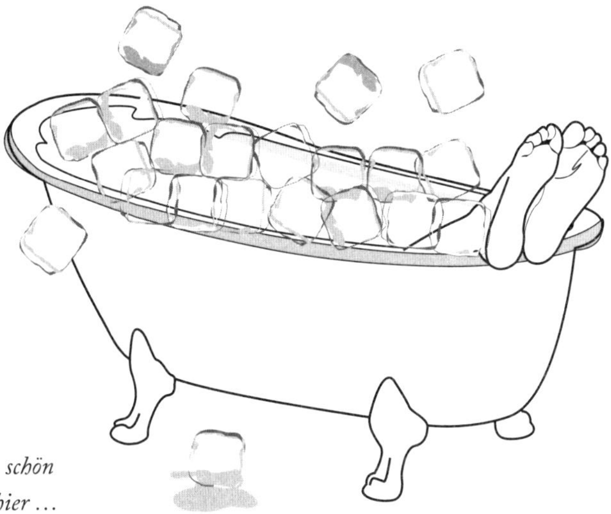

Ganz schön kühl hier …

rieren die übersäuerte Muskulatur schneller. Schmerzlindernde und entzündungshemmende Effekte setzen ein, das Immunsystem wird aktiver.

Doch auch schon mit einer kalten Dusche kann man diese positiven Effekte nutzen. Die Temperatur, mit der das Wasser bei uns für gewöhnlich aus der Leitung kommt, beträgt in der Regel zwischen 10 und 12 °C – das ist auch die optimale Temperatur für die kalte Dusche. Um keinen »Kälteschock« zu riskieren, ist es empfehlenswert, die kalte Dusche fern des Herzens zu beginnen – also auf der rechten Seite vom Fuß aufwärts hoch zum Gesäß. An der Innenseite des Beins wieder abwärts. Dasselbe dann am linken Bein. Danach von der rechten Hand bis hoch zur Schulter und wieder hinunter und auf der linken Seite wiederholen. 30 Sekunden Dauer genügen für den Anfang. Trainierte Kaltduscher können aber auch zwei bis drei Minuten durchhalten.

Mit dieser simplen Maßnahme kann man, regelmäßig durchgeführt, auch Einfluss auf seine Kalorienverbrennung nehmen. Ein weiterer Vorteil der Abkühlung: eine rosige und frischer wirkende Haut. Der Effekt ist ebenfalls auf die kurzzeitige flächendeckende

Unterkühlung und die danach folgende verstärkte Durchblutung zurückzuführen. Gerade bei trockener, juckender Haut, etwa bei Neurodermitis, wird die Haut weniger entfettet als bei einer heißen Dusche. Wer hier Probleme hat, sollte sich beim ausgiebigen Abbrausen eher für lauwarme Temperaturen entscheiden – nach dem kalten Guss.

Äußerst sanft und damit unbedingt alltagstauglich sind auch die als Medizinergänzung gedachten Anwendungen des Pfarrers Sebastian Kneipp (1821–1897), die bei Herz-Kreislauf-Leiden, orthopädischen Problemen und neurologischen Krankheitsbildern empfohlen werden. Leicht praktizierbar sind hiervon das Wassertreten (Barfußgang im seichten Wasser), das Barfußlaufen auf taufrischen Wiesen (Tautreten) und sogar das »Schneegehen«.

Sport & Bewegung: Wer rastet, der rostet

Gut zwei Drittel der Deutschen leiden an Bewegungsmangel, inzwischen vielfach bereits Kinder. Nur 2 bis 3 Prozent treiben zu exzessiv Sport. Für den Großteil herrscht also noch reichlich Steigerungsmöglichkeit … Wissenschaftler beschreiben Sport wie ein Medikament: Beim Ausdauersport können Endorphine, Endo-Cannabinoide (körpereigenes Cannabis!) und andere psychotrope Substanzen ausgeschüttet werden. Daher geraten manche Läufer in ein »Runner's High«, das Hochgefühl des Sportlers. Schon mal erlebt? Körpereigene Opiate (wie Morphium) unterdrücken Schmerzen und sorgen für Glücksgefühle: Man könnte ewig euphorisch und leichtfüßig weiterlaufen. Das hat sich die Evolution wirklich gut ausgedacht, denn unsere Vorfahren mussten oftmals lange Strecken zurücklegen. Heute hilft dieser alte Kniff, Menschen für gesunden Dauerlauf zu begeistern.

Sport gilt als die Anti-Aging-Waffe schlechthin. Er erhöht die Telomerase-Aktivität, tut dem Herzen und dem Kreislauf gut, beugt Diabetes, Osteoporose und Krebs vor und wirkt sich günstig auf den neurokognitiven Bereich aus. Auch deshalb heißt es heute längst nicht mehr, dass man sich nach einem Herzinfarkt schonen solle. Tatsächlich führen Sport und Bewegung zur Bildung neuer Gefäße und verbessern so die Versorgung des Herzmuskels. Zwar bedeutet Sport immer auch Belastung, mehr Energieumsatz und damit mehr freie Radikale – Alterungsfaktoren per se. Beim Krafttraining wird das muskuläre Gewebe gereizt, Mikrorisse entstehen. Unser Immunsystem muss bei akuter hoher Belastung ebenfalls kräftig mitackern. Doch später, im Rahmen der Regeneration, kommt es zu einer Superkompensation: 24 bis 48 Stunden nach der Belastung tritt eine Umkehr des Prozesses ein. Der Organismus baut uns widerstandsfähiger wieder auf! Einmal mehr gilt das schon von Paracelsus gelehrte Prinzip, dass geringe Dosen schädlicher Reize am Ende eine positive Wirkung auf den Organismus haben können. Außerdem: Systeme, die nicht gefordert werden, werden schlicht runtergefahren, die Couchkartoffel baut Muskeln ab, verringert ihre Koordinationsfähigkeit und wird auch geistig träge.

Stimulus ist also nötig, die Kunst dabei ist es, die richtige Balance zu finden. Wir dürfen uns nicht unterfordern, denn wir brauchen Reize, um uns zu entwickeln; umgekehrt dürfen wir es aber nicht übertreiben, um uns nicht zu verletzen oder den Spaß zu verlieren. Dabei helfen inzwischen – auch ohne Verein, Personal Trainer oder ausgeklügelte Trainingspläne – schon Online- und Fitness-Tracker samt Apps. 20 Prozent der Deutschen sind damit bereits ausgestattet. Und klar, es geht nicht ohne Ernährungsstrategie, damit die Restrukturierung insgesamt gut läuft.

Bei der Wahl der richtigen Sportart setzen Sie am besten auf eine Kombi von Ausdauer, Kraft und Koordination. Immerhin gilt es, an die siebenhundert Muskeln anzusprechen. Wer Übergewicht mit sich herumträgt, sollte gelenkschonend anfangen: Schwimmen, Fahrradfahren oder schwungvoll federndes Spazierengehen (wie etwa Nordic Walking). Pilates ist längst kein Geheimtipp mehr. Hier bekommt man einen starken Rumpf, wird sehr beweglich, dehnt gut, bekommt schlanke, starke Muskeln, verbessert Bewegungsabläufe, gewinnt an Kraft, kann es mit Ausdauer kombinieren und Schmerzen endlich loswerden wie in keiner anderen Sportart. Erfunden wurde es nämlich als Physiotherapie, bei der diverse sehr interessante Geräte zum Einsatz kommen können, die auf den ersten Blick nach Sadomaso-Studio aussehen. Und egal was Sie machen, bitte keine Angst vor Schwitzen, auch wenn das möglicherweise die Frisur ruiniert. Schweiß ist gut für die Haut:

- Er stabilisiert den Säureschutzmantel bei pH 5 und stärkt dadurch die lieben Türsteherbakterien, das Mikrobiom.
- Er sorgt für natürliche Feuchtigkeit und bewahrt wie eine Klimaanlage die Körpertemperatur.
- Medikamente und manche Viren werden ausgeschieden.
- Tattoos hemmen übrigens an den farbigen Stellen das Schwitzen.
- Schwitzen kann man trainieren. Sportler schwitzen später und verlieren weniger Salz.
- Fun fact: Männerschweiß enthält durch bakteriellen Abbau unter anderem Sandelholzaroma. Das hilft bei der Zellteilung und somit der Hautregeneration. (Also, Mädels, lasst die Kerle schwitzen, reibt euch ein, und schon heilen alle Wunden!)

Empfohlen wird, an zwei oder drei Tagen in der Woche jeweils 30 bis 60 Minuten dem Ausdauertraining und zwei bis dreimal wöchentlich 30-45 Minuten der Kräftigung und Koordination zu widmen: Mindestens 3 Durchgänge mit 8–15 Wiederholungen pro Übung bis zur Muskelermüdung, damit die Muskeln wachsen. Wer schon etwas länger sportlich unterwegs ist, kann beim High Intensity Interval Training (HIIT) an seine Grenzen gehen: Dabei wechseln sich kurze, sehr intensive Trainingseinheiten in schneller Folge mit Erholungsphasen ab. Nach heutigen Erkenntnissen lässt sich so in relativ kurzer Trainingszeit ein deutlich höherer Gesundheits- und Fitnesseffekt erreichen. Sehr charmant ist dabei auch das Kalorien-Nachbrennen.

Wer sich dabei aber nicht sicher fühlt, sollte vorher seine Ärztin bzw. seinen Arzt konsultieren. Ohnehin empfiehlt es sich, über Risiken und Nebenwirkungen nachzudenken, bevor Sie sich ins Getümmel stürzen: Unfälle beim Mannschaftssport, besonders auf dem Rasen, Gefahren für Bänder und Gelenke, etwa beim Skilaufen.

Den besonders Eifrigen droht natürlich immer auch eine Fehlbelastung. Ein achtzig Kilogramm schwerer Mann, der mit Mitte vierzig von null auf hundert plötzlich eine Leidenschaft für den Marathon entwickelt, sollte vorsichtig und langsam damit beginnen, Fett in Muskeln umzubauen und die Strukturen an die neue Belastung zu gewöhnen, sonst muss er beinahe sicher mit Gelenkschäden rechnen. Hier hilft ein besonnener Trainingsplan, auch wenn er vielleicht erst mal nur bis zum Halbmarathon führt.

Besonders Männer scheinen den Wettbewerb von Mann zu Mann zu lieben – und mehr noch Hightech-Sportaccessoires! Dabei sind die in den wenigsten Fällen wirklich nötig, können aber natürlich Spaß machen. Wenn Sie sich so besser motivieren können, dann gehen Sie shoppen. Hauptsache, die schicken Gadgets verstauben nachher nicht im Schrank.

Nicht nur der Wettbewerb mit anderen, auch ein Messen mit sich selbst kann motivieren (oder stressen): Wenn die Fitnessuhr mault, dass man in dieser Woche sein Bewegungsziel wieder nicht erreicht hat, spornt das den einen an, beim anderen sorgt es für Frust. Grundsätzlich sind Sportuhren, Smartwatches oder Fitness-Tracker eine Superoption, den eigenen Puls zu messen, den Kalorienverbrauch, die Fettverbrennung, die Geschwindigkeit und die zurückgelegten Kilometer! Man kann sich mit Gleichgesinnten vernetzen und seine Leistungen hochladen, Joggingpfade anderer nachlaufen und mehr über den eigenen Körper lernen. In Kombi mit dem Handy gibt's auch gleich noch was auf die Ohren: Musik und schnelle Beats treiben an und machen Spaß.

Ziemlich beliebt ist zurzeit EMS: Die *Elektromyostimulation* kommt eigentlich aus dem Reha-Bereich und dem Hochleistungssport. Dabei wird ein niedriger Stromimpuls über Elektroden in den Muskel geschickt, während man eine Bewegungsübung ausführt. So lässt sich Muskelmasse aufbauen, auch tiefere Muskeln werden erreicht, und Ergebnisse lassen sich schneller sehen! Im Reha-Bereich oder bei einer nachlassenden Beckenbodenmuskulatur kann man gezielt nachhelfen. Im Alltagsbereich ist EMS eine mögliche Ergänzung, aber keinesfalls ein Ersatz für Bewegung! Denn Bewegungsablauf und Koordination werden so nicht trainiert. Gerade die sind aber im Alter enorm wichtig, um Stürze zu vermeiden. Auch die Ausdauer wird damit nicht ausreichend trainiert, zudem kann es zu muskulärem Ungleichgewicht kommen.

»Es gibt nichts Gutes, außer: Man tut es.« Das wusste schon Erich Kästner. Die folgende Tabelle gibt Ihnen einen kurzen Überblick, was Sie mit verschiedenen Sportarten erreichen können und welche Risiken eventuell drohen.

Sportart	Bemerkungen	Besonderheit
Joggen	Ausdauersport, stärkt das Herz-Kreislauf-System. Besonders beanspruchte Muskeln: Beine, Po, unterer Rücken. Bei explosiverem Laufstil auch Kraftausdauer. Beginnen kann man damit in jedem Alter. Nicht optimal bei vorbestehenden Gelenkproblemen, daher langsam herantasten. Technik beachten, nicht stampfen, kein Hohlkreuz machen, eher federnd laufen, nicht zu lange Schritte, aufrechte Körperhaltung, Arme gerade am Körper vorbeiziehen, nicht über Kreuz. Man verbrennt viele Kalorien, auch im Nachbrenneffekt. Vorher und nachher dehnen gegen Muskelverkürzung und zur Vorbeugung von Verletzungen. Wer mag, kann zwischen schnelleren und langsameren Intervallen wechseln und auch Sprungübungen einbauen. Waldläufe auf weichem Grund sind besonders erholsam und schonen auch die Gelenke.	Unabhängig von Ort und Zeit, preiswert. Allerdings sollte man bei der Wahl des richtigen Schuhwerks nicht den Sparfuchs raushängen lassen. Im Fachgeschäft aussuchen und auf dem (dort hoffentlich vorhandenen) Laufband ausprobieren.

Gehen/ Walken	Ausdauersport, stärkt das Herz-Kreislauf-System. Weniger Stöße als beim Joggen, gut für jedes Alter. Falls man Stöcke nutzt: Diese sind nicht als Spazierhilfe gedacht, sondern sorgen mit der richtigen Technik für gleichzeitiges Armtraining.	Unabhängig von Ort und Zeit, preiswert. Gelenkschonend und Trainingseffekt auch für Arme und Schultergürtel.
Bergwandern	Super Herz-Kreislauf-Training und Kraftausdauer für Beine und Po, schließlich muss man das körpereigene Gewicht über längere Zeiten den Berg hinaufwuchten.	Gutes Schuhwerk und dem Wetter angepasste Kleidung sind wichtig. Wandern in der Natur kann sehr meditativ sein.
Schwimmen	Ausdauersport, stärkt das Herz-Kreislauf-System und verbrennt viele Kalorien. Keine Gelenkbelastung, sofern die Beine paddeln. Frosch-Brustschwimmen kann Knie und Hohlkreuz sowie Nacken strapazieren. Kraultechnik oder Brustschwimmen mit Eintauchen ist optimal. Auch gut bei Rückenproblemen. Beinschlag muss aus der Hüfte kommen. Durch Arm- und Beineinsatz werden mehr Muskeln als beim Joggen trainiert. Hat etwas Meditatives.	Besonders wichtig sind Bewegungstechnik, optimale Ökonomie und Atemtechnik beim Kraulen; am besten noch mal mit einer Trainerin oder einem Trainer auffrischen.
Rudern	Kraftausdauersport, trainiert besonders Oberkörper, Schultergürtel, Arme, Rücken und beim Abdrücken auch die Beine.	Kann in der freien Natur und auf guten Fitnessgeräten betrieben werden. Gut für die Rumpfmuskulatur.
Radfahren	Ausdauersport, stärkt das Herz-Kreislauf-System und ist gelenkschonend. Wer Klick-Pedale am Rad hat (Achtung, man kann beim Bremsen leichter umfallen), nutzt bei der Beinarbeit nicht nur Druck, sondern auch Zug. Der Sattel kann in den Schritt drücken, der gebeugte Rücken	Immer nur mit Helm! Extra Radlerhosen und bunte Shirts braucht es nicht unbedingt.

	und der Schulter-Nacken-Bereich können je nach Lenker und Haltung schmerzen. Je nach Untergrund und Strecke sind Trekking-, Stadtrad, Mountainbike oder E-Bike angeraten.	
Yoga	Diverse Formen, von sehr entspannend bis sehr anstrengend und schweißtreibend. Stabilisierung der Muskeln, Dehnen, Beweglichkeit. Gutes Körpergefühl. Männer haben es hier etwas schwerer, weil ihre Muskeln oft verkürzt sind. Achtung bei Rückwärtsbeugen, dass man den Rücken nicht verletzt. Die indischen Begriffe aus dem Mund der heimischen Trainerinnen und Trainer erscheinen manchen skurril, und auch der Löwe (Gesicht verziehen und schreien) kostet Überwindung.	Es gibt genug Übungen für alle Schwierigkeitsgrade! Man kann in jedem Alter damit beginnen.
Pilates	Ähnlich wie Yoga; neben Mattentraining werden Geräte wie Reformer oder Chair gerne mitgenutzt mit Federn, Zugseilen, Widerständen. Funktionelles Training über Bewegungsketten mit Geräten führt zu guter Kraftausdauer, schlanken starken Muskeln und sehr guter Rumpfstabilität. Die Körpermitte wird immer angesprochen. Viel Arbeit über die richtige Atmung.	Stärkt die Körpermitte, sehr gesund, auch als Reha-Maßnahme geeignet. Für alle Schwierigkeitsgrade abgestufte Übungen, Beginn in jedem Alter möglich.
Funktionelles Training	Kraftausdauertraining, das komplexe Bewegungsabläufe über mehrere Gelenke und Muskelgruppen beinhaltet. Elemente aus diversen Sportarten fließen ein und kräftigen den Körper für den Alltag. Maximalkraft für einen dicken Bizeps kann man zwar so nicht aufbauen, da man überall Kraft hineingeben muss, um Bewegung und Spannung aufrechtzuerhalten, aber man bekommt dadurch einen ganzheitlich trainierten Körper. Man verbrennt auch gut Kalorien, auch im Nachbrenneffekt. Der Klassiker sind Burpees: eine Kombi aus Kniebeugen,	Sehr effektiv, gute kostenlose Onlineangebote. Das Training ist abwechslungsreich, indoor und outdoor möglich.

	Liegestütze und Strecksprung. Das eigene Körpergewicht wird genutzt, oder Geräte wie Medizinball, Hanteln, Gummibänder… Sehr effizient ist Kraft-Ausdauertraining: mit hoher Wiederholungszahl (15–40 Mal), aber nicht maximalen Gewichten (40–60 % der Maximalkraft, die man benötigt, um ein Gewicht nur einmal zu heben). Man gewöhnt die Muskulatur daran, nicht so schnell schlapp zu machen-	
Crossfit	Eine Art funktionelles Zirkeltraining in einer coolen Location mit teils brachial anmutenden Stangen, Ketten und anderem Gerät. Lässige Community mit Gruppentrainingskonzept jenseits des Sportvereins. Achtung: Verletzungsgefahr durch Überlastung bis hin zu Bandscheibenvorfällen und Muskelabrissen. Gut und vorsichtig gemacht allerdings ein gutes Ganzkörpertraining.	Für Anfänger unter Gruppendruck schnell überfordernd! Vorsicht vor Überlastung.
Fitnessgeräte	Isolierte Muskeln oder Muskelgruppen werden trainiert. Auch geeignet, wenn eine Region wegen Verletzung nicht trainiert werden kann. Das Zusammenspiel der Muskeln wird nicht trainiert. Pumper können vielleicht super Bankdrücken, aber dann keine Minute Liegestütz durchziehen. Gefahr von Dysbalancen – trainierter Oberkörper, dünne Storchenbeine. Gut zum Bodyshaping, aber besser durch weitere Sportarten ergänzen. Aufwärmen am Anfang nicht vergessen, man übernimmt sich leicht.	Geht nur im Studio (Mitgliedsbeitrag!) oder im eigenen Sportkeller (auch teuer …)
Golf	Wie beim Tennis ist eine Körperseite stärker trainiert. Für Ausgleich sorgen. Nicht das Golfcart nehmen, damit man ähnlich wie beim Walken Strecke macht. Ausdauer, Kraftausdauer und Präzision, gute Körperkontrolle und Weitblick. Geringes Verletzungsrisiko, keine Überanstrengungsgefahr.	Viel Equipment nötig, und es gibt eine lange, zeitintensive Lernkurve. Nichts für ein wildes ungestümes Naturell.

Tennis	Flexibler Ausdauersport mit Schnellkraft- und Sprungtraining, Richtungswechseln und Sprints. Viele Muskelgruppen sind im Einsatz, allerdings im Oberkörper-Arm-Bereich nur einseitig.	Man muss Platz und Partner organisieren, braucht Ausrüstung und ein bestimmtes Technik- und Spielniveau, damit es richtig Spaß macht.
Ballsport	Spaß in der Mannschaft, sorgt für Sozialkontakte. Vielfältige Trainingsaspekte: Schnelligkeit, Richtungswechsel, Ganzkörpertraining (beim Fußball mehr Beine und Po), Herz-Kreislauf, Grundlagenausdauer.	Gruppen- oder Vereinsangebote für Laien sind nicht immer leicht zu finden. Kontaktsport mit höherer Verletzungsgefahr.
Ski alpin	Kraftausdauersport mit Freiheitsgefühl, aber Unfall- und Verletzungsgefahr. Ehrlicher Hunger im Anschluss. Technik ist sehr wichtig. Gut für Beine, Gesäß, Rumpf.	Wundervoll, aber gefährlich und nicht ganz billig.
Ski-Langlauf	Herz-Kreislauftraining, Kraftausdauer und Grundlagenausdauer. Weniger gefährlich als die alpine Variante, dabei ebenso schönes Naturerlebnis.	Richtig gesund!
Faszien-training	Mit einer Schaumstoff-Rolle bearbeitet man sein faseriges derbes Bindegewebe, das Muskeln umgibt und Bänder durchzieht. Dadurch löst man Verhärtungen, reduziert Verspannungen, verbessert Regeneration und Flexibilität. Auch bei Muskelkater und Sportverletzungen geeignet. Dehnt, massiert, drückt und walzt – durchaus in den Schmerz hinein.	aaaaaaaauaaah

Musik, Tanzen & Sex

Seien Sie der Musik zugetan! Nicht nur bei Ratten, auch beim Menschen verbessert sie das Gedächtnis und die Stimmung. Musiker haben extra Vorteile, denn Musizieren und gar dabei Improvisieren fordert das Gehirn!

Rudi, den schwer dementen alten Herrn im Pflegeheim, erreichte fast nichts mehr. Bis wir Rock'n'Roll auflegten. Da fing sein Fuß an im Rhythmus zu zucken. Musik bahnt sich in unser Gehirn, verbessert das Erinnerungsvermögen, schafft Gefühle, bekämpft Ängste, macht kreativ und ist eine Möglichkeit, mit anderen in Kontakt zu treten. Sie verbindet, baut Stress ab und sorgt für mehr Lebensqualität und Glücksgefühle. Sagen Studien. Meine Praxispartnerin hat das längst für sich erkannt. Sie spielt im Ärzteorchester. In ihrem Büro steht eine Orgel, und ins Wartezimmer

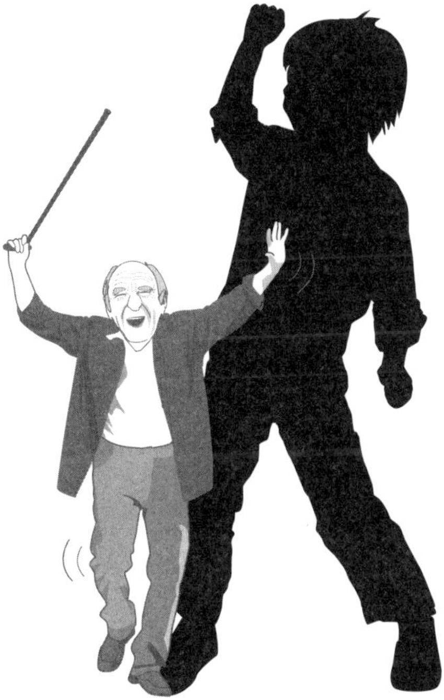

Tanz dich jung!

quetscht sich sogar ein Flügel. Wenn sie Entspannung braucht zwischen den anstrengenden Behandlungen von Krampfadern & Co., musiziert sie (oder repariert Dinge in der Praxis). Sie wirkt allzeit ausgeglichen und scheint auch nicht zu altern.

Ähnlich effektiv ist Tanzen als medizinische Lifestyle-Intervention: Es kommt zu signifikanten Verbesserungen in verschiedenen Bereichen der Gehirnfunktion, im Gedächtnis, Fühlen und Wahrnehmen, der Motorik, und auch der Gemütszustand verbessert sich deutlich.

Eine gute und besonders ganzheitliche Empfehlung für Haut, Psyche und Herzkreislauf sind regelmäßiger Sex oder zumindest körperliche Berührungen. Das trainiert auch im Alter das Gehirn. In einer britischen Studie an Fünfzig- bis 83-Jährigen soll einmal pro Woche Sex zu höherer Sprachkompetenz und besseren Zeichenfähigkeiten bei geometrischen Figuren aus dem Gedächtnis führen. Kann man ja immer mal brauchen. Allerdings hält sich auch hartnäckig das Gerücht, dass die meisten Teilnehmer sexthematischer Umfragen auch bei strengster Anonymität zwanghaft übertreiben. Wenn sie dabei aber verstärkt das Belohnungshormon Dopamin ausschütten so wie beim Sex selbst, geht auch das in Ordnung!

KAPITEL 17

Weitere wichtige Weichen im Alltag

Was immer man auch tut – oder aus Gesundheitsgründen unterlässt: Anti-Aging, Healthy-, Slower- oder auch Happy-Aging sind nur Erfolg versprechend, wenn wir dem ganzheitlichen Ansatz folgen. Dazu gehören die Einflussnahme über Ernährung und Bewegung, aber auch einige andere wichtige Stellschrauben in unserem Alltag. Um sie geht es in diesem Kapitel.

Gute Nacht, Freunde!

Schlaf macht im gesündesten Fall ein Drittel unserer Lebenszeit aus. Nachts erfolgen Regeneration und Dunkel-Reparatur. Schönheitsschlaf ist daher kein leeres Wort, sondern nichts als die reine Wahrheit. Aber streuen wir uns bloß keinen Sand in die Augen: Die Dosis macht das Gift – sogar in Hinblick auf die Schlafmenge! Im Jahr 2004 konnte gezeigt werden, dass die Sterblichkeit nicht nur bei zu wenig, sondern auch bei zu viel Schlaf zunimmt! Epidemiologische Studien belegten, dass nur fünf Stunden Schlaf pro Nacht über einen Zeitverlauf von einigen Jahren mit einem erhöhten Risiko für Herz-Kreislauf-Erkrankungen und Diabetes mellitus verbunden sind. Umgekehrt haben Menschen, die regelmäßig mehr als zehn Stunden schlafen, einen schlechteren Gesundheitszustand: Es drohen die typischen Zivilisationskrankheiten, Depressionen und beschleunigte Alterung, vermutlich weil Langschläfer einen Mangel an erholsamen Tiefschlafphasen haben.

Im Laufe des Lebens verschlechtert sich unsere Schlafqualität. Bei Frauen kann das ab der Zeit um die Menopause auch am Rückgang des schlaffördernden Hormons Progesteron liegen; bei

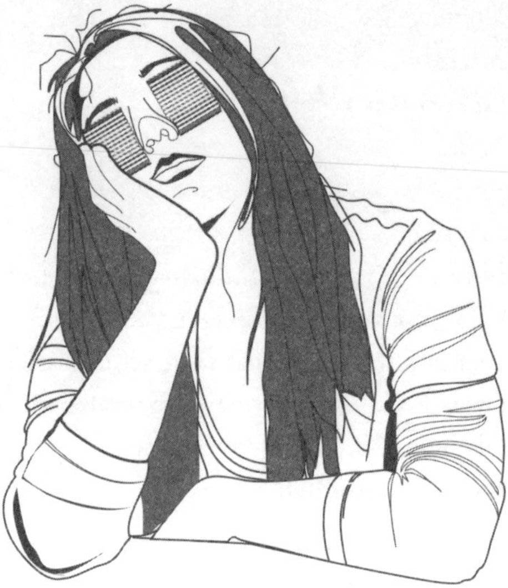

Vorhang zu, jetzt ist Ruh!

beiden Geschlechtern kommt es zu einem Abfall des Melatonins, jenes Hormons, das hauptsächlich in der Zirbeldrüse in unserem Gehirn fabriziert wird. Als Kind hat man davon noch etwa das 10- bis 100-Fache der Erwachsenenration im Blutspiegel. Mit sechzig Jahren haben bereits 70 Prozent der Menschen einen Melatoninmangel, im Alter sind es 80 Prozent. Und das hat auch Auswirkungen auf den Tag-Nacht-Rhythmus unseres Körpers.

Mieser Schlaf ist Volkskrankheit Nummer eins, er verschlechtert Stimmung und kognitive Fähigkeiten und macht unserem Immunsystem zu schaffen: Für eine Studie wurde eine Probandengruppe mit einem Erkältungsvirus infiziert. Diejenigen, die weniger als sieben Stunden pro Nacht schliefen, hatten ein dreifach erhöhtes Risiko für Symptome. Bei denjenigen, die sogar weniger als fünf Stunden an der Matratze horchten, entwickelte jeder Zweite Symptome.

Wie wichtig der Schlaf für uns ist, zeigt sich daran, dass nach einigen durchwachten Nächten das Schlafbedürfnis so massiv wird, dass der Mensch zwangsläufig einschläft, wenn auch nur kurz. Wird Schlaf anhaltend verhindert, kann das schwerwiegende gesundheitliche Folgen haben und bis zum Tod führen. Bei Depressionen kann Schlafentzug – ärztlich begleitet – therapeutisch eingesetzt werden. Als ich während des Studiums manchmal spätabends noch ausging, begegnete ich manchmal einigen, die gerade mit ihrer Psychiatriegruppe in der Fußgängerzone auf Schlafentzug waren. Er hat kurz anhaltende antidepressive Effekte und verspricht ein paar schöne Stunden mit weniger Depression und mehr Hoffnung. Die Symptome kommen jedoch schnell wieder, wenn die Erkrankten wieder in den normalen Schlafrhythmus wechseln. Ihr gestörter Traumschlaf führt zu einer ihre Depressionen fördernden Ausschüttung von Botenstoffen.

Die zentrale Schlafuhr unseres Körpers ist der *Nucleus suprachiasmaticus (SCN)* im Gehirn. Er wird durch Licht und Dunkel, das unsere Augen auffangen, beeinflusst. Die Zellen des SCN regulieren die Melatoninproduktion in der benachbarten Zirbeldrüse. Für eine optimale Melatoninproduktion braucht es vollkommene Dunkelheit. Mit Beginn der einsetzenden Dunkelheit steigt der Pegel auf das Achtfache des Tageswertes. Damit ist klar, dass Licht – insbe-

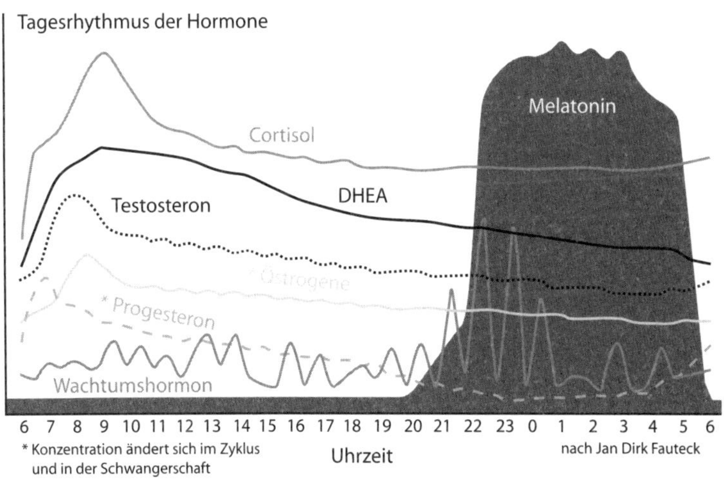

Tag-Nacht-Rhythmus: Das Auf und Ab der Hormone

sondere das blaue Licht von Fernseher, Computer, Tablet oder Handy – hier empfindlich stören kann. Auch Straßenlaternen, die so traulich durchs Fenster leuchten, oder das Nachtlicht im Flur sind Störfaktoren. »Lichtverschmutzung« auf den Intensivstationen der Krankenhäuser können die Genesung massiv beeinträchtigen. So soll die Liegedauer von Krankenhauspatienten im Westflügel 4,5 Tage länger als im Ostflügel sein. Erklärt wird das mit den unterschiedlichen Lichtverhältnissen.

Interessanterweise sehen die meisten Menschen Melatonin als »Schlafhormon« oder richtigerweise als »Hormon der Dunkelheit«. Heute weiß man, dass es noch viel mehr ist: ein Antioxidans, das in fast jeder Zelle in den Mitochondrien produziert wird. Es bekämpft freie Radikale und schützt in fast allen Zellen das Erbgut vor Schäden. Zudem aktiviert es die Zellen dazu, selbst weitere Radikalfänger zu produzieren und damit weitere antioxidative Effekte zu entfalten – daher nennt man Melatonin auch den »Gen-Wächter«.

Licht zur falschen Zeit kann den gesamten Organismus aus der Balance bringen. Jeder, der schon mal einen Jetlag hatte, kann das nachvollziehen. Arbeit in wechselnden Schichten ist folglich besonders ungesund, sie macht krank und lässt uns schneller altern. Eine Irritation der inneren Uhr unseres Schlafes und unseres Stoffwechsels kann zu Störungen wie Depressionen, Magengeschwüren, Herz-Kreislauf-Erkrankungen und erhöhtem Krebsrisiko, insbesondere für Brust-, Darm-, Prostata- oder Hautkrebs, führen.

Es ist bekannt, dass Menschen unterschiedliche *Chronotypen* haben, also die inneren Uhren für den Schlaf- und Wachwechsel unterschiedlich ticken können. Man spricht von Eulen und Lerchen. Selten gibt es sie in extremer Form, zudem kann sich der Gang der inneren Uhr im Laufe des Lebens auch ändern. Kinder sind – zur Freude der Eltern, die gern ausschlafen wollen – meist schon frühmorgens wach. In der Pubertät mutieren Jugendliche dann zu Nachtmenschen und kommen selbst mittags kaum aus den Federn, während die Älteren so ab sechzig wie Kinder wieder früher wach werden. Für Jugendliche ist das frühe Aufstehen vor Schulbeginn

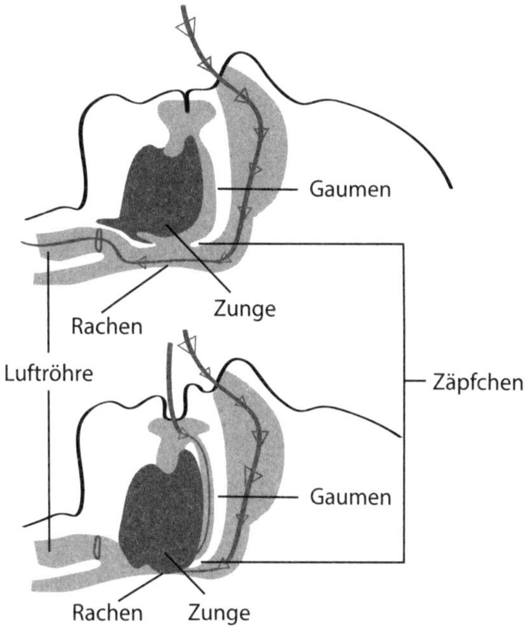

Schlafapnoe: zurückfallender Kiefer mit Zunge, die den Schlund verlegt

die Höchststrafe. Sie können um diese Zeit noch nicht performen. Die Diskrepanz zwischen ihrer biologischen Schlaf-wach-Uhr und der sozial angesagten Uhr wird »sozialer Jetlag« genannt.

Auch die Ausschüttung des Stresshormons Cortisol aus der Nebenniere unterliegt einem zirkadianen Rhythmus. So nennt man die Fähigkeit des Körpers, physiologische Vorgänge in einem Zeitrahmen von ungefähr 24 Stunden zu synchronisieren. Die höchste Cortisol-Konzentration wird morgens zwischen vier und sechs, manchmal auch bis acht Uhr gemessen; dann fällt sie allmählich ab und erreicht ihren Minimalwert gegen Mitternacht.

Menschen mit Atemaussetzern – Schlafapnoe – ersticken im Schlaf in regelmäßigen Abständen beinahe, weil die Atemwege etwa durch die Zunge blockiert sind oder das Gehirn keinen Atembefehl gibt. Betroffene schrecken dann kurz vor dem »Fast-Tod«

heftig auf, werden quasi wach, ohne es bewusst wahrzunehmen. Weil dies oft viele Male in einer Nacht geschieht, sinken das Stresshormon Cortisol und die Kollegen Adrenalin und Noradrenalin nicht ab – mit gravierenden Folgen: Übergewicht, Tagesmüdigkeit, Libidoverlust, Herzinfarkt, Schlaganfall, schnellere Alterung.

Nahezu alle weiteren wichtigen Körperfunktionen folgen ebenfalls einem Tag-Nacht-Rhythmus. Das kann man sehr gut am Herz-Kreislauf-System nachvollziehen: Blutdruck, Herzfrequenz, Schlagvolumen, Durchblutung und Widerstand der Blutgefäße verändern sich über den Ablauf von 24 Stunden. Nachts fällt der Blutdruck bei gesunden Personen um etwa 15 Prozent ab. In einer 24-Stunden-Blutdruckmessung zeichnet sich aber manchmal ab, dass der nächtliche Blutdruckabfall ausbleibt. Dann handelt es sich womöglich um eine *arterielle Hypertonie* (arteriell bedingter Bluthochdruck) infolge einer Nierenerkrankung oder der Überproduktion von blutdrucksteigernden Hormonen aus der Nebenniere, die auch nachts nicht aufhört zu ballern. Viele Medikamente, etwa für den Blutdruck, müssten eigentlich entsprechend den Tag-Nacht-Rhythmen angepasst werden, um eine optimale Wirkung zu erzielen. Chemotherapien sind weniger giftig und heilen effizienter, wenn man die Wirkstoffe nur zu bestimmten Tageszeiten verabreicht.

Auch Erkrankungen können wesentlich vom Tag-Nacht-Rhythmus beeinflusst sein. So finden Herzinfarkte gehäuft morgens statt, wenn Blutdruck und Herzfrequenz steigen und der Herzmuskel wieder mehr Sauerstoff verlangt. Schlaganfälle treten ebenfalls vermehrt morgens auf. Interessanterweise beobachtet man auch kurz nach der Zeitumstellung von Sommer- auf Winterzeit eine 8-prozentige Zunahme von Schlaganfällen. Die Umstellung stört das gemächliche Schwingen unserer inneren Rhythmik.

Asthmaanfälle treten hingegen besonders häufig in der Nacht auf. Dies liegt daran, dass das vegetative Nervensystem mit dem aktivierenden Sympathikus nachts wenig aktiv ist, dafür aber der entspannende Parasympathikus seine Aktivität hochfährt. Die

Lunge reagiert in dieser Zeit empfindlicher auf atemwegszusammenziehende Substanzen wie Histamin und Acetylcholin und Allergene wie etwa Hausstaubmilben. Außerdem sinkt um diese Zeit der innere Cortisolspiegel ab und kann nicht ausreichend schützen.

Tipps für einen erholsamen Schlaf

- Wer das Gefühl hat, dauerhaft unter *Schlafstörungen* zu leiden, sollte den Schlafmediziner aufsuchen. Seine persönlichen Schlafparameter kann man sehr gut vorab allein erheben – mittels Tracking-Ring, Smartwatch oder Trackinguhr. Weitere Diagnostikmöglichkeiten bieten ein Polysomnografiegerät vom Schlafmediziner oder das Schlaflabor. Manche Betroffenen profitieren dann von einer Anti-Schnarch-Schiene, die sie nach dem Gutenachtkuss wie eine Knirschschiene auf Ober- und Unterkiefer klicken. Sie hält den Oberkiefer vorn und verhindert, dass er nach hinten abrutscht und die Atemwege verlegt, die vielleicht auch schon ein bisschen in die Jahre gekommen und etwas schlaff oder zu massig geworden sind. Manche Patientinnen oder Patienten benötigen eine Überdruckmaske, die im Schlaf Luft in sie hineinleitet.
- Bei *leichter Einschlafstörung* können Baldrianwurzel und Hopfen als Mischpräparat helfen, ebenso Melatonin (3 bis 5 mg), eingenommen etwa eine halbe Stunde vor dem geplanten Nachtschlaf. Optimal ist eine pulsatile Darreichungsform, die die Natur am besten imitiert und eine regelmäßige Versorgung über kleine Impulse über die ganze Nacht bewirkt und keinen Überhang am nächsten Tag hinterlässt, wie es bei klassischen Retardprodukten passieren kann. Denn auch das Melatonin, das im Körper produziert wird, muss in bestimmten Abständen ausgeschüttet werden, da es eine recht kurze Halbwertszeit hat. Deshalb wird es während der Nacht mehrmals schubweise los-

geschickt. Kurzwirksame Melatoninpräparate wirken daher tendenziell ungünstig auch nur am Anfang der Nacht.

- Die Aminosäure *Tryptophan* ist die Vorstufe des Neurotransmitters und Glückshormons Serotonin und des Melatonins. Bei chronischen Entzündungen oder im fortgeschrittenen Alter kann die Melatoninsynthese aus Tryptophan allerdings gestört sein. Die nächste Stoffwechselstufe ist 5-Hydroxytryptophan (5-HTP,) was besser gehirngängig ist und daher bei manchen wirksamer. Als Supplemente einmal abends oder bis zu dreimal am Tag: Typtophan 500 mg oder 5-HTP 50-100 mg. Bei Antidepressivaeinnahme sind Wechselwirkungen möglich. Bitte mit der Ärztin oder dem Arzt besprechen.
- *Schlafmittel,* über einen längeren Zeitraum eingenommen, können den Tag-Nacht-Rhythmus schwerwiegend beeinträchtigen und sollten keinesfalls eine Dauerlösung sein.
- Gut für den Schlaf ist die Aminosäure *Glutamin,* die Vitamin-B6-abhängig aus Glutamat entsteht. Sie wird in unserem Körper hergestellt und findet sich unter anderem in Parmesan, Ei, Hühnerbrust, Sojabohnen, Erdnüssen, Linsen oder Haferflocken. Vitamin B6 sollte man, falls man es als Supplement nutzt, nach Erkenntnissen der Chronobiologie am besten morgens nehmen, damit es tagsüber aktiviert und abends beruhigt.
- Jeder weiß, wie man auf *Kaffeegenuss* am Nachmittag, also sechs bis acht Stunden vor der Nachtruhe, reagiert. Wer davon um den Schlaf gebracht wird, sollte ihn in die erste Tageshälfte verlegen.
- Auch die *Kalorienzufuhr* wird gegen Abend besser heruntergefahren. Ein voller Bauch studiert nicht nur nicht gern, ein kohlenhydratreiches Abendessen führt zu einer starken Insulinausschüttung, die dafür sorgt, dass überschüssige Energie kiloträchtig in Speicherfett angelegt wird. Der späte oder nächtliche Überfall auf den Kühlschrank macht die Haut anfälliger für UV-Strahlen am Tag, weil das nächtliche Sirt1-Protein unterdrückt wird. Halten wir uns abends mit dem Essen zurück, kann

es ungestört ansteigen und Hautschäden bekämpfen. Abendliches Fasten ist besonders gesund für einen regenerativen Schlaf, ebenso wie der Verzicht auf Alkohol.

- Wer sich abends eine *warme Dusche* gönnt, reduziert damit die Körper-Kerntemperatur und leitet die zum Schlafen notwendige Abkühlung ein.
- Kakao kann den Schlaf stören. Das enthaltene *Theobromin* stimuliert uns ähnlich wie Koffein. Obwohl es Leute gibt, die damit (aber vielleicht nicht davon) prima pennen.
- Das Schlafzimmer selbst sollte möglichst komplett abgedunkelt sein und eine eher niedrige Zimmertemperatur haben.
- Störfaktoren für erholsamen Schlaf sind nicht nur Licht und Lärm, auch *elektromagnetische Felder* können womöglich negativ wirken. Es ist deshalb besser, elektrische Geräte oder unter Strom stehende Rollläden abzustellen oder zumindest für einen Abstand von einem Meter zur Schlafstätte zu sorgen. Das betrifft auch Radiowecker und Handy.
- Stress stört den Tag-Nacht-Rhythmus: Die Cortisolwerte bleiben auch nachts oben, die Ausschüttung von Wachstumshormon bleibt aus, und man wird übergewichtig. Verhaltenstherapie und Entspannungsmaßnahmen können helfen.
- Sieben bis acht Stunden Schlaf gelten als empfehlenswerter Standard, manche kommen aber auch mit weniger Schlaf zurecht.
- Wer am Tag für die Nacht vorsorgen will, tut das am besten durch Bewegung an der frischen Luft.
- Wie man sich bettet, so liegt man. Eine gute Matratze mit Lattenrost und angenehmes Bettzeug sind wichtig. Lassen Sie sich in einem Fachgeschäft beraten und testen Sie ausgiebig.

Stressbewältigung: Wenn die Sorgen drei Mal klingeln

Es gibt Vermutungen, dass bis zu 80 Prozent aller Hausarztkonsultationen auf irgendeine Weise mit Stress zusammenhängen. Höchste Zeit also für die Stressbewältigung!

Eigentlich ist Stress eine gute Erfindung der Evolution: Die Natur hat uns damit die Möglichkeit gegeben, in einer Kampf- oder Fluchtsituation angemessen zu reagieren und akute Bedrohungen zu überleben, und das seit etwa schon drei Millionen Jahren!

In einer Stresssituation laufen interessante Vorgänge ab: Stress unterdrückt Teile unserer Gehirnaktivität. Unsere Pupillen weiten sich, damit mehr Licht eindringt und wir besser sehen. Zucker wird im Blut freigesetzt, damit wir genug Energie für eine schnelle Flucht zur Verfügung haben. Gleichzeitig reagieren Muskel- und Leberzellen weniger sensibel auf das Hormon Insulin, sodass schließlich noch mehr Zucker in unserem Blut herumströmt und nicht von den Zellen aufgenommen wird. Wir brauchen ihn ja dringend für unser Gehirn. Unser Herz schlägt schneller, unser Blutdruck steigt. So ist sichergestellt, dass wir uns effizient bewegen können. Unsere Konzentration wird erhöht, wir sind aufmerksam und aufnahmefähig. Damit hier nichts Unnötiges stört, werden für eine Weile sogar Libido und Verdauung abgeschaltet. Im Moment gibt es einfach Wichtigeres als den Schweinebraten im Magen oder die Vermehrung!

Letzteres gilt auch für die Fibroblasten, Hauptbestandteil unseres Bindegewebes, denn wer braucht schon eine straffe Haut, wenn es ums Überleben geht. Wenn sie langfristig an der Vermehrung gehindert werden, wird die Haut jedoch dünn, verletzlich und alt.

Damit wir nicht verbluten, sollten wir uns bei der Flucht verletzen, steigert Cortisol die Verklumpung der Blutplättchen, damit eine Blutung schnell zum Stillstand kommt. Leider steigt dadurch aber auch das Thrombose-, Schlaganfall- und Herzinfarktrisiko. Kurzfristig kommt es zur Bereitstellung von Immunzellen aus dem

Knochenmark. Dies, damit man mittels Kurzzeit-Entzündung Verletzungen befeuern kann und die danach auch schneller wieder abheilen.

Das Immunsystem wird dennoch insgesamt geschwächt, weshalb Dauerstress immer mit einer erhöhten Infektneigung einhergeht. Stress spielt außerdem eine Schlüsselrolle bei Autoimmunerkrankungen, Schlaflosigkeit und Burn-out, ebenso bei Angststörungen und Depressionen.

Das Problem in unserer heutigen Gesellschaft ist, dass wir von Stresstriggern umgeben sind, die wir nicht mehr vollständig bewältigen können. Kontinuierlicher Stress macht krank und alt. Biologisch betrachtet, geht es gefühlt immer um Leben und Tod. Wohl auch deshalb hat die Weltgesundheitsorganisation Stress zu einer der größten Gesundheitsgefahren des 21. Jahrhunderts erklärt. Die Corona-Pandemie hat diese Situation vermutlich weiter verschärft.

Stress kann zerstörerische Langzeiteffekte für unsere Gesundheit haben: Er trägt dazu bei, dass wir übergewichtig werden, was wiederum zu erhöhtem Blutdruck und zu Typ-2-Diabetes führen kann, zu Herz-Kreislauf-Erkrankungen, Schlaganfällen oder Alzheimer-Demenz. Man geht davon aus, dass sich die Zahl der an Demenz Erkrankten allein in den USA in den nächsten dreißig Jahren auf 15 Millionen verdreifachen wird!

Bei Stress kann man ein Hormon messen, das den meisten wohl eher unbekannt ist: *Allopregnanolon*. Es entsteht aus dem Vorläufer Cholesterin über das Sexualhormon Progesteron und wird im Gehirn gebildet. Forscher vermuten, dass Dauerstress und ständige Sorgen das Risiko für Alzheimer-Demenz erhöhen. Ein erhöhter Allopregnanolon-Spiegel kann zu einem Anstieg von Beta-Amyloid in den Nervenzellen führen und die Signalübertragung hemmen. Die Gedächtnisleistung und Geistesfunktionen werden geschwächt.

Forscher konnten außerdem nachweisen, dass die Telomere bei Menschen mit großem Arbeitsstress kürzer sind als bei anderen. Auch die Parkinson-Erkrankung, Typ-2-Diabetes, Herz-Kreislauf-

Erkrankungen und Krebs haben mit einer Verkürzung der Telomere zu tun und somit mit dem Altern. Schon der Gedanke an Stresssituationen lässt uns im wahrsten Sinne des Wortes graue Haare wachsen. Wer etwa Angst vor einem Vortrag in der Öffentlichkeit hat oder vor einer Pandemie ganz allgemein, altert schneller. Vorübergehend sind bei Stress sogar Seh- und Hörverluste möglich. Stress wirkt sich auf die Gene aus, die durch ihn verändert werden. Aus der Forschung weiß man, dass schwere Traumata schnell als genetische Information über epigenetische Veränderungen an die Nachkommen weitergegeben werden können.

Weniger dramatisch, aber für jedermann sichtbar: Stress kann zu Ausbrüchen von Herpes an der Lippe führen, gemeinerweise geschieht das auch umgekehrt, beim Abfall von Stress. Deshalb zieren uns diese Bläschen sehr gerne genau dann, wenn der Urlaub beginnt! Auch Erkältungskrankheiten und Migräne hängen zuweilen mit diesem Wechsel von Stressphasen und Entspannung zusammen.

Das Cortisol aus der Nebenniere aktiviert diverse Stoffwechselprozesse in unserem Körper, damit energiereiche Verbindungen für die akute Stressphase zur Verfügung gestellt werden. Dauert diese Stressphase allerdings an, kann Cortisol Diabetes begünstigen, vor allem deshalb, weil es einen Effekt auf unseren Kohlenhydrahaushalt hat. Es fördert die Zuckerproduktion in der Leber und stört damit die Wirkung von Insulin. Außerdem beeinflusst es den Fettstoffwechsel und den Eiweißumsatz. Muskulatur wird abgebaut. Zwar wird durch Cortisol auch der Fettspeicher reduziert, wenn das Fett dann jedoch nicht verbraucht wird, findet es sich ganz flott wieder am Bauch ein. Cortisol stimuliert die Bauchspeicheldrüse, wo vermehrt Insulin freigesetzt wird. Es bringt Zucker in die Muskelzellen oder als Reserve in die Fettzellen. Daher führen Stress und ein erhöhtes Cortisol insgesamt auch noch zur Gewichtszunahme.

Typische Stressauslöser sind die tägliche gesellschaftliche Belastung und Überforderung, der Lärm der Großstädte oder die ständige Online-Verfügbarkeit. Wir schauen nicht mehr in die beruhi-

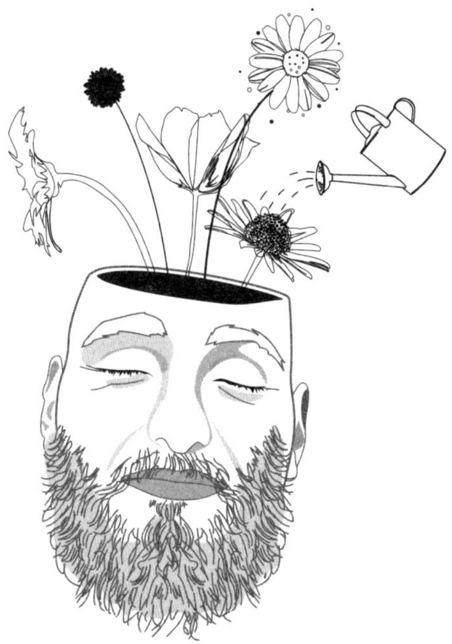

Kümmern Sie sich um Ihre Psyche wie um einen geliebten Garten.

gende Natur, sondern lieber aufs Display. Schlechter Schlaf und vor allem Atemaussetzer, die ständig wiederkehrenden nächtlichen Erstickungsanfällen gleichkommen, steigern massiv die Ausschüttung von Stresshormonen. Eine Reduzierung von Übergewicht ist dann nicht mehr möglich, und man gerät in einen Teufelskreis. Es gibt eine Vielfalt von Stressoren aus dem Bereich des Arbeitslebens, der Psyche, dazu körperlichen Stress, technologischen Stress, Lebensstress und andere mehr. Viele davon haben längst einen unguten Stammplatz in unserem Leben. Auf plötzlichen Lebensstress wie einen Trauerfall haben wir keinen Einfluss. Aber bei anderen Stressoren können wir ansetzen, sofern sie uns bewusst sind. Mancher ist so gefangen in seinem Hamsterrad, dass er gar nicht mehr erkennt, wodurch es angetrieben wird. Dann braucht es manchmal einen liebenden Partner oder gute Freunde, die einen darauf aufmerksam machen und zu einem Arztbesuch raten.

Um bei uns in der Praxis den Arbeitsalltag mal zu durchbrechen, kommt Yordan regelmäßig zu uns und massiert das Team. Eine gigantische Wohltat nach einem harten Arbeitstag. Und die Chefin kommt auch mal dran. Selbstfürsorge, sich etwas gönnen, eine Pause machen. Tut gut.

Tipps zum Stressabbau

- Nehmen Sie eine Ihrer Alters- und Gesundheitssituation angemessene regelmäßige körperliche Betätigung auf!
- Auch Gehirntraining, Meditation und der Aufbau eines tragenden sozialen Netzwerks mit Freunden, Bekannten und Familie können helfen, Stress abzubauen und wieder zu einem ruhigeren Lebensstil zurückzufinden.
- Man kann sein Handy auch mal entspannt beiseitelegen, ohne etwas zu verpassen. Übrigens dienen Computerspiele nicht der Entspannung, denn sie jagen den Adrenalinpegel nach oben, ohne dass der Körper sich dabei bewegt, um ihn wieder absenken zu können.
- Gesundes Essen und ein regelmäßiger Tagesrhythmus mit festen Schlafenszeiten helfen ebenso beim Abbau der Überlastung wie »Wald- und Natur-Baden« (wissenschaftlich nachgewiesen!).
- Entspannend wirken Atemübungen sowie ruhige Musik und Klänge.
- Auch geistige Aktivität im Austausch mit anderen Menschen lenkt von Stress ab, wenn es dabei nicht gleich wieder um die Arbeit geht.
- Mancher entspannt auch auf einer Akupressur-Liegematte mit harten Plastikspitzen, die sich recht schmerzhaft in die Haut piksen und die Durchblutung ankurbeln. Wie ein Fakir ruht man auf der Shakti-Matte. Verspannungen, Kopfschmerzen und Stress werden angegangen. Wirksame Volksmedizin, die es punktuell schon in die Wissenschaft schaffte.

Freundschaften & soziale Kontakte

In einem ist die Wissenschaft sich einig: in der Bedeutung von Freundschaften! Menschen, die eingebunden sind in soziale Gefüge, leben bis zu 20 Prozent länger und sind gesünder. Umgekehrt können Einsamkeit und Isolation zu Ängsten und Depressionen führen, sie beeinflussen nicht nur die Psyche, sondern auch den Körper, hinterlassen biologische Spuren und lassen uns möglicherweise schneller altern. Laut einer aktuellen Studie mit über 450 000 Teilnehmern kamen Forscher zu dem Schluss, dass das Risiko für eine Demenz bei sozial isolierten Personen um über ein Viertel ansteigt. Auch das Immunsystem scheint schneller zu altern, was wiederum Infektionen oder Autoimmunkrankheiten begünstigen kann.

Viele, auch sehr nette Menschen, leben leider ohne den so wichtigen sozialen Anschluss. Und das in Zeiten von Tinder, Grinder, Badoo, Parship und Lavou. Es gibt Datingportale en masse, und doch sind auch viele junge Leute einsam. Das kostet Lebensjahre, nicht nur verdaddelte Zeit am Bildschirm. Die gute Nachricht ist: Echte Herzens-Freundschaften können stabiler und komplikationsfreier sein als manche Partnerschaft. Es muss also nicht zwingend Mr. oder Mrs. Right sein.

Gelingende Freundschaften und Partnerschaften setzen immer auch eine Freundschaft mit sich selbst voraus. Und man kann besser lieben und wird geliebt, wenn man auch sich selbst lieben kann. Ein gewisses Maß an Selbstbewusstsein und innerem Lebensglück ermöglicht, das Geben und Nehmen in menschlichen Beziehungen zu praktizieren – Offenheit, Nähe, Interesse, Respekt, Augenhöhe und Wertschätzung. Freunde bringen gesundheitliche Vorteile: Das Aufgehoben-Sein in sozialen Beziehungen stärkt unser Immunsystem, es verjagt Depression, Ängste und psychosomatische Störungen. Interessanterweise sind auch Haustiere gesundheitsförderlich. Hunde und Katzen sind Freunde, die sich freuen, wenn wir nach Hause kommen, und ohne Neid und Vorbehalte ehrliche Zuneigung zeigen und natürlich gerne schmusen. Daher gibt es Therapiehunde in Kliniken und Pflegeheimen. Und, im ganz normalen Alltag, ist so ein Freund auf vier Pfoten außerdem ein guter Immunbooster: Schließlich müssen Sie ja bei Wind und Wetter raus, Bewegung an der frischen Luft – und wer selbst einen Hund hat, weiß, dass man über die Fellnase jede Menge Kontakte bekommt! Wenn Sie sich nicht gleich selber einen anschaffen wollen, freuen sich Tierheime über Gassi-Geher.

Um sich im ersten Schritt mit sich selber anzufreunden, hilft der Trick, sich täglich aktiv vor Augen zu führen, was Sie an sich mögen. Schreiben oder sagen Sie auch Ihren engsten Freunden, was Sie an ihnen mögen, was Sie über die Jahre miteinander verbunden hat und warum sie Ihnen guttun. Fragen Sie nach der Vergangenheit Ihrer Freunde, nach der Kindheit und nach Wünschen für die Zukunft. Sie lernen Sie so noch besser kennen und verstehen. Verabreden Sie sich, denn für Freunde muss man sich Zeit nehmen, die Verbindung pflegen. Der Psychologe Wolfgang Krüger meint, es wäre nötig, etwa dreißig Menschen genauer kennenzulernen, damit ein Freund hängen bleibt. Freunde kann man in jedem Lebensalter und in ganz verschiedenen Lebenssituationen finden. Es wird allerdings nicht einfacher.

Freundschaften schließt man schnell in der Schule, im Studium, bei der Arbeit oder über den Kindergarten, den der Nachwuchs besucht. Sie passen zur jeweiligen Lebensphase, sind dann eng und wichtig, können aber diese Position auch wieder verlieren, in der Hitliste der engsten Freunde nach unten oder weiter nach oben rutschen, wenn sich das Leben ändert.

Wir sind soziale Wesen, also Augen und Herz auf bei der Suche nach Gleichgesinnten. In der nicht digitalen Welt findet man sie »analog« beim Sport, im Chor, der Theatergruppe, der Partei oder im Kulturverein, im Ehrenamt, auf Einladungen anderer Freunde oder in der Volkshochschule. Hier kann man sich auch beschnuppern. Das ist wahrhaft biochemisch gemeint. Denn wir nehmen unseren Mitmenschen unbewusst auch über die Nase wahr und entscheiden, ob wir uns gegenseitig gut riechen können.

NACHWORT

Auch ein Marathon laufender meditierender Veganer kann Lungenkrebs bekommen. Ich ärgere mich immer über Leute, die selbstgefällig sagen, dass man mit gesundem Lebensstil bestimmt nicht krank werden kann. Als ob man an Krankheit selbst Schuld hätte. Die »perfekte« Lebensweise rettet nicht vor allen Eventualitäten. Da gibt es neben Genen noch die Zufälle, die Umwelteinflüsse und vieles, was wir wissenschaftlich noch nicht verstanden haben. »Das Leben ist lebensgefährlich. Wer lebt, stirbt« (Stanislaw Jerzy Lec), und das wird früher oder später trotz gesunden Lebensstils, fitter Darmflora und Nahrungsergänzungsmitteln passieren. Juden wünschen sich zum Geburtstag übrigens immer »Bis hundertundzwanzig«, manche verstehen dabei versehentlich: »Bis hundert wie zwanzig!« Das ist nach heutigem Stand noch nicht möglich, denn auch Altern gehört zum Leben dazu, wie der Tod am Ende.

Auf den vergangenen Seiten haben Sie erfahren, dass wir es zumindest ein Stück weit in der Hand haben, wie wir besser altern und wie wir Erkrankungsrisiken verringern können. Was wir ganzheitlich für uns tun können und auch gegen individuelle Schwächen. Wie Sie dabei gesehen haben, besteht ein gesunder Lebensstil aus sehr vielen verschiedenen Säulen. Es ist nicht schlimm, wenn man nicht in allen Bereichen ständig ein Musterschüler ist – das kann zu ungesundem Stress führen. Unser Körper freut sich schon über ein paar Reize, die ihn bei der Selbsthilfe unterstützen. Wichtig ist, dass wir überhaupt etwas tun, den inneren Schweinehund überwinden – und dranbleiben. Kontinuität ist ein wesentlicher Faktor, vor allem bei der Prävention. Vitamin D3 also nicht erst zur Therapie einer Erkrankung anwenden, sondern vorbeugend. Ein gut gepflegter Körper kann Widrigkeiten besser aushalten und neutralisieren. Es ist möglich, unser Dasein mit mehr Lebensqualität und Vitalität anzureichern, die uns Freude bereiten, wenn wir gesund sind, die uns helfen, wenn eine Krankheit besteht und auch auf dem Weg der Genesung. Wenn wir lernen, Stress abzubauen und mehr Freude zu empfinden, weniger zu hadern, und dankbarer auf das blicken, was wir haben, wenn wir versuchen, wenigstens ein bisschen gesünder zu leben und uns mehr zu bewegen, dann spüren wir das schon innerhalb weniger Wochen. Sport, Bewegung und auch guter Schlaf, abgefüllt in kleinen Fläschchen zum täglich Einnehmen, wären DIE Bestseller für ewige Jugend.

Mein Traum wäre nun, dass im Jahr 2070 ein Hundertjähriger zu mir in die Praxis, die ich dann natürlich noch führe, federt und sagt: »Vielen Dank, Frau Doktor, ich habe damals Ihr Buch *Genial vital* gelesen, und hier sehen Sie das Resultat.«

In diesem Sinne wünsche ich uns allen: »Heiter weiter, volle Kraft voraus mit sprühender Vitalität!«

DANK

Mein Dank gilt meiner Familie – Elio, Noah, Liam – und meinen Eltern für ihre Liebe und Unterstützung bei diesem Buch.

Großer Dank an Andreas Püschel, Freund, Drehbuchautor und Autor, für Wortwitz und Schreibbegleitung, und an meine Lektorin Heike Gronemeier für die einzigartige inhaltliche und stilistische Überarbeitung sowie an Ivonne Schulze für die prachtvollen wissenschaftlichen und künstlerischen Zeichnungen.

Bei diesen großartigen Kollegen und Freunden möchte ich mich ganz besonders für ihre fachliche Unterstützung bedanken. Sie haben mich beraten, die Texte auf fachliche Richtigkeit geprüft, mir ihre wertvolle Expertise und nützliche Informationen geschenkt sowie die Alltagstauglichkeit sichergestellt: *Dr. med. Jan-Dirk Fauteck:* Arzt für chronobiologische Medizin, Präventionsmedizin, Autor, CEO ea3m European Academy of Preventive and Anti-Aging Medicine (hold by FIS international); *Prof. Dr. med. Frank Christoph:* Facharzt für Urologie, Berlin, APL-Professor Otto-von-Guericke-Universität Magdeburg, Vorstand der Berliner Gesellschaft für Urologie, Beirat der Deutschen Stiftung für Männergesundheit; *Prof. Dr. med. Bernd Kleine-Gunk:* Facharzt für Gynäkologie, Autor, Präsident der Deutschen Gesellschaft für Prävention und Anti-Aging-Medizin (GSAAM), Metropol Medical Center Nürnberg; *Dr. med. Iris Dötsch:* Fachärztin für Innere Medizin, Akupunktur, Diabetologie DDG, Ernährungsmedizin DAEM/DGEM; *Dr. med. Harald Müller-Pawlowski:* Facharzt für Innere Medizin, Pneumologie, Somnologie, Allergologie, Berlin; *Dr. med. Ullrich Möll:* Facharzt für Hals-Nasen-Ohren-Heilkunde, Berlin; *Dr. med. Jens Aschenbeck:* Facharzt für Innere Medizin und Gastroenterologie, Berlin, Sprecher der Fachgruppe Kolorektales Karzinom im Beirat des Berufsverbands Niedergelassener Gastroenterologen; *Dr. med. Nidal Al-Saadi:* Facharzt für Innere Medizin und Kardiologie, Berlin; *Priv.-Doz. Dr. med. Oliver Miltner:* Facharzt für Orthopädie und Unfallchirurgie, Berlin, Gründer und CEO DoctorBox; *Priv.-Doz. Dr. med. Florian Masuhr:* Flottenarzt, Klinischer Direktor der Abteilung Neurologie, Bundeswehrkrankenhaus Berlin; *Dr. med. Barbara Grube:* Fachärztin für Innere Medizin, Ärztin für Allgemeinmedizin, Berlin; *Prof. Dr. med. Robert Grützmann (MBA):* Direktor der Klinik für Allgemeine und Viszeralchirurgie, Universitätsklinikum Erlangen; *Dr. med. dent. Elio Adler:* Zahnarzt, Implantologie, zahnärztliche Schlafmedizin, Berlin; *Dr. med. Helena Orfanos:* Fachärztin für Innere Medizin und Nephrologie, Präventivmedizin, Autorin, Berlin; *Dr. med. Sybille Görlitz-Novakovic:* Fachärztin für Gynäkologie, Berlin; *Dr. rer. nat. Heiko A. Hoffmann:* Biologe, Mikrobiologe; Labor Biovis; *Prof. Dr. Annette Schürmann:* Biologin und Sprecherin des Deutschen Zentrums für Diabetesforschung e.V. (DZD) des Standorts Potsdam/Berlin; *Prof. Dr. med. Burkhard Schütz:* Wissenschaftliche Leitung Biovis Diagnostik; *Prof. Dr. med. Dr. med. habil. Fritz Hengerer:* Chefarzt Augenheilkunde am Bürgerhospital Frankfurt; *Prof. Dr. med. Sven Diederich:* Facharzt für Innere Medizin, Endokrinologie, Andrologie, Diabetologe (DDG), Berlin; *Dr. Michael Birow*: Facharzt für Radiologie und Neuroradiologie, Berlin; *Dipl.-Psych. Frank Werner Pilgram:* Psychoanalytiker, Berlin; *Carlo Kehr:* Sportwissenschaftler, Personal Trainer und Sportunternehmer; *Catherina Burkhardt:* Pilates-Trainerin, Berlin.

Ich danke den Menschen, die mir ihr Vertrauen schenken und mich intensiv beruflich, aber auch menschlich persönlich stets so herzlich unterstützen: Katrin Kroll, Literaturagentin bei der Agentur Petra Eggers; Verlegerin Dr. Doris Janhsen, Verlagsleiterin Sachbuch Margit Ketterle und den Lektoren Ilka Heinemann und Martin Kulik von Droemer Knaur sowie Dr. Esther von Bruchhausen, Katharina von Ilgen, Markus Röleke, Hanna Pfaffenwimmer und Stefan Jäger. Danke an Uwe Madel, Journalist, für das Mitentwickeln des Konzepts; Marcus Höhn: Fotograf des Buchcovers und dem H und S Medienservice in Hamburg mit Rita Schmitt und Tobias Hoffmann für die jahrelange fruchtbare Zusammenarbeit. Danke an Vera Teichmann und Marian Boldt vom Tonstudio Speak Low und Kathrin Ackermann von Argon Verlag für die Produktion der Hörbuchversion dieses Buchs. Ich danke dem Team unseres Gesundheits-Podcasts »Ist das noch gesund?« – die Gespräche mit den interviewten Experten haben mich für dieses Buch inspiriert. Danke an meine wundervolle Praxispartnerin Kerstin Kreis und mein wunderbares Praxisteam, an die vielen netten Patienten, die das Arbeiten zu einer großen Freude machen. Gemeinsam schaffen wir ein wachsendes buntes Mosaik medizinischen Wissens.

REGISTER